# 用药秘传

王幸福 编著

中国科学技术出版社
·北京·

图书在版编目（CIP）数据

用药秘传 / 王幸福编著 . — 北京 : 中国科学技术出版社 , 2024.1（2024.11 重印）
ISBN 978-7-5236-0015-3

Ⅰ . ①用… Ⅱ . ①王… Ⅲ . ①验方—汇编 Ⅳ . ① R289.5

中国国家版本馆 CIP 数据核字 (2023) 第 035990 号

| | | |
|---|---|---|
| 策划编辑 | 于 雷 韩 翔 | |
| 责任编辑 | 于 雷 | |
| 文字编辑 | 张玥莹 | |
| 装帧设计 | 佳木水轩 | |
| 责任印制 | 徐 飞 | |

| | | |
|---|---|---|
| 出 版 | 中国科学技术出版社 | |
| 发 行 | 中国科学技术出版社有限公司 | |
| 地 址 | 北京市海淀区中关村南大街 16 号 | |
| 邮 编 | 100081 | |
| 发行电话 | 010-62173865 | |
| 传 真 | 010-62179148 | |
| 网 址 | http://www.cspbooks.com.cn | |

| | | |
|---|---|---|
| 开 本 | 710mm×1000mm 1/16 | |
| 字 数 | 388 千字 | |
| 印 张 | 23.75 | |
| 版 次 | 2024 年 1 月第 1 版 | |
| 印 次 | 2024 年 11 月第 4 次印刷 | |
| 印 刷 | 北京博海升彩色印刷有限公司 | |
| 书 号 | ISBN 978-7-5236-0015-3/R·3001 | |
| 定 价 | 58.00 元 | |

# 幸福中医文库编委会名单

## 内容提要

　　本书是为幸福中医文库系列丛书之一，汇集了作者四十余年临床用药的心得体会、经验阐述、独家秘要。书中详解了作者运用中药的非常规功效和用法，重点介绍了专药专方，见解独特，非同一般，用法用量有理有据，临床效果斐然。本书所述之药物运用，均来自作者的临床实践与真实病案，不仅阐述了作者对单味药、药对、角药的独特认识和使用要点，还强调了剂量的增减对疗效的影响。本书内容原创，文字质朴，论述翔实，理法方药兼备且易学易用，实为广大中医师及中医爱好者研习中医的上佳读物。

# 前　言

　　学中医的人都知道，"理法方药"是中医治疗学的重要环节，但是我觉得，这四个字最重要的还是最后一个字"药"。明了理，立了法，定了方，最后有没有疗效，还是看药用得是否准确，量是否合理。前三个环节把握得再好，"药"这个环节处理得不好、不恰当，最后治疗的效果就不会很理想，甚至无功而返。"中医不传之秘在于量"，这不仅是古人总结出来的经验之谈，临床应用中也充分证明了其灵活性。因此，笔者一生特别注重药物的功效和药量的研究运用，并在这方面有颇多感悟和体会。

　　本书记录了笔者对单味药、药对等的认识和总结。其中既有以往发表过的有关中药临床应用经验体会的汇集和深化，同时又有部分未发表过的新内容，现在一并呈献给广大读者。书中所述的用药体会，都是笔者在临床上多次运用验证过的，确有疗效。论述不求其全，但求能抛砖引玉。文中病案都是真实的临床记录，辨解其药证，详说其药量，只为读者尽快理解掌握应用。

　　本书谈及的用药仅为笔者个人的一点认识和心得，不一定全面，只希望给读者提供一种思路。笔者认为，人们对中医药的认识和发掘还远远不够，中医药是一个伟大的宝库，我们应该突破现有的认识，不断学习，不断研究，不断探索，不断发掘，为人类健康作出更大贡献。

王幸福

# 目　录

# 中医不传之秘在于量

前人说："中医不传之秘在于量。"准确掌握药量的增损，对于提高临床疗效确有重要意义。

我在临床上曾治1例严重腹泻的老年妇女患者。当时患者刚被医院诊断为预后不良，请家属及早安排后事。我接诊后，已知有几位中医看过，不外乎人参、茯苓、山药、甘草之类，用量均为9～15g，大约是认为"虚病不可重药，轻可去实"。患者服后均无效，照样腹泻。余思之良久，轻方不效当反之。经细查，患者神情未散，胃气未断，脉虽弱但有根，现症状是水谷不化，喝水都能引起腹泻，人无法坐立，大肉削尽，一派伤阴脱水之象。当务之急是想办法止泻敛阴。恐附子理中汤和参苓白术散之类已很难奏效，且非重大剂量之药难挽回生命，于是处方重用仙鹤草200g，怀山药150g，生牡蛎150g，高丽参50g，山茱萸60g，浓煎频服，1剂即效，3剂收功。

该方仙鹤草、高丽参补气回阳；怀山药、生牡蛎、山茱萸敛阴滋液，超大剂量使用，方能在危急中挽回颓势，救人于病危之时。这几味药并不名贵，是寻常之药，其关键就在于药量，病重药重，方能显效。

以上例子说明了药物剂量的增损，对提高临床疗效具有举足轻重的影响。当然，药物用量的增损，要有理论和实践根据，要借鉴他人用药经验，不能盲目投用。

近年来，关于增大用药剂量提高疗效的报道屡见不鲜。《上海中医药杂志》1982年第5期"医林掇英"一文介绍的病例对我们不无启发。

患者患频发性室性期前收缩，每分钟停8～10次，经心电图确诊。以往用炙甘草汤无效，原因有两点。一是剂量小；二是没有加水、酒同煎。后决定增量处方，即生地黄250g，麦冬45g，桂枝45g，党参30g，火麻仁60g，炙甘草60g，生姜45g，大枣30g，阿胶30g，用水1600ml，酒1400ml，煎至600ml左右，分3次服。服药后没有明显不良反应，只是想睡，略感头昏。第

3 日自觉期前收缩消失。第 6 日复查心电图，正常。

《上海中医药杂志》1982 年第 11 期刊登的浙江省兰溪县中医院叶敏瑞的来信中说道，以前虽也用炙甘草汤，但因药量不足，未能奏效，后学了"医林掇英"所载处方的经验，深服其论，在治疗一位室性期前收缩患者时用之，疗效显著。因此我认为，增大剂量治期前收缩的理论是有其科学性的，其实践经验也是可靠的。

近代医家张锡纯在《医学衷中参西录》中就主张单味重剂，功专力宏。书中记载用一味薯蓣饮（生山药 120g，煮汁当茶，徐徐温饮）治阴虚劳热，包括劳瘵发热，或喘或嗽，或自汗，或心中怔忡，或因小便不利致大便滑泻，以及其他阴分亏损之证，均有较好疗效。

谢继增医师曾报道，用大剂量地骨皮治疗肺癌发热疗效好。肺癌患者常常出现高热不退，体温持续在 38～40℃，以午后或夜间显著，应用抗生素及解热药治疗均不见效。有人认为是癌性热，无法治疗。谢继增以此病证查阅有关资料，发现地骨皮有退热除蒸之效，前人以其治疗风毒、肺痨、骨蒸痨热、虚热内扰以及肺火喘嗽等证。

因此，谢继增在给一位肺癌高热不退患者治疗时，把地骨皮药量增加至 30g，用药 5 日，高热有所下降，较用药前降低 0.2～0.4℃。后配伍滑石、生石膏，地骨皮用量增至 60g，用药仅 2 剂，高热已降，咳喘症稍减。而且之后，癌性热已不再侵及患者。对此，谢继增深有体会地谈道："我觉得，古书中对地骨皮的用量似乎略显不足，这对发挥其药效很有影响。书上的常用量是在 15～30g，我认为地骨皮的基本用量不能少于 50g，否则疗效较差。"

笔者在治疗肺结核时，开始也是按教科书的要求，地骨皮用 15～20g，疗效不明显，后学习了辽宁名医刘树勋的经验，将地骨皮增至 50～90g，迅速收到显著的疗效，一般 3 个月左右就能治愈。由此可见，药量的大小起着至关重要的作用。

又如，用炒麦芽断乳，古今医籍多有记载，然而临证中，有的效如桴鼓，有的用之无效。原因何在？

问题的关键，还是在于用量要大，须用生麦芽 180g，微火炒黄，加水浓煎频频温服，才能收到满意的疗效。

再如，黑龙江省卢芳教授临床治疗寒湿内停之泄泻，辨证配伍用大剂量苍术 50g，健脾利湿止泻，无不效验，每能应手取效。

在临床实践中，投药固然不可孟浪从事，但在一定情况下，如果病重药轻，则不足以胜病。欲起千钧之石，必须有千钧之力。如果用药轻描淡写，岂能力挽沉疴！

四川名医余国俊，在治疗一例剥脱性皮炎重危症患者时，用犀角地黄汤，其中犀角用水牛角 50g 替代不效，果断使用水牛角 200g，大剂频服，终于从死亡线上救回患者。此案充分说明"病重药重，则病当之"。

在学习名老中医经验的基础上，结合自己临床体会，我治疗头痛、便秘、脉管炎等慢性疾病时，川芎用量常达 50g，当归用量达 90g，黄芪用量达180g，往往应手取效。

中药剂量的问题，一直缺乏一致的标准，清代医案多可见"用药轻巧"，各药不过一二钱，甚至别出心裁，一般药材用根，名医偏偏用花，为求轻巧之至，无所不用其极，若问根、花有何不同，却说不上来。而目前也还有医生用药不过三钱，组方少至三味；也有医生用药动则过两，组方多达三四十味。他们所开处方都有一定的疗效，此当中有何微言精义，外人单看处方不可而知。可待后世智者研究矣！

我读叶天士、徐灵胎诸名家医案，未尝不慨然叹其才秀也，但也有一事不得其解。诸家之验案为何都不曾留下药物用量？连秦伯未先生辑《清代名医医案精华》时，为求一律，也将用药分量概行删除。难道用量无关紧要，没有流传之价值？难道用量乃不传之秘，诸家著书立说尚有保守？莫非如《吴医汇讲》所说"不以分量明示后人者，盖欲令人活泼地临证权衡，毋胶柱而鼓瑟也"？不管怎么说，辨证论治，环环相扣，一环都不可疏忽。即使辨证准确、论治周全、选方独到、用药精纯，而用量不达，差之毫厘则失之千里，也断无佳效。

清朝陈颂幕先生治一位肿胀患者，予金匮麻黄附子甘草汤，麻黄八分，附子一钱，甘草一钱二分，无效。邀吴鞠通先生治之。吴认为陈氏辨证不误，此病确属阳虚水停，选方用药也精纯不杂，取麻黄发表，附子扶阳，甘草和中。之所以无效，是用量不够。吴氏改麻黄为二两，熟附子一两六钱，炙甘草一两二钱，才取得较好疗效。（《吴鞠通医案》）

重庆陈源生之母患巅顶剧痛，手足逆冷，胸口冷痛，时欲作呕，陈予吴茱萸汤治之，不料药后病增而吐剧，为此求教于其叔祖父陈济普。陈济普先生认为辨证无误，方亦对路，药后无效，在于吴茱萸的用量过重，减其半，并加黄连五分以制之，便一剂而安。(《名老中医之路》)

从这一古一今两则医案看，用量过与不及，都不足以祛病。

古今名医，在精通药性、药物归经、四气五味的同时，没有不在用量上细加摸索的。1984年冬，全国不少专家学者聚会沧州，探讨张锡纯学术思想，对于张氏敢于实践验证，毫不保留地将药效体验的独得之秘公诸于世之精神，无不交口称赞。例如，甘遂专于行水，攻决为用，乃泄水之圣药，但其气寒而有毒，要发挥它的作用，必须掌握好用量。那么，甘遂的用量多少才合适呢？张氏决定试试，曾一次嚼服3g，未曾瞑眩，只是连续泻下十多次，最后所食水谷尽出，但无其他异常现象，始悟甘遂的通利降痰之力，数倍于芒硝、大黄，一般用量可由1.5g增至3g，并无危险。又如石膏，张氏谓"治外感有实热者，直同金丹"，其用量，轻证必用至一两许，若实热炽盛，又需用至三四两。

再如用麻黄发表，张氏在沧州时用麻黄至多四钱，后南游至汉皋（今汉口），才用二钱；迨北至奉天（今辽宁省），有用至六钱始能出汗者。"此宜分其地点之寒热，视其身体之强弱；尤宜论其人或在风尘劳苦，或在屋内营生，随地随人斟酌定其所用之多寡，临证自无差谬也。"(《医学衷中参西录》)

毋怪乎喻嘉言在《医门法律》中申明"凡治暴寒病，胸中茫无真见，虽用辛热，或以渐投，或行临制，时不待人，倏然而逝，医之罪也"，这是有深意的。

岳美中先生说过："不理解组方的原意，不掌握药物的配伍和用量上的精巧之处，就是原则不明。失去了原则性，则谈不上灵活性。"(《岳美中医话》)

方剂用量上有精巧处，这真是见道之言。试想，如弃用量不管，那么，同是大黄、枳实、厚朴3味药物组成的方子，何以区别小承气汤、厚朴三物汤、厚朴大黄汤？一旦掌握了各自的用量及攻下、除满或开胸泄饮之主治，就不会张冠李戴。又如桂枝汤中的桂枝、白芍是等量的，如白芍用量重于桂枝，就变为桂枝加芍药汤；而桂枝重于芍药，就是桂枝加桂汤了。方不同，主治不同。

小青龙汤中的干姜、细辛、五味子应等量使用，桂枝、芍药也是等量的，用于疾病初起时。但病久渐虚，应芍药倍于桂枝，取小建中汤意。

完带汤是治白带的要方，其药物用量甚巧，白术、山药各1两，白芍5钱，人参、车前子、苍术各3钱，甘草1钱，而陈皮、荆芥、柴胡只用5～6分。药方中有的药重达1两，有的轻不及钱，用量悬殊，正是傅青主寓补于散，寄消于升，动静配合，相反相成的组方经验。用此方时如不按此方用量，恐难收利湿止带之效。

类似完带汤这种用量奇特的例子，《石室秘录》中也有一方，方为白芍3两，当归3两，莱菔子1两，枳壳、槟榔、甘草、车前子各3钱。裘沛然先生治一位赤白痢患者，在一系列治痢正规方失效情况下取用此方，没想到仅两剂便使日夜登厕近百次已臻危殆之患者得以病除。(《壶天散墨》)

张仲景芍药甘草汤两味药是等量的，刘渡舟先生临床用药发现，芍药甘草用量比为2∶1方有好疗效。据报道，加味生化汤可治子宫肥大，但当归、川芎、桃仁、炮姜、炙甘草、益母草、荆芥7味药中，如不重用炮姜与炙甘草，便无明显疗效。中药用量真是一门颇深的学问，恐以毕生精力都不能穷尽其奥秘，著名中药学家叶橘泉先生早年提出的关于药量问题"希望有专人研究讨论之"，足见其用心良苦。(《名老中医之路》)

# 中药量不同效不同

1. **艾叶**　常用量能温经止血，大剂量可使肝细胞损害，出现中毒性肝炎。3～5g 可开胃，8g 左右温经止血、止痛，大量则引起胃肠道炎症。

2. **槟榔**　用以消积、行气、利水，常用剂量为 6～15g，而用以杀姜片虫、绦虫时，须用到 60～120g。

3. **白果**　定喘汤中白果用量在 21 枚（约 25g），动物实验证实，定喘汤中重用白果的定喘效果优于常规剂量。

4. **浙贝母**　9～15g，有清肺热、润肺燥、清热化痰之功，用于外感及内热咳嗽。18～30g 有解毒散结之功，用于治疗肺痈、乳痈、瘰疬、发背及一切痈疡肿毒。

5. **半夏**　10～15g 止呕、除湿，15～30g 开胃，大于 30g 安神；小剂量（6g）降逆和胃，中剂量（15g）化痰开结，大剂量（30～60g）可镇静止痛。大剂量使用时宜用姜半夏，从 30g 逐渐加至 60g。

6. **薄荷**　在逍遥散中仅用 3g，以疏达肝木；而在苍耳子散中就重用至 15g，以发散风热，清利头目。

7. **白术**　常用量能健脾止泻，大剂量用至 30～60g，则能益气通便，用于通泻。

8. **川芎**　外感头痛，用量宜轻，不超过 4g；高血压肝阳头痛，用量宜重，习用 9～12g；瘀血头痛，宜重剂量，可用至 30～40g。历代医家认为川芎是治疗头痛之要药。有前人谓"头痛必用川芎"。

然头痛一证，病因殊多，川芎性味辛温，功能活血行气、祛风止痛，临床常用以治疗血瘀头痛。我用王清任血府逐瘀汤治疗血瘀头痛，方中川芎常用 15～30g。清代陈士铎《百病辨证录》散偏汤治偏头痛，疗效明显，方中亦重用川芎，用量达 30g 之多，若减少川芎的用量，则疗效不佳。若用川芎治高血压头痛时，亦应大剂量使用，可用 10～15g。

无论高血压或低血压引起的头痛，只要是血中有滞，可大量使用川芎，不但止痛效果良好，而且对血压也有相应的调节作用。

川芎引经少阳胜于柴胡，用量不宜多，一般在 4.5～6g，治疗顽固性头痛时，剂量宜大，有效量在 30g 以上，最多可用至 45g，配伍得当立竿见影！

据近代药理研究，大剂量使用川芎能降低血压，小剂量使用能使血压上升。有人认为川芎辛温香窜，上行头目，高血压患者宜慎用。但更多人认为本品有上行头目，下行血海的双向性作用。川芎 15g，桑叶 45g，这样的剂量与配伍治疗血管性头痛确有奇效。

9. **蝉蜕**　常用量为 5～6g，治破伤风时需用 25～30g。

10. **柴胡**　轻剂（2～5g）用于升举阳气；中剂（10g 左右）疏肝解郁；重剂（20g 以上）透表泄热；仲景"大小柴胡汤"每剂用柴胡半斤（约 110g），每剂分 3 次服用，每服约 37g；我用柴胡汤每按此量用，患者无不良反应。前提条件是患者有柴胡汤证，柴胡多用解表，少用疏肝。

柴胡 2～5g 用于升举阳气，适用于清阳不升、浊阴不降或中气下陷之病证；5～10g 用于疏肝解郁，如情志不畅、肝气郁滞所致的胸胁胀痛等症；10～30g 主要用于解肌退热，临床常用于治疗外感六淫之邪而致的发热恶寒、周身疼痛等症。

柴胡在小柴胡汤中为君药，用量大于其他药味一倍有余，意在透邪外出；而在逍遥散中为臣药，用量与各药相等，起疏肝解郁作用；在补中益气汤中为佐药，用量极小，意在取其升举清阳的功能。

柴胡大量运用还可通大便及行月经，详见《章次公医案》。

11. **苍耳子**　少量则通窍，上至巅顶；重用则通下走足膝。

12. **苍术、麻黄**　许公岩对积湿为病以苍术、麻黄二药为主试验，得出两药用量配伍不同其作用有异的经验总结。

如两药相等，剂量各为 10g，临床常见能发大汗，苍术两倍于麻黄则小发汗；苍术（12g）三倍于麻黄（4g），常见尿量增多，有利尿作用；苍术（12g）四倍于麻黄（3g），虽无明显之发汗利尿作用，但可帮助湿邪自化。

药物的配伍使用，关键在于药物之间的比例，并非药量越大，疗效越好。

13. **当归**  功能补血活血，适用于血虚血瘀诸证，在复方中，当归小剂量应用补血，大剂量应用则活血。

如当归补血汤方中黄芪 30g，当归 6g；后世在应用补血的四物汤时，当归用量也不超过 10g；归脾汤、八珍汤中，当归的用量仅 3g。

而具有清热解毒，活血止痛作用治疗脱疽的四妙勇安汤中，当归的用量达 60g，主要是取其活血止痛；治妇女产后瘀血内阻的恶露不行，小腹疼痛的生化汤，当归的用量为 24g，也取其活血止痛，祛瘀生新之效能。

再如治妇人胎前产后气郁血瘀诸疾的佛手散，当归用 2～3 两，乃取其活血之用，使瘀去新生，血有所归。

由此可见，当归用于活血，剂量宜大，可用至 15g 以上。前人谓其气味俱厚，行则有余，守则不足，故重用则行血之力更甚。

若用于补血，剂量宜轻，3～9g 即可。血虚者可致阴虚，阴虚则生虚热，当归气味辛温而主动，重用则致动血，所以血虚患者切不可重用当归，否则适得其反，服后口干、烦躁、失眠、头晕更剧，甚则鼻衄。

14. **丹参**  大剂量可治失眠。（上海姜春华经验）

15. **代赭石**  9～18g 有镇胃降气、止呕止噫之功，适用于胃气虚弱的呕吐、呕逆、呃气、胃脘满实等；24～30g 用于治疗实证气喘及肝阳上亢所致头晕、目眩等症。

本品苦寒，入肝、心经。其药理作用为镇胃降气，平肝熄风，对中枢神经有镇静作用，并有轻微收敛作用。

16. **大黄**  1～5g 有致泻作用。其致泻主要成分为蒽醌苷、双蒽酮苷（番泻苷 A、C 等）。6～9g 可止泻，9～15g 可泻下；大黄粉 0.3g 以下有止泻作用，其机制为大黄鞣酸的收敛作用掩盖了含量甚少的致泻成分的作用。

17. **附子**  1 枚为轻量，治阳虚；2～3 枚为重量，用于祛风湿、止痛（《伤寒论》中 1 枚炮附子的重量约 12g）。

18. **防己**  小量能使尿量增加，大量则作用相反，即大剂量尿量减少。

19. **桂枝**  在桂枝汤中用 9g，取其温经散寒、解肌发表之功，以祛除在表之风邪；在五苓散中用量不到 5g，取其温通阳气，增加膀胱气化功能的作用。

20. **合欢皮**  量小可以安神，量大可以化痰。

21. **红花** 小剂量可养血，中剂量则活血，大剂量则能破血。即0.9～1.5g用于调养气血，在温补剂中加入少量红花，用于治疗产后血晕、头晕、眼花、气冷等；12～15g用于冠心病、心绞痛，取其有破瘀通经之功。

其药理作用是破瘀活血通经，表现为兴奋子宫、降血压、扩张血管。

22. **黄精** 小剂量（10～20g）补五脏，大剂量（30～40g）有镇静作用。

23. **黄连** 用1～2g能健胃，增进食欲；3～6g可燥湿泻火解毒；大量则会刺激胃壁引起恶心、呕吐。

24. **黄芪** 常用量为9～15g，在王清任的补阳还五汤中重用至120g。气虚汗难出者用之可汗，表虚多汗者用之可止。其利尿作用在20g以内明显，在30g以上趋向抑制；量在15g以内可升高血压，15～30g反而降压，40g以上调节血压的动态平衡。

25. **厚朴** 多用则破气，少用则通阳。

26. **决明子** 3～6g治疗急性结膜炎、睑腺炎、角膜薄翳、虹膜炎等；9～12g治疗老年性哮喘、胃炎、胃溃疡、急性肾炎、急性泌尿道感染；20～30g治疗急性胆道感染、胆囊炎、慢性胰腺炎、高血压等。

27. **鸡内金粉** 3g用于治疗体虚遗精、漏尿等，尤其对肺结核之遗精有较好疗效；4.5～12g用于调理脾胃、消食祛积，尤其适用于因消化酶不足而引起的胃纳不佳、积滞胀闷、反胃呕吐等；15～18g有化坚消石之功，可用于泌尿系结石及胆石症。

28. **苦参** 5～8g有利尿消肿作用，用治肾炎性水肿、肝硬化腹水、心源性水肿等，并有平喘止咳作用，可治疗支气管哮喘发作；10～15g治疗细菌性痢疾、钩端螺旋体病及各种皮肤病；30～60g可用于外科感染及各种原因所致的失眠症。

29. **人参** 常用量为5～10g，用于复脉固脱时可用至15～30g。

30. **连翘** 诸家皆未言其发汗，而以治外感风热，用1～2两，必能发汗，且发汗之力甚柔和，又甚绵长。曾治一少年风温初得，俾单用连翘1两煎汤服，彻底微汗，翌晨病若失。（《医学衷中参西录》）

31. **龙胆草** 小剂使用有健胃之功，大剂则清肝胆湿热效著。

32. **龙骨、牡蛎** 6～10g有摄汗作用，对鼻衄、月经过多者有止血作用，治疗高血压有潜阳之功；12～15g 对支气管哮喘有定喘作用；20g 有安神作用。

33. **麻黄** 少用通阳消癥，多用发汗利水；用其升提之功，用量不少于 9g；单用剂量 15～50g。麻黄的常用量是 2～9g，小儿多用炙麻黄，用量不宜超过 3g，可与等量甘草同用。冬季用量宜大，夏季用量宜小，素有鼻衄、高血压者禁用！

治疗水肿时常比一般用量较大，可由 9g 渐加至 15g（重症可从 20g 逐渐增加，最多用至 30g），这时要配用生石膏 25～45g（生石膏与麻黄之比约为 3∶1，重症时生石膏相应增加至 60～90g），以减少麻黄的发汗作用而达到宣肺利尿的作用。

需要注意，治疗肺虚作喘、外感风热、鼓胀、痛、疖等证，均不可用麻黄。

34. **马兜铃** 常用量能止咳，用量 15g 时可致呕吐，30g 以上可使呼吸抑制，血压下降。

35. **木通** 常用量能利水通淋，用量 60g 以上可导致肾功能衰竭，小便不利。

36. **麦芽** 医家对麦芽催乳、回乳有以下 3 个观点。生麦芽通乳，"生"取其"生发"之意，用量在 30g 以下；炒麦芽回乳，"炒"取其"炒枯"之意，用量在 60g 之上。生、炒麦芽均可单独用于回乳，用量 60～120g。生麦芽、炒麦芽混用于回乳时，用量各为 60g。

37. **胖大海** 1～4 枚有开肺解表、清热利咽之功，用于风火犯喉而致的声音嘶哑；12～15 枚有通便之功，可用于头目风热疾患，合并有大便热结者。

38. **牵牛子** 少用可泻下通便，祛除肠中积滞；多用则峻下逐水，攻逐腹中积水。

39. **肉苁蓉** 6～12g，有补肾助阳、益精血之功，适用于阳痿不孕、腰膝冷痛、筋骨无力等症；15～18g 有润肠通便之功，用于肠燥津枯之大便秘结之症。

本品助阳而不燥，滑而不寒，是一味既补阳又益阴的药物。

40. **升麻** 少用（6g 以下）有清热解毒之功；多用（10g 以上）有升阳举陷之效；3～10g 有发表透疹、升阳举陷之功，用于风热头痛、中气下陷、斑疹不出等。有报道称，升麻用至 30g，治疗面神经麻痹有较好的疗效。

41. **苏木** 量小和血，量大破血。

42. **赤芍** 治疗胆红素代谢障碍一般用 30～60g，也可用 90g 以上，可凉血活血，通腑利胆利尿，降门静脉压。

43. **白芍** 6～30g 有养血敛阴、柔肝止痛、平抑肝阳之功效；30～45g 有利尿作用，用于热病后期阴液耗损，小便不利等症。

白芍长于养血敛阴，虽有利尿作用而不伤阴。用量若在 30g 以上，对大量吐血有较好的止血效果。(《岳美中医话集》)

大量治疗腹痛效果也很好，在用芍药甘草汤治疗腹痛时，芍药用量要大。

44. **桑白皮** 6～9g 有退热作用，10～12g 有祛痰镇咳之功，15g 有利尿及轻泻作用。

45. **水蛭** 1.5g 研末吞服，每日 2 次，主治肺心病；5～10g 治疗急性支气管炎、高血压所致头晕；12～15g 治疗脑出血后遗症、原因不明的癥瘕痞块，本品破瘀血而不伤新血。

46. **石菖蒲** 1.5～3g 作药引，有明目、开音之功，用于治疗角膜溃疡、声音嘶哑等；4.5～7.5g 用于开窍，治疗湿温病之湿浊蒙蔽清窍者，以及狂躁型精神分裂症；9～12g 有通利小便之功能，可用于治石淋或热淋。

47. **山楂** 6g 祛瘀力强；9～12g 温通力强，用于治疗慢性肝炎；15～30g 治疗慢性胆囊炎、萎缩性胃炎。

48. **三棱** 常用剂量的上限为 9g，但临床上以该药配伍其他中药主治各类晚期恶性肿瘤病时，其每日用量达到 45～75g，即常用量的 5～8 倍。

49. **生地黄** 大剂量治类风湿（90～150g）。

50. **熟地黄** 凡下焦虚损，大便滑泻，服他药不效者，单服熟地黄就可止泻，然须每日服用 4～5 两，且煎浓汤服之不憋闷（熟地黄少用感觉憋闷，多用则不憋闷），少用则不效；90～120g 对治疗糖尿病晚期尿液浑浊有特效。

51. **山茱萸** 常用量为 5～10g，急救固脱时用至 25～30g。

52. **威灵仙** 新病 10～15g，久病 30～100g。

53. **五味子** 大剂量（100～150g）治疗疲劳综合征有奇效；1.5～3g 时，有敛肺镇咳之功，用于治疗肺虚咳嗽，如老年慢性气管炎、肺气肿等；6～9g

有滋补益肾之功，用于肾虚型咳嗽、遗精、滑精及久泻久痢等；12g以上有降低血清谷丙转氨酶作用，可用于慢性肝炎恢复期转氨酶过高。

**54. 海螵蛸、瓦楞子** 大剂量可止胃溃疡剧痛。

**55. 豨莶草** 6～9g，对慢性风湿及类风湿性关节炎有较好疗效；9～15g用治疗肝阳上亢型高血压兼有四肢麻木、腰膝无力、头痛、头晕者，较为适宜。

**56. 玄参** 9～12g，有滋阴降火、清热润肺之功效，可用于治疗虚火上炎所致的咽喉肿痛、牙痛，以及肺热咳嗽等；18～30g有祛虚热，除烦躁之功，用于热病伤阴、阴虚火盛出现的烦躁不安者；30～90g有软坚散结的作用，用于治疗瘰疬、脉管炎等。

玄参苦甘而咸寒，用于热证，有清热滋阴、消炎解毒作用。虚热、实热均可应用，但以滋阴见长。

**57. 小蓟** 大剂量降血压。（上海姜春华经验）

**58. 夏枯草** 常用剂量上限是15g，而临床以该药治疗病程较长的甲状腺结节时，用量一般都超过30g。

**59. 延胡索** 少用止痛，多用安神。

**60. 薏苡仁** 其为药食两用中药，常用剂量不超过30g。而临床上有经验的医师用该药治疗风湿、腰腿痛等病证时，用量达到45～90g。

**61. 洋金花** 用于止咳平喘或止痛时，一般只用0.3～0.6g，每日用量不超过1.5g，若用作麻醉药时可用到20g。

**62. 郁金** 3～10g，有疏肝解郁止痛的作用，用于慢性肝炎和肝硬化所致的肝区痛、泌尿系疾患引起的肾区痛、妇科血瘀痛经等；10～15g有行气利胆的作用，用于治疗传染性肝炎，能升高血清蛋白，促进胆汁分泌和排泄，增进患者食欲；30～60g有较好的排石作用，且可用于治疗各种结石。

本品入气分以行气解郁，入血分以凉血破瘀，善治肝胆，善行下焦。

**63. 枳壳** 3～12g有行气宽中、除胀之功效。用于脾胃功能失调所致气滞诸证；15～30g可用于子宫脱垂，或久泻脱肛等脏器下垂证。药理研究证实，枳壳对胃肠、子宫有兴奋作用，能使肠蠕动增强，子宫收缩。

**64. 炙甘草** 1～2g调和药性；5～10g温肾养心；30g以上有类似激素样

作用。

65. **枳实** 常用量为 3～10g，治疗脏器下垂时可用至 60～100g。

66. **知母** 大剂量可以控制血糖。（上海姜春华经验）

67. **泽泻** 治眩晕非 30g 不为功；6～10g 治疗黄疸型肝炎、急性肠炎（暴泻）、自主神经功能失调所致的多汗；15～20g 可治疗乳汁不通、急慢性湿疹；25～30g 治疗梅尼埃病、高血压、低血糖所致的眩晕等。

# 名老中医运用"角药"的经验

"角药"配伍是以三味药物为组合单位的一种药物配伍方法。由于疾病的复杂性以及药物自身性味功用限制，单味药或两味药有时不能适用临证需要，以三味药组成的角药配伍是一种更为复杂的配伍形式。

笔者行医三十年来，平时喜对名老中医所介绍的一些用药经验，特别是由三味组成的"角药"运用经验，在临床上反复去验证，这样做既可充实自己的中医药理论水平，又可提高治疗效果。现将其中部分名老中医运用"角药"的经验整理成文，以供同道参考。

1. **仙鹤草、连翘、何首乌**　此三味为谢海洲老中医治疗血小板减少性紫癜的一组"角药"。谢老认为该病有原发、继发两种，继发者易治，原发者难疗，究其病证，无非阴阳两类；审其病机，不外虚实两端。临证治疗，除辨阴阳，分虚实外，尚需注意标本缓急。一般来说，出血为主者，急当凉血止血以治标；而出血缓解后，则当益气养血滋阴以固本。凉血止血之剂甚多，谢老习用者以犀角地黄汤为最。然犀角价昂而难得，故常以水牛角代之。其他如连翘、白茅根、侧柏叶、栀子、连翘、黄芩、黄柏、地榆、茜草等皆可随证加入。益气养血之剂，仍以归脾为佳。滋阴则常以一贯煎或三才封髓丹加减，玉竹、黄精、龟甲胶、何首乌、大枣、鸡血藤、仙鹤草等均可选用。然上述药物中，仙鹤草、连翘、何首乌三药为必用之品。

仙鹤草，性味苦平而涩，功在强壮止血。某些地区称为脱力草，用于治疗脱力劳伤。现代药理研究，其所含仙鹤草素有促进凝血的作用，可使凝血时间加快，血小板计数明显增加。连翘，苦而微寒，为清热解毒之品，功可清解风热，又为疮家圣药。李东垣谓之"散诸经血结气聚"，朱丹溪云其"除脾胃湿热，治中部血证以为之使"。其凉血散血止血作用，意在其中。现代药理研究，认为其尚含维生素P（如芦丁片），能保持毛细血管的抵抗力，减低毛细血管通透性，并有保护肝脏及抗感染之作用。何首乌乃补肝肾益精血之品。《开宝本草》云其"益血气,黑髭鬓,悦颜色,久服长筋骨,益精髓,延年不老"。李时珍谓其"滋补良药,不寒不燥,功在地黄、天门冬诸药之上"。现代药理研究,何首乌所含的卵磷脂是构成神经组织和脑髓所需的主要成分,同时为血细胞及其他细胞膜的重要原料,并能促进血细胞的新生及发育,同中医之养血益精生髓功用相互印证。以上三药对血小板之升高均有促进作用,经临床应用,确有效验。

2. **生地黄、赤芍、牡丹皮** 此三味系著名中医皮肤病专家朱仁康研究员所创的一组"角药"。他说:"余治皮肤病,惯用生地黄,药量既大(多在30g以上),使用范围亦广,常为同道们所瞩目。"问曰:"生地黄首载于《神农本草经》,性味甘苦而寒,有清热凉血,养阴润燥作用,历代沿用至今。您善用此药治疗皮肤病,其理何在?其经验可授之乎?"答曰:"因考虑到疮疡皮肤病血热所致者颇多,故喜用生地黄作为凉血清热的主药。临床上凡遇血热证者,除重用生地黄外,常与牡丹皮、赤芍二药配伍,收效颇为满意。"问曰:"配牡丹皮、赤芍又有何妙用哉?"答曰:"有热当清乃为常法,但热与营血交结,情况就复杂了。虽然《素问·调经论》有'血气者,喜温而恶寒,寒则泣不能流,温则消而去之'之论,但是热乃温之甚,血遇热失其度而妄行,或邪热煎熬营血而滞涩。故在重用生地黄的同时,配牡丹皮、赤芍既可加强凉血清热的作用,又能活血散血,以防火热煎熬,营血瘀滞。此即取叶天士热入血分'恐耗血动血,直须凉血散血'之意。"

朱老这一观点可体现在他自拟经验方中,如皮炎汤(生地黄、牡丹皮、赤芍、知母、生石膏、金银花、连翘、淡竹叶、生甘草)功用为清营凉血,泄热化毒,主治药物性皮炎,接触性皮炎;凉血清肺饮(生地黄、牡丹皮、赤芍、生黄芩、知母、生石膏、桑白皮、枇杷叶、生甘草)功用为清肺胃经热,主治痤疮、酒渣鼻;凉血除湿汤(生地黄、牡丹皮、赤芍、忍冬藤、苦参、白鲜皮、地肤子、豨莶草、海桐皮、六一散、二妙丸)功用为凉血清热,除湿止痒,主治丘疹性湿疹等,多能应手而愈。

3. **麻黄、生石膏、怀山药** 此三味系刘惠民老中医治疗感冒,流感时应用的一组"角药"。刘老认为,中医中的伤寒,在多种情况下乃是一切外感发热性疾病的总称,感冒、流感自应属于这一广义的伤寒范畴中。因此他对感冒、流感的辨证治疗，多遵循《黄帝内经》《难经》，取法《伤寒论》，按六经进行辨证，并根据《黄帝内经》"伤于风者，阳先受之"的论述，采用治三阳经病的方法（以治太阳经病为主，根据见证间或应用治少阳或阳明经病的方法），以麻黄汤、桂枝汤、大青龙汤、小青龙汤，麻杏石甘汤、葛根汤、小柴胡汤等方剂为主方。刘老结合临床见证，化裁应用；主张早期解表，更重表里双解，认为此类疾病早期不仅限于表证，而且多数病例常兼见不同程度的里热，因而解表清里同时并行，以奏表里双解之效。其处方用药除麻黄、桂枝等解表药外，多喜用石膏、知母等清里之药，实践证明，每有良效。而且，刘老在用解表清里重剂的同时，也非常重视脾胃之气，强调脾胃乃后天之本，为汗液滋生之源，故他在应用麻黄、石膏等解表清量药时，常配伍怀山药。山药既可养阴，又可健脾益胃以防石膏寒凉太过而伤及脾胃。

该组"角药"祛邪不伤正，扶正不碍邪，相辅相成，相得益彰。

4. **地榆、贯众、白头翁**　此三味为张志远先生治疗崩漏的一组"角药"。崩漏是一种常见的出血性疾患，临床所见以气虚不摄、血失故道、血热妄行者为多，其中热邪迫血妄行更为常见。处理此证，将重点放在血热妄行这一类型上，根据病情需要，选用具有针对性的药物。实践中，既采用历代文献所收录名方，也注重疗效明显的药物，如三七、蒲黄、小蓟、紫草、墨旱莲、阿胶、生地黄、黄芩、侧柏叶、牡丹皮、鸡冠花、赤芍、茜草等。其中效果彰著者首推地榆、贯众、白头翁。三味药物皆为苦寒之品，有凉血作用，《神农本草经》《名医别录》《日华子诸家本草》《本草纲目》言此三味药有治崩之力，验之临床，效果确切。它们在止血方面的区别是，地榆味酸偏于收敛，贯众苦寒侧重清热解毒，白头翁祛瘀生新兼消积聚。三药配伍，不仅能清热泻火，且有"涩以固脱"和祛瘀生新的功用。用量可视患者与疾病两者具体情况而定，一般用15～30g，最大量可用至50g，每日1剂，连服5剂。出血若停，减去1/2用量，再服3～5剂以巩固之。此组"角药"对血热妄行之崩漏，不仅治标，还可治本，旨在取其凉血作用，使血"遇寒则凝""妄出自息"而达到治愈目的。

5. **鱼腥草、生黄芩、野荞麦根（金荞麦根）**　此三味药是杨继荪主任医师用于治疗痰热咳嗽基本方中的一组"角药"。杨老认为，无论是外感新起之咳嗽，还是新感引动宿痰呈急性发作之咳嗽，因表邪不解，邪循经入里，郁而化热，引起咳嗽，痰多，痰质黏，痰色白或黄等证。杨老强调痰因热成，重视痰与热之间存在因果关系，结合自己多年的丰富临床经验，形成了一套以清热解毒法为主，治疗痰热咳嗽的方法。痰热咳嗽基本方由鱼腥草、黄芩、野荞麦根各30g，桔梗6g，前胡9g，浙贝母12g，杏仁9g，姜半夏9g，枇杷叶9g组成。该方重用鱼腥草、生黄芩、野荞麦根清肺（杨老喜称为"清肺三斧头"）；合以桔梗、前胡，一升一降，宣降肺气；浙贝母、杏仁清热化痰，降气止咳；姜半夏、枇杷叶下气化痰，两者有和胃降逆之功。本方以大剂量清热解毒药为君药，其中"黄芩治肺热"是明代医家李时珍的亲身经历体会。《本草纲目》有"因感冒咳既久，遍服……诸药，月余益剧……思李东垣治肺热以一味黄芩汤泻肺经气分之火，遂用黄芩一两，水煎顿服。次日身热尽退，痰咳皆愈"的记载。杨老则在此基础上，增加鱼腥草、野荞麦根各30g，清泄肺热，痰热咳嗽用之皆效。该基本方不仅对外感咳嗽疗效显著，对内伤咳嗽，只要予以局部、整体兼顾，在此组"角药"的基础上加味，随证寒热清补，多能获得明显疗效。（《当代浙江名老中医学术经验和特点》）

下面分享一个治疗肺炎的有效基础方。

处方：柴胡30g，黄芩30g，鱼腥草30g，金荞麦30g，生石膏50g，半夏12g，党参30g，桔梗10g，生姜10g，甘草15g，大枣3枚。

主治：高热、咳嗽、胸痛、痰多之肺炎。

此方为《伤寒论》中小柴胡汤加减而成，经方大家胡希恕老先生生前最喜用小柴胡汤加石膏治疗肺炎，且效果显著。浙江名医杨继荪先生一生治疗痰热咳嗽，善用黄芩、鱼腥草、金荞麦角药，疗效卓越。我吸取二位前辈经验，将二方合为一体，加入甘草桔梗汤，专治肺热咳喘证，取效更速。

【验案】患者周某，女，12岁。西医诊断为大叶性肺炎，住院治疗3天发热不退。

刻诊：脸微泛红，高热39.6℃，微咳，痰少，胸不适，口微渴，食欲不佳，大小便尚可，舌微红苔薄白，脉浮濡数。中医辨证为肺热咳嗽，痰瘀阴伤。

处方：柴胡30g，黄芩25g，鱼腥草30g，金荞麦25g，生石膏50g，半夏12g，北沙参30g，生薏苡仁30g，生姜6g，生甘草15g，桔梗10g，大枣3枚

（切），3 剂，水煎服，每日 4 次。温饮。患者服用 1 剂热退，3 剂后咯痰消失。又以小柴胡汤原方加焦三仙，3 剂，痊愈。（古道瘦马医案）

6. **土茯苓、板蓝根、生甘草**　上三味药物为朱曾柏教授所创制的"朱氏乙肝散"中的一组"角药"。虽然目前中西医对该病尚缺乏特效药，但朱老在乙肝的治疗原则和方药的筛选方面，都积累了丰富的经验，在全国中医界有较高的声誉。朱老认为乙肝系湿热疫毒所致，治疗乙肝要求"本"。乙肝的"本"就是乙肝病程中最显露、最突出的证；而证又是病机的核心表现，因此按当时的病机施治也是治"本"。乙肝治疗求"本"，还应包括因人制宜，因时制宜，因地制宜等因素。另外，还有一个重要问题需要明白，那就是湿热疫毒遏阻中焦证，既可见于西医所称的大三阳、小三阳、活动性乙肝、慢性迁延性乙肝，还可见于无症状携带者。其治疗原则是清化湿热疫毒为主，并佐以活血疏肝。朱氏乙肝散由土茯苓、板蓝根、茵陈、黄芩、丹参、大黄、藿香、白花蛇舌草、半枝莲、甘草组成。方中土茯苓甘、淡、平，无毒，入肝经，是化湿利湿之要药。湿从尿出，湿从水化，湿去热孤，湿热分消，病毒亦可化解或潜消。现代药理研究表明，土茯苓的黄酮类成分有解毒、抗肿瘤、抗脂质过氧化和利尿作用，这些都与中医中药治疗湿热疫毒中阻证并行不悖；板蓝根味苦，性寒，是中医历代治疗时行疫病，疫毒内伏血分之要药，本品有较好的解毒、清热、散结之功效，所以治疗病毒性疾病和乙肝湿热疫毒中阻证时可作主药应用。板蓝根治疗乙肝还有一个特点，即可以单骑独战，单味研末与服（或佐以 1/6 的甘草同用），20 多年来，屡试不爽。故敢为来者言。所以，朱氏乙肝散历经七次易方，而土茯苓、板蓝根、甘草三药始终不变，其制方之义，也在于此。

姜良铎教授在临床中运用解表药物组成角药，常取得良好疗效。

姜良铎教授师承于全国著名老中医董建华、郭谦亨、张学文三位老先生，他继承导师的临床用药经验，结合自己的用药体会，思路独特，用药轻灵，配伍巧妙，善用角药。姜老师指出："三角形是最稳固的图形，三味药的配伍，呈三足鼎立之势，互为辅助，符合临床实际。"现将姜良铎教授临床应用解表角药经验叙述如下。

7. **紫苏叶、荆芥、防风**　紫苏叶辛温能散寒邪，芳香气烈外开皮毛，泄肺气而通腠理，解肌发表。气香上行善通鼻窍而清头目，其解郁行滞而不破气，温胃醒脾而不燥热，善疗胸脘胀满，呕恶纳差之证。荆芥清香轻扬，药性平和。其辛散而疏风，宣肺邪以达皮毛；微温而不燥，开毛窍以发汗解表。防风性浮升散，善行全身，长于祛风解表，又能散湿，为治外风之通用之品，还有祛风止痒之功，祛风解痉之效。紫苏叶、荆芥、防风均属辛温解表之品。紫苏叶味辛入肺，色紫入血，外散皮毛，内舒胸膈，解郁利气；荆芥轻扬走肌表，温而不燥，以辛为用，以散为功，长于发散上焦风寒，又入血分，可发散血分郁热；防风性善升浮走表，性温而润，为治风祛湿之要药。三药相须为用，共奏祛风解表、透疹止痒之效。

常用量：紫苏叶 6～12g，荆芥 6～10g，防风 5～10g。

用药心得：此角药辛温发散，为风寒感冒首选之药。若患者无汗紫苏叶用量为 12g；风寒挟湿紫苏叶用量改为 6g，防风亦改为 6g。

8. **薄荷、蝉蜕、连翘** 薄荷味辛宣散，清凉散热，其性透泄，可疏散风热，解表透疹。其性上行，功善清利头目，通窍止痛，兼入肝经，能助肝之疏泄条达，疏肝解郁。蝉蜕甘寒清热，质轻上浮，长于疏散肺脏风热，宣肺疗音哑，宣散透发风热毒邪，透疹止痒，有明目退翳之功，又可凉肝息风而止痉。连翘轻清上浮，透表达里，性寒善清心火，解散上焦之热，可宣畅气血，拔毒外达。

三药合用，薄荷轻清芳香，辛凉行散，能表散风热，清利头目，清热解毒，透疹止疼；蝉蜕味甘性寒，疏风清热，透发瘾疹，且轻清升散，善透温邪疫毒；连翘升浮宣散，透表以祛风热毒邪，达里而清上焦毒热，使湿热毒邪外达肌表。

常用量：薄荷 3～6g，蝉蜕 3～6g，连翘 15～30g。

用药心得：此角药临床用于外感风热或温病初起。有咽喉肿痛、口舌生疮者可加大连翘用量为 30g；用于麻疹、痘疹初发，如透发不畅者薄荷用量为 4g，蝉蜕为 3g，连翘 15g，取其轻清宣透，清热解毒之法。

9. **藿香、佩兰、紫苏叶** 藿香辛能解表散邪，芳香宽中，醒脾清肺，其发表而不峻烈，微温化湿而不燥热，香窜而不耗气，能和中止呕，解郁行滞，理气止痛；佩兰辛平发散，药力平和，疏散表邪而解暑，芬芳清香，善化湿邪，能化湿醒脾而和中；紫苏叶功用同上。

三药均味辛，芳香化湿。藿香、紫苏能解表散寒，理气和中。藿香香燥之性较强，长于解表化湿止呕；紫苏则偏于辛散，发汗散寒的功效较强，擅治风寒表证，理气安胎止呕。佩兰性平，发表之力不如藿香、紫苏，但长于化湿悦脾，理气开胃。三药相须为用，共奏散寒解表，化湿解暑之功。

常用量：藿香 6～10g，佩兰 6～10g，紫苏 10～12g。

用药心得：此角药用于治疗外感风寒，内伤暑湿所致的发热恶寒，呕吐泄泻或夏令伤暑，湿浊中阻所致的胸闷、腹满、呕恶等症。

**10. 桑叶、薄荷、荆芥**　桑叶甘寒质清，甘寒益阴，入肺经又能清肺润燥，轻清疏散，长于凉散风热，又善清肺止咳，常用于外感风热或风温初起所致的发热，咳嗽，口渴等症，又为清肝明目要药。薄荷、荆芥药性同上。

三药皆入肺、肝二经，桑叶疏散之力较强，善清肺润燥，清肝经风热，兼能凉血止血；薄荷性味辛凉，疏散风热，清利咽喉，透疹，偏入气分；荆芥辛温，祛风力胜，偏入血分。桑叶疏风清热，薄荷与荆芥相配，一气一血，可增强桑叶疏风清热之功，解表发汗，而无伤阴耗气之虑。

常用量：桑叶 10～15g，薄荷 3～6g，荆芥 6～10g。

用药心得：桑叶临床多以霜桑叶为佳，其质轻气清，味苦不甚，寒而不剧，带有甘香之味，甘寒清润，清中有补；桑叶 30g 入煎剂能止阴虚盗汗；或桑叶 3g 研极细末，麦麸煎汤分 2 次冲服，止自汗盗汗。现代药理研究，桑叶有降血糖、血脂之功，桑叶中某些氨基酸能刺激胰岛素分泌，可为体内胰岛素分泌释放的调节因素，并能降低胰岛素分解速度，对糖尿病引起的外感、燥咳疗效甚佳。薄荷辛能发散，凉能清热，为辛凉解表剂中最能宣散表邪、发汗之药。薄荷用于解表药中，量不宜超过 10g，以 6g 为宜，如用量偏大，患者可周身汗出，触之皮肤发凉；用于肝郁气滞者，薄荷用量为 3g 左右，取其轻清发散，疏肝解郁之功。荆芥辛散疏风，善疏散在表之风邪，散血分之风热，风毒。温而不燥，性质平和，既能散风寒，又可散风热。风寒偏重者，荆芥用量倍于薄荷；风热偏盛者，薄荷用量大于荆芥。姜老师告诫："临床用药要详其病因，熟练每一味药的特性，巧妙配伍，药量该轻则轻，该重则重，方能达到事半功倍之效。"

11. **白僵蚕、蝉蜕、牛蒡子** 白僵蚕可解散风热、化痰散结、平肝息风、镇惊解痉，味辛入肺经，散风散毒，对温邪感染最为适宜，杨栗山在《伤寒瘟疫条辨》首推本品为"时行温病之要药"；蝉蜕性味功用同上；牛蒡子味苦能清火，辛能疏风，清中能透，清肺利咽，祛痰止咳，用治风热咳嗽，咽喉肿痛，肺热咯痰等。

僵蚕疏风散热，化痰散结，解痉，活络通痹；蝉蜕凉散风热，宣肺窍，利咽喉，退翳，解痉；牛蒡子疏散风热，清热解毒，豁痰消肿。三药合用，相得益彰。僵蚕祛风化痰，蝉蜕疏风清热，二药皆升浮之品，纯走气分，旨在升发三焦清阳之气；牛蒡子使热邪下行，疏通里滞。三药共奏辛凉宣泄、升清降浊之效。

常用量：僵蚕 6～10g，蝉蜕 3～6g，牛蒡子 10～15g。

用药心得：此角药姜老师用于治疗瘟疫初起，热郁腠理，毒热深重，表里俱实之证。临床用于头面肿大，咽喉肿痛，胸闷腹痛等。治疗麻疹此角药每味用量多在 3g 左右，取"轻可祛实"之理。用于治疗高热时，僵蚕 10～15g，蝉蜕 10g，牛蒡子 15g。

# 中药不同剂量用法

1. **石膏**　用于清气，1 日可用至 600g，关键要识证。

2. **生地黄**　用于凉营，极量为 800g。

3. **枣仁**　用于安眠，最大量为 180g。

4. **人参**　常用剂量为 3～9g；强心，救急时用量为 30g；当用于脱证时，其用量为 30g 以上。

5. **麻黄**　用于暴喘，30g 分服。

6. **猪苓**　用于消浮肿，用量为 120g。

7. **土茯苓**　用于解毒，用量为 240g。

8. **赤芍**　疗急性黄疸，用量 120g 起。

9. **芦根**　用于泄热，用量 120g。

10. **葛根**　用于降糖，3 两（约 90g）无毒。

11. **桔梗**　用于利咽，用量 1 两较安全。

12. **鱼腥草、薤白**　虽然鱼腥草可拌凉菜，薤白可当小菜，但只要识证准确，用足剂量，疗效也迅速。

13. **白术**　常用量 6～10g 能健脾止泻，大剂量用至 30～60g，则能益气通便。

14. **红花**　少用可养血，稍多则活血，再多则能破血。

15. **薄荷**　用 3g 以疏达肝木，用至 15g 以发散风热，清利头目。

16. **桂枝**　用量不到 5g，取其温通阳气，增加膀胱气化功能的作用；用至 10g，则温经散寒，解肌发表，以祛除在表之风邪。

17. **山茱萸**　用于固脱 3 两（约 90g）见功，必与参、附搭配。

18. **枳实**　小剂量能使心脏兴奋，大剂量能抑制兴奋。

19. **生杜仲**　30g 以上治腰痛奇效，不效则加至 60～90g。

20. **沙参**　30g 以上补气，小剂量则可滑肠。

21. **茜草** 30g 以上治口疮。

22. **丹参** 大剂量可以治疗失眠。

23. **茯苓** 研究结果发现，在 25g 以下无明显利尿作用，至少达 30g 才有利尿作用，认为 100g 时利尿作用最强。用于渗顽水时可用至 500g。

24. **蝉蜕** 常用量为 5～6g，治破伤风时需用 25～30g。

25. **白果** 定喘汤中白果用量在 21 枚（约为 25g 左右），动物实验证实，定喘汤中重用白果的定喘效果优于常规剂量。

26. **艾叶** 常用量能温经止血，大剂量可使肝细胞损害，出现中毒性肝炎。3～5g 可开胃，8g 左右温经止血、止痛，大量则引起胃肠道炎症。

27. **槟榔** 用以消积、行气、利水，常用剂量为 6～15g，而用以杀姜片虫、绦虫时，须用到 60～120g。

28. **苍耳子** 少量则通窍上至巅顶，重用则通下走足膝。

29. **薏苡仁** 药食两用，常用剂量为 30g 以下；用该药治疗风湿、腰腿痛等病证时，该药的用量达到 45～90g。

30. **夏枯草** 常用剂量为 15g 以下，治疗病程较长的甲状腺结节时，用量一般都超过 30g。

31. **升麻** 当代名医方药中教授深得《金匮要略》用升麻之真谛，临床重用升麻治疗病毒性肝炎，也是取其解毒之偏性。

32. **黄连** 最苦，然治糖尿病有特效，通常剂量为每日 30g，并配干姜以防伤胃，而治疗糖尿病酮症时，每日剂量多达 120g，降糖迅速。

33. **益母草** 调经用 10～15g，据朱良春观察益母草的利尿作用，每日用益母草 30～45g 尚不见效，须加至 60～75g，始奏明显之效，90～120g 时其效更佳，常用以治疗急性肾炎之尿少、浮肿之证候，常"一剂知，二剂已"。

34. **代赭石** 用量 9～18g 有镇胃降气、止呕止噫之功，适用于胃气虚弱的呕吐、呃逆、胃脘满实等。24～30g 用于治疗实证气喘及肝阳上亢所致头晕、目眩等症。

35. **大黄** 用量 1～5g 有致泻作用；6～9g 可止泻，9～15g 可泻下；用于排泄尿毒，可用至 30g。大黄粉 0.3g 以下有止泻作用。

36. **浙贝母** 9～15g，有清肺热、润肺燥、清热化痰之功。用于外感及内热咳嗽。18～30g 有解毒散结之功，用于治疗肺痈、乳痈、瘰疬、发背及一切痈疡肿毒。

37. **半夏**　10～15g 止呕、除湿；15～30g 开胃；大于 30g 安神。小剂量（6g）降逆和胃，中剂量（15g）化痰开结，大剂量（30～60g）可镇静止痛，且宜用姜半夏，从 30g 开始使用，逐渐加量至 60g。

38. **柴胡**　在小柴胡汤中为君药，用量大于其他药一倍有余（能透邪外出），而在逍遥散中为臣药，用量与各药相等（起疏肝解郁作用），在补中益气汤中为佐药，用量极小（3～6g，取其升举清阳的功能）。

39. **穿山龙**　味苦，性平，对细胞免疫和体液免疫均有调节作用，所以近年来成为治疗风湿类疾病的妙药。根据《中华本草》谓其干品用量为 6～9g，《中草药手册》多为 15g，少数达 30g，东北地区常用量也为 15～30g。但根据朱良春经验，若要取得较好的疗效，其用量须 40～50g，30g 以下效果不明显。

40. **黄芪**　其利尿作用在 20g 以内明显，在 30g 以上就趋向抑制。其对血压影响，15g 以内可升高血压，35g 以上反而降压。有气虚症状时，用炙黄芪，无气虚症状，则用生黄芪。40g 以上调节血压的动态平衡。在王清任的补阳还五汤中重用黄芪至 120g，王老曾言："黄芪治痿，四两起步（约 120g），佐以陈皮以防壅滞。"

41. **川乌、草乌、附子**　用至 15g 必须先煎 4 小时左右，用至 30g 必须先煎 8 小时左右，经过蒸制后可缩短先煎时间，用时逐渐加大至 30g 为宜，得效后宜逐渐减量，切记乌头有毒，大剂量会致死，不可冒然使用。乌头止痛，8 两（约 240g）口麻欲吐，效毒两刃。

42. **苍术、麻黄**　两药用量配伍不同其作用有异。如两药相等，剂量各 10g，临床常见能发大汗；苍术两倍于麻黄则小发汗；苍术三倍于麻黄，常见尿量增多，有利尿之作用，两药剂量分别是 18g 和 6g；苍术四倍于麻黄虽无明显发汗利尿功效，而湿邪能自化，剂量分别是 12g 和 3g。药物之间的比例很重要，并非药量越大，疗效越好。

43. **附子**　1 枚（轻量）治疗阳虚；2～3 枚（重量）祛风湿、止痛（《伤寒论》1 枚炮附子的重量约 12g）。制附子 120～300g，水煎 3～5 小时，有甘温补脾肾之阳，温补中下焦元阳之气的功效，无辛燥热之弊。

**44. 当归** 功能补血活血，适用于血虚血瘀诸证。当归在复方中，小剂量应用补血，大剂量应用则活血。如当归补血汤中黄芪30g，当归6g；后世在应用补血的四物汤时，当归用量也不超过10g；归脾汤、八珍汤中，当归的用量仅3g。而具有清热解毒，活血止痛作用治疗脱疽的四妙勇安汤，当归的用量达60g，主要是取其活血止痛之功；治妇女产后瘀血内阻的恶露不行，小腹疼痛的生化汤，当归的用量为24g，也取其活血止痛，祛瘀生新之效。再如治妇人胎前产后气郁血瘀诸疾的佛手散，当归用至2～3两，乃取其活血之用，使瘀去新生、血有所归。由此可见，当归用于活血，剂量宜大，可用至15g以上。前人谓其气味俱厚，行则有余，守则不足。故重用则行血之力更甚。若用于补血，剂量宜轻，3～9g即可。血虚者每致阴虚，阴虚则生虚热，当归气味辛温而主动，重用则致动血，切不可重用，否则适得其反，服后每致口干、烦躁、失眠、头晕更剧，甚则鼻衄。

**45. 细辛** 治疗风寒表证的剂量一般用3g，最多不超过9g。而当用细辛治疗各类痛证时，用量超过一般剂量，有时用至30g，甚至更大量。显然，当风寒表证时用超大剂量的细辛，不仅于证无益，而且会引起不良反应；相反，如果要发挥细辛的镇痛作用，常用剂量如杯水车薪，于痛无济。

**46. 三棱** 为破血行气之药，常用剂量不超过9g，但临床上以该药配合其他中药主治各类晚期恶性肿瘤病时，其每日用量可达到45～75g。

**47. 川芎** 小剂量可使子宫收缩加强，大剂量反而麻痹子宫。川芎治疗外感头痛，用量宜轻，不超过4g；治疗高血压肝阳头痛，用量宜重，习用9～12g；治疗瘀血头痛，宜重剂量，可用至30～40g，历代医家认为川芎是治疗头痛之要药。有前人谓"头痛必用川芎"。然头痛一证，病因殊多，川芎性味辛温，功能活血行气、祛风止痛，临床常用以治疗血瘀头痛。我用王清任血府逐瘀汤治疗血瘀头痛，常重用川芎15～30g。清代陈士铎《百病辨证录》散偏汤治偏头痛，疗效明显，方中亦重用川芎，用量达30g之多，若减少川芎的用量，则疗效不佳。若用川芎治高血压头痛时，亦应大剂量使用，可用10～15g。无论高血压或低血压引起的头痛，只要是血中有滞，就可使用川芎，不但止痛效果良好，而且对血压也有相应的调节作用。川芎引经少阳胜于柴胡，用量不宜多，一般在4.5～6g，治疗顽固性头痛时，剂量宜大，有效量在

30g 以上，最多可用至 45g，配伍得当立竿见影！据近代药理研究表明，大剂量使用川芎能降低血压，小剂量使用能使血压上升。有人认为川芎辛温香窜，上行头目，高血压患者宜慎用。但大部分医者认为本品有上行头目，下行血海的双向性作用。川芎 15g，桑叶 45g，这样的剂量与配伍治疗血管性头痛有奇效。《小品方》中以单味川芎治疗妇人崩漏，每日剂量用至 8 两（约 120g），也明显是属于超大剂量应用。

48. **黄芩** 《中国药典》中规定黄芩的每日剂量为 3～9g，而《千金翼方》中以单味黄芩治疗淋、下血诸症时，剂量为每日 4 两（约 58g），显然已大大超出一般剂量。

49. **人参** 人参的常用剂量是 3～9g，当用于脱证时，其用量高达 30g 以上。

50. **莱菔子、槐花** 30g 以上降压。

---

### 附：中药超大剂量应用的注意事项

中药的超大剂量应用属于临床中药学研究范畴的内容，这方面的研究目前还是刚刚起步，许多内容还是未知数。目前尚不能明确地回答每味中药在什么条件下需要超大剂量应用，剂量超出规定上限剂量多少最适宜，超大剂量应用中药是否对机体有潜在的不良反应等问题。支持中药超大剂量应用的主要依据，仍然是古代及现代医家的临床用药经验。现代中药药理、毒理学研究的结论，尚不能用于反馈临床中中药超大剂量的应用。在目前的这种情况下，对中药的超大剂量应用应持谨慎态度。具体应用时，必须注意下列有关事项。

1. **适应证要准确** 中药的超大剂量应用都有相应的适应证，超大剂量用药时，一定要准确辨证，否则会出现两种结局：一是药重病轻，二是药轻病重。例如，中药细辛治疗风寒表证的剂量一般用 3g，最多不超过 9g。当用细辛治疗各类痛证时，常常超大剂量使用，可用至 30g，甚至更大。

2. **剂量递增原则**　剂量递增原则是有毒中药应用的重要原则，这一原则也适用于中药的超大剂量应用。特别是在经验不足时，我们更应该遵循这一原则，以避免因盲目使用超大剂量而引起毒副作用。个体之间的差异性决定了超大剂量用中药必须做到剂量递增，切忌生搬硬套，剂量大到不可思议的地步。

3. **严格炮制、制剂规范**　许多中药在超大剂量应用时，在炮制、煎药和制剂技术上有比较严格的规定性，这方面的经验比较成熟，应用时应该严格遵守。附子、乌头类中药超大剂量应用时，特别强调先煎、久煎，以煎煮至不麻口为标准。现代药物化学、药理研究结果证明，上述炮制及制剂规范是非常必要和合理的，它能够保证在不影响药效的前提下，有效地降低此类中药的毒性。

4. **特异性的配伍**　从古籍和名老中医超大剂量应用中药的经验中，我们还可以发现某些中药超大剂量应用时，常有一些比较特定的配伍关系。如半夏配生姜、甘草；马钱子配甘草等。其目的是防止和减少超大剂量用药可能引起的毒性反应。临床应用时必须严格遵循。

5. **了解中药的毒性及解救措施**　在超大剂量应用中药时，应对各种中药的毒性反应有一个比较系统的了解，特别是与剂量密切相关的毒性反应。同时，还应该熟悉传统的和现代的一些中毒解救措施，做到心中有数，防患于未然。

# 攸关疗效的采集炮制学问

## 一、采集

药物的产地和采集时期，对于疗效有着密切关系。举例来说，如贝母产于四川的和浙江的效用不同；羌活和独活，草红花和藏红花，也不相同。因而，中药有很多名字是根据产地而起的，如党参因产自上党得名，川芎因产自四川得名。在一般处方上，还特地写明产地，如川贝母、浙贝母，以及川桂枝、川黄柏、广木香、秦岭当归、杭菊花、云茯苓、建泽泻等。

由于植物的生长成熟各有一定时期，入药部分又有根、茎、花、叶之分，所以药物气味的保全，全依靠采集的季节适当，及时采集不仅提高功效，还能保证丰收。兹简介如下。

1. 根　药物用根部，取其上升之气，如升麻、葛根等，应在尚未萌芽或已枯萎时采取，精华蕴蓄于下，药力较胜。

2. 茎　能升能降，取其调气，如苏梗、藿香等，应在生长最盛时采取。

3. 叶　取其宣散，如桑叶、荷叶等，亦以生长茂盛时采取为良。但不宜于下雨后采摘，防止霉烂变质。

4. 枝　取其横行走四肢，如桑枝等，采集方法同茎、叶。

5. 花　取其芳香宣散，如菊花、辛夷花等，应在含苞待放或初放时采取，其气最浓。

6. 实　取其下降之气，如枳实、青皮等，应于初熟或未老熟时采取。

7. 子　取其降下之气，如苏子、车前子等，应在成熟后采取。

8. 仁　取其润下，如杏仁、柏子仁等，宜成熟后采取。

9. 节　取其利关节，如松节等，以坚实为佳。

10. 芽　取其发泄，如谷芽、麦芽等，可随时用人工发芽。

11. **刺** 取其攻破，如皂角刺等。

12. **皮** 以皮行皮，取其达皮肤之意，如生姜皮、茯苓皮等。

13. **心** 取其行内脏之意，如竹叶心、莲子心等。

14. **络** 取其能入经络之意，如橘络、丝瓜络等，应在成熟后采取。

15. **藤** 取其能走经络、四肢，如络石藤、海风藤等，应在茂盛时采取。

以上指一般而言，在具体应用上又有分别。如葛根根实，升津而不升气；升麻根空，升气而不升津；牛膝其根坚实而形不空，味苦而气不发，则无升发之力。故具体确定药物的作用，应从形、色、气、味全面考虑，不能仅从某一点来下结论。即如采集时期，也因节气有迟早、气候有变化，对药物的生长成熟都有影响，故必须根据实际情况而定。


## 二、炮制

炮制对药物加工的意义，是消除或减低药物的毒性，以及适当地改善药物性能。前者如生半夏会刺激咽喉，使人音哑或中毒，须用姜汁制过。后者如生地黄性寒能凉血，蒸制成为熟地黄，其性就变为温而补血；或将生地黄炒炭则止血，熟地黄炒松则可减少黏腻的弊端。中药加工，称作炮制。

1. **煅** 将药物直接放在火里烧红，或放于耐火的器皿内将其烧透。这种方法，大多用于矿物类和贝类药物，如龙骨、牡蛎等。

2. **炮** 将药物放于高温的铁锅内急炒，以四面焦黄爆裂为度，如炮姜等。

3. **煨** 将药物裹上湿纸或面糊，埋于适当的火灰内，或放在弱火内烘烤，以纸或面糊的表面焦黑为度，如煨姜、煨木香等。

4. **炒** 将药物放在锅内拌炒，或炒黄，或炒焦，或炒成为炭，如炒白术、炒谷芽、焦栀子、焦楂炭等。

5. **炙** 在药物拌炒时，和入蜂蜜、酥油等，以炒黄为度，如炙黄芪、炙甘草等。

6. **焙** 将药物用微火使其干燥，如制水蛭、虻虫等。

7. **烘** 即将药物用微火焙干，但火力较焙更弱，如制菊花、金银花等。

8. **洗** 将药物用水洗去泥土杂质。

9. **漂** 将药物浸在水内，除去咸味或腥味，时间较洗为长，并须经常换水，如制肉苁蓉、昆布等。

10. **泡** 将药物放在清水或沸水内，以便捻去外皮，如制杏仁、桃仁等。

11. **渍** 将药物用水渐渐渗透，使其柔软，以便切片。

12. **飞** 将药物粉末和水同研，使其更加细净，如制滑石、朱砂等。

13. **蒸** 将药物放在桶内隔水蒸熟，如制大黄、何首乌等。

14. **煮** 将药物放在水内或其他液汁内煎煮，如制芫花等。

15. **淬** 将药物放在火内烧红，取出投入水或醋内，如制磁石、自然铜等。

概括地说，炮制不离水火，上述各种方法中，1～7是火制法，8～12是水制法，13～15是水火共制法。

炮制时，有用酒、醋、盐水等配合者，这是根据治疗的需要。如酒制取其升提，姜汁制取其发散，盐水制取其入肾而软坚，醋制取其走肝而收敛，童便制取其清火下降，米泔制取其润燥和中，乳汁制取其润枯生血，蜂蜜制取其甘缓补脾，土炒取其走中焦，麸炒取其健肠胃。用黑豆、甘草汤浸泡取其解毒，用羊酥、猪油涂烧取其易于渗骨。这些都是前人的经验，现在仍旧沿用。（秦伯未《中医入门》）

---

附：秦伯未（1901—1970年），原名之济，号谦斋，上海市人。我国著名的中医学家、中医教育家，毕生致力于中医教育和临床实践。秦老业医50余年，著述颇丰。如果您想要学习更多秦老对于方药的论述与经验总结，《秦伯未方药论著选》这本书是首选之作，由秦伯未老先生所著《药性提要》《常用中药手册》《膏方大全》3本书组成。《药性提要》成书于1930年，秦老精选270余品临床常用药物，按功用分为12种，每种下再细别为2～4小类。每药用4～8字概括其主治，并附以性味、用量。使初学者得以"一览了然，绝无疑义"。《常用中药手册》系秦老根据其在1954年举办的中医师温课班的讲义提纲整理而成。全书选取283种常用的基本药物，每药下列"性味""适应""用量"3项。

# 呕吐验案两则

## 一、呕吐不能进食

【验案1】田某，女，78岁，西安市人，于2020年10月27日初诊。

病史：患者一日午饭时，食用了半碗搅团（搅团为陕西特色小吃，黏稠难消化，脾胃运化差者应慎食），进食不久即呕吐不止，不仅将所食之物全部吐出，还不断地吐清水，一连两天不能进食，目前只能躺着休息，精神很差，状态堪忧。

家属心急恐慌，想即刻将老人送医院，但老人坚决不去医院。家属因与王老师是多年好友，于是请王老师试处一方，解决呕吐不能进食的问题。

刻诊：呕吐胃胀，不能进食，胃灼热，反酸，舌淡苔薄，脉沉弱。

处方：旋覆代赭汤加减。旋覆花30g，代赭石10g，生姜10片，大枣3枚，生甘草10g，柴胡10g，麸炒枳壳30g，白芍30g，清半夏12g，吴茱萸3g，黄连6g，太子参30g，莪术15g，炒山楂15g，炒神曲15g，炒麦芽15g，败酱草30g。3剂，水煎服，少量多次服用。

3日后家属反馈：老人呕吐未见减轻，连日无法正常进食，身体状况堪忧，还是坚持不去医院，别无他法，还请老师想想办法，止住呕吐。

二诊处方如下：旋覆花30g，代赭石30g，姜半夏30g，生晒参10g，公丁香3g，柿蒂15g，刀豆15g，蒲公英30g，败酱草30g，枳壳30g，厚朴15g，莪术15g，威灵仙30g，海螵蛸30g，生甘草10g，生姜10片。3付，水煎服。

2天后家属反馈：患者服用1剂药后，呕吐即止，这两天已经可以进食面条汤，身体状况逐渐恢复。

**按**：细察前后两次处方，都是以旋覆代赭汤为主加减治疗。不同之处在于二诊处方中代赭石的用量由10g增至30g，半夏由清半夏改为姜半夏，且用量

由 12g 增至 30g。二诊能一剂止呕，说明了中药用量的重要性。（张光）

## 二、呕吐 7 年

【验案 2】杨某，女，45 岁，于 2019 年 10 月 6 日初诊。

病史：月经前后呕吐不止达七年之久，经期痛苦不堪，生不欲死，在日本中西医都看遍，仍然解决不了，无奈只有辞职回国就医。经人介绍找到我，请求予以治疗。

刻诊：大便里急后重不成型，睡眠差，月经 9 月份提前 10 天。脉弦滑，舌胖大有齿痕，苔厚腻。

辨证：中气不足，脾虚湿盛，冲脉上逆，月经呕吐。

处方：旋覆代赭汤加减。旋覆花 30g，代赭石 15g，生姜 10 片，清半夏 30g，北沙参 30g，大枣 3 枚，生甘草 10g，麦冬 60g，芡实 15g，怀牛膝 10g，肉桂 10g，制附子 3g，刀豆 15g。10 剂，水煎服，每日 2 次。

10 月 21 日复诊：患者一见面就行礼鞠躬，表示感谢，并说道，药吃完就好了，这次月经前后没有呕吐，大便也正常了，失眠也改善了。上方略为调整，巩固治疗。

处方：旋覆花 30g，代赭石 15g，生姜 10 片，清半夏 30g，北沙参 30g，太子参 15g，娑罗子 10g，沉香曲 6g，茯苓 30g，大枣 3 枚，生甘草 10g，麦冬 60g，芡实 15g，怀牛膝 10g，肉桂 10g，制附子 3g，刀豆 15g。10 剂，水煎服，每日 2 次。

# 热性呕吐急寻连翘

说起连翘这味药，一般的中医都知道是味清热解毒的好药，著名的银翘散就是因连翘为君药而得名的。

连翘在临床上不仅是一味清热解毒的药，还是一味很好的止呕药，特别是止热呕，常用的保和丸中用连翘就有此意。

日本《牛山治套》中说："大人、小儿呕吐不止，可用连翘加入任何药方之内，此家传之大秘密也。"《生生堂治验》载："某氏儿，2岁，患惊风瘛后，犹吐乳连绵，众医为之技穷，及先生诊之，无热，而腹亦和，即作连翘汤使服，一剂有奇效。"（均见汤本求真《皇汉医学》）

此说验之临床不虚言也。当代老医师张振钦善以连翘止呕，云观自汤本氏之《皇汉医学》，验之临床二十余年，每用辄效。

【验案1】张某，女，58岁，退休工人。

病史：腰痛、浮肿反复发作3年，伴呕吐频作不能进食5天。头面及下肢浮肿，腰痛乏力，伴恶心呕吐，饮食汤药不能下。无寒热，口不思饮，小便少。经抗炎、利尿、补液止呕等治疗，效果不佳。

刻诊：脉沉细数而稍滑，舌质淡红，苔薄白。

处方：连翘20g浓煎，徐徐少量与饮之，口服呕吐即止。

【验案2】何某，女，8岁。

病史：贪食冰棒、饼干等物后，夜里腹痛呕吐。经抗炎、镇痛等药物治疗，虽痛减而呕吐仍不止，遂至门诊求治。

刻诊：脉弦紧而数，舌苔淡黄，舌质红而少津，呕吐剧烈，胃脘部压痛。

辨证：饮食伤胃，胃热上逆。

首用连翘15g，浓煎，少少与饮之。继进白芍10g，炙甘草6g，腹痛亦愈。

名家观点

何运强医师在多年的临床实践中，学习日本汉方家汤本求真所著之《皇汉医学》，运用连翘治疗呕吐屡收奇效。他说："治呕吐，加连翘于对症方中，乃家传之秘也。"

陆渊雷之《伤寒论今释》，姜春华的《经方应用与研究》，都对连翘治疗呕吐的作用有详细阐述。

河北名医孙润斋先生亦曾用此药治疗呕吐患者百余人，皆收立竿见影之功。何运强也于临床中体会到，用清代王清任先生之解毒活血汤（柴胡、连翘、葛根、赤芍、生地黄、枳壳、当归、桃仁、红花）治疗霍乱，有连翘则止呕吐作用佳，去掉连翘则呕吐难止。且不论何种原因引起的呕吐，辨证施治的基础上加用连翘，都有非凡的效果。

价廉而常用之药，有此独特之功，当不容忽视。

现代药理研究表明，连翘煎剂镇吐效果与注射氯丙嗪2小时后的作用相仿，它还能抑制犬皮下注射阿扑吗啡引起的呕吐，故推测其镇呕止吐作用的原理可能是抑制延脑的化学感受区。

【验案3】吕某，女，77岁。1991年5月10日初诊。

主诉：呕吐5天。

病史：西医诊断为神经性呕吐，用溴米那普鲁卡因（爱茂尔）、甲氧氯普胺（灭吐灵）等药治疗无效，转求中医诊治。

刻诊：舌质红、苔薄黄，脉滑数。

处方：连翘60g，水煎服。2剂后，呕吐止，病遂愈。

【验案4】裘某，男，40岁。1995年10月21日初诊。

病史：两个多月来每于早餐后呕吐。他医迭进旋覆代赭石汤、温胆汤而无效。

刻诊：面色㿠白，语言无力，四肢倦怠，舌淡、苔薄，脉濡弱。

辨证：脾胃气虚。

处方：六君子汤。

3剂后，效果不显。又于前方加用连翘再服3剂。药尽，其病霍然而愈。随访2年未发。

**按：** 学习上述经验和验案，我在临床上主要将连翘运用于热呕。

【**验案5**】患者，男，35岁。

病史：近一段时间频频恶心，欲发哕，学生予以旋覆代赭汤合丁香柿蒂汤，3剂不效，其呕哕之势越发频繁。初观其方无误。

刻诊：患者舌略红，苔黄腻，双关脉滑，口中出气臭浊。

辨证：乃积食，热呕也，非旋覆代赭汤证。

处方：保和丸加减，重用连翘。炒山楂30g，炒神曲30g，姜半夏30g，茯苓15g，陈皮30g，连翘60g，莱菔子30g，生大黄10g，生甘草6g。3剂，水煎服，每日3次。

患者服用1剂后泻下黏溏粪便，臭不可闻，随之呕哕减轻，3剂服完，痊愈。

此方乃保和丸合大黄甘草汤，专治积滞热呕证。

用药心得：连翘擅治热呕，与竹茹、芦根同为治热呕之要药。寒呕用生姜。

# 一文说透生甘草、炙甘草

张仲景在《伤寒论》和《金匮要略》这两部医学经典著作中，用甘草一药时，注明炙用者为数甚多，约有 100 多处；其中不注生用与炙用者的，在《伤寒论》中有甘草汤、桔梗汤，在《金匮要略》中则为数更多；还有的注明要炒用。

近阅《五十二病方》一书，甘草凡四见，既没注明生用亦未注明炙用。

由此看来，远古时期甘草为生用，至汉代中药材炮制已日趋完善，并提出了甘草的炙炒方法。

甘草一药，性味本属甘平，有通行十二经络，缓急止痛之功，而又善于调和诸药，故热药用之能缓其热，寒药用之则又善缓其寒，寒热相杂，入甘草一药而得其平。

例如附子理中汤，以甘草缓干姜、附子之热，承气汤以甘草缓芒硝、大黄之寒；小柴胡以甘草既缓柴胡、黄芩之寒，又缓半夏、人参之温。是故甘草，以味为治也。

至于甘草一药，是生用还是炙用，必须从仲景方多方面加以分析探讨，才会得出正确的结论。

发汗解表的方剂，如麻杏薏甘汤、防己黄芪汤等，甘草皆炙用。

清热泻火的方剂，如白虎汤、芍药甘草汤、黄芩汤、调胃承气汤、栀子柏皮汤等，甘草亦炙用。

温中散寒、降逆止痛之附子粳米汤，甘润补中、安神补心之甘麦大枣汤，温补冲任、暖宫散寒之温经汤等，甘草亦炙用。

若据甘草生则泻火、熟则温中的道理去分析经方，生熟其功效则大相径庭。解表用炙，清热亦用炙，温中用炙，散风湿亦用炙，统观经方，可见仲景用甘草时对生与炙，是没有严格的区分了。

自汉以后，《千金要方》《千金翼方》《外台秘要》《太平圣惠方》《严氏济生方》《博济方》《苏沈良方》《伤寒总病论》《普济本事方》《三因极一病证方论》《太平惠民和剂局方》，用治百病的方中，甘草几乎无不用炙，且在炙法上更进一步复杂化了。

《雷公炮制论》在论述甘草制法时总结了三种方法：酒浸蒸、涂酥炙、炮令内外赤黄。《本草纲目》又多用长流水炙之，或用浆水炙之。后来竟发展到炒黄更以蜂蜜炙之。

可想而知，甘草一药，也不得不随着这些不同的、复杂的炮制方法，而改变其本来的性质了。所谓古人用炙甘草以治百病的说法，已经不成定论，缘何后人仍沿袭这种说法呢？

以愚之见，甘草一药，其主要产区为内蒙古自治区、山西、甘肃、宁夏各省，以及东北各省，春秋二月、八月为最佳采集季节，整个华北北部地区，二月尚未开冻，八月已下霜雪，这两个季节挖掘出来的甘草，一般不容易在短期内晒干。

况且甘草一药又多含粉质及糖分，如不及早使其干燥，则易于霉烂、虫蛀。古人为了尽快使其干燥，则铡成段，于火上烘烤或火炕上烘干，贮存于通风处。

古人不言烘而言炙，不言烘甘草而言炙甘草，由此可见，古人所谓炙甘草，实际上是经过烘烤而干燥的生甘草，其性，味甘平和，故而古人有："热药用之以缓其热，寒药用之以缓其寒"之说。

然而今天的炙甘草，是把甘草一药炒成老黄色，然后再加蜜炒，这样炮制，甘草便失去了它的甘平冲和之性。所以今人有"生则泻火，熟则温中"的论点，是不足为怪的。(《孙朝宗医论集》)

# 生甘草解毒快又好

熟悉《伤寒论》和《金匮要略》的人都知道，仲景方八九不离甘草一药；以致后人也在方中不离甘草，但若只是象征性地用上几克，离仲景用甘草的作用相去甚远。

甘草在临床上不是一味可有可无的药，也不是胡椒面，什么方子里都可以撒。

《神农本草经》中论甘草："味甘性平，主五脏六腑寒热邪气，坚筋骨，长肌肉，倍力，金创，解毒。久服轻身延年。"

《药品化义》："甘草，生用凉而泻火，主散表邪，消痈肿，利咽痛，解百药毒，除胃积热，去尿管痛，此甘凉除热之力也；炙用温而补中，主脾虚滑泻，胃虚口渴，寒热咳嗽，气短困倦，劳役虚损，此甘温助脾之功。"

上述古文献的论述说明甘草是有大用处的，能补中益气，调和诸药，清热解毒，养血止血等。

其他方面暂且不谈，甘草是一味难得的清热解毒好药，有时胜过大家熟悉的金银花、连翘之类，这并非夸大之词。

《金匮要略》中的甘草泻心汤，重用甘草四两（约60g），治狐惑病即白塞综合征，桔梗汤中二两甘草（约30g），治咽痛即今咽炎，仲景方中这类处方很多。

已故盐山名医张锡纯认为，古方治肺痈初起，单用甘草四两，煮汤饮之者，恒有效验。

对此，张氏又有发挥，他的经验是对于肺结核之初期，咳嗽吐痰，微带腥臭者，恒用生甘草为细末，每服钱半，用金银花3钱煎汤送服，每日3次，屡屡获效。

蒲辅周先生用"甘草油"，也可谓一绝。其法是将甘草根刮去皮切细晒干，勿用火焙，研成细粉末备用，再将纯芝麻油（纯菜籽油亦可，花生油及其他油俱不可用）装入瓷缸或玻璃缸内，再纳入甘草粉，浸泡三昼夜，即可使用。

此方治一切火毒疮疖，以及溃久不愈之溃疡俱效。如遇初起之疔疮，包括阴部溃疡，厚涂于患处，干时再涂，能泻火消肿止痛。

蒲老谈及甘草油："我曾用数十年，颇有效。小儿暑天热疖疮，其效显著。用之满意，疗效好，价廉。"

借助甘草"清热解毒"作用，治疗疮疖痱毒和脓肿，中医研究院阎孝诚先生也颇有心得。

阎氏曾于 1965 年夏，在山西巡回医疗，治疗不少疖肿和痱毒患儿，初用一般清热毒的黄柏、蒲公英、紫花地丁等，虽获效于一时，但病情多反复。

后改用生甘草 30g，马齿苋 30g，忍冬藤 30g，生大黄 30g，共研细末，每次服 10g，每日 3 次，重者水煎服，按上方剂量，每日 1 剂，一般 5～7 日获愈，很少复发。

从此以后，阎氏应用上方治各种皮肤感染病，每每获效。对荨麻疹、湿疹、紫癜和一些过敏性疾病，重用甘草治之，效果也很好，3—5 岁儿童甘草一般用量可达 30g。

在先圣后贤们的启发和实践引导下，我在临床中也大胆重用甘草治疗诸多感染性疾病，类似于中医辨证中的火盛热毒，如痤疮，疔疮，口腔溃疡，泌尿系感染，咽喉肿痛，老年性阴道炎等，收效颇著。现举一例示之。

【验案】刘某，女，21 岁，经熟人介绍，专程从外地来西安找我看痤疮。

刻诊：人白胖，满脸长出红色小疖子，小黑头里有脓栓，病程已有 3～4 年，四处医治不效，甚是苦恼。观舌尖边红，苔薄，脉寸关浮滑，月经基本正常，饮食二便无异常。

辨证：肺胃火盛，热毒蕴结。

处方：甘草泻心汤合五味消毒饮加减。生甘草 50g，黄芩 30g，黄连 10g，蒲公英 30g，连翘 30g，野菊花 30g，紫花地丁 30g，白花蛇舌草 30g，干姜 10g，丹参 30g，山楂 15g，白芷 10g，天花粉 25g。7 剂，水煎服，每日 3 次。忌辛辣冰冷。

复诊：一周后，痘疹减少一半，未有新发。上方加桔梗 10g，皂角刺 10g，7 剂。

三诊：痘疹已退，留有色素斑印记，上方去白芷减五味消毒饮量，加大丹参剂量至 50g，又予 10 剂，彻底治愈，未再复发。

**按：** 我在治疗痤疮一病时，无不重用生甘草，轻则 30g，重则 50g，清热解毒，收效迅速。此乃吾之经验也。甘草一物不仅能解百草毒，更能解人体自身之毒，诸位切不可小视，仅视为一调和药，无足轻重，有时用好甘草胜似金丹。

# 山药治劳损泄泻

山药，又名薯蓣，山芋。味甘，性温，或曰甘平，无毒。入肺、脾、肾三经。功能健脾、补肺、固肾益精。

关于山药治劳损和慢性泄泻，是近代名医张锡纯的临床经验；他在《医学衷中参西录·医方》中的"阴虚劳热方"用了处方一味薯蓣饮，在"治泄泻方"中用了食疗方薯蓣粥，均是以单味山药为方，突出其独特的功效。

用之颇有效验。现将其用法和治验，简介于下。

1. **一味薯蓣饮** 生山药 120g。以之煮汁两大碗，当茶，徐徐温饮之，1日饮完。

附验案：一室女（未婚女子），月经年余未见，已成痨瘵（痨病），卧床不起，治以拙拟资生汤（生山药、玄参、白术、生鸡内金、牛蒡子），并叮嘱其每日用生山药 120g，煮汁当茶饮之。一个月之后，体渐复初，月信亦通。见者以此证可治，讶为异事。

2. **薯蓣粥** 生山药 500g，研极细末，每次用 30g，以凉水调匀，入锅内，置炉上，生火后不断以箸（筷子）搅之。2~3 沸后即成。食时稍加白糖亦可。

附验案：一妇人，年三十许，泄泻数月不止，病势垂危，请人送信于其父母，其父母将往瞻视，询方于愚，言从前屡次延医治疗，百药不效。叮嘱患者用生山药研为细末，煮粥服之，每日 3 次，2 日痊愈，又服数日，体亦康健。

**按：** 山药系常用之药，且其性平、味甘，有利于久服。但用之者颇有讲究。①制服法宜分，若用于阴虚劳损者，须煮汁当茶频饮；治慢性泄泻必须研细末，煮粥服，其效方显。②用量宜重，因其性平，其效缓，轻者用 30g，重者用 60~100g，方能见效。③服用时间须长，以其性平，故一般需久服方能痊愈。

## 用药秘传

以山药粉煮粥治慢性泄泻，笔者已验证多例，确有良效。但用此者必须无腹痛，便无冻腻，便时无滞下不爽，方可用之。若有兼证者，必加对症之药治之，如小便不利，可配生车前子；消化不良、胃纳不佳者，可配生鸡金粉；有滑脱之象者，可用赤石脂煎汤代水，而后以山药粉煮粥。

# 丁香的独特用法

说来也奇怪，临床上对很多药物的认识，却来源于失误，正所谓："祸兮福所倚，福兮祸所伏。"用药经验的获得，有时也来自意外的差错，或偶然的发现，甚至来自某一医疗事故的启示。我们对差错之处应注意留心，从中勘识恰到好处之量。

下面就是陕西名老中医杜雨茂"喜得丁香用法"的佳话。

记得我曾治三原一位因患幽门梗阻而呕吐不止的 18 岁患者，呃逆频作，食则即吐，形体明显消瘦，经西安某医院消化道钡餐透视等检查，诊为幽门梗阻，予以手术治疗方案。

术前，患者抱着一线希望求治于余。余据证处以半夏泻心汤加砂仁、丁香等，嘱患者先取 1 剂，少量多次频服，若有效，可续服。

药后，患者呃逆减轻，呕吐开始缓解，遂继取前方 2 剂。但由于司药粗心，一时大意，竟将方中的丁香五分认作三钱（过去处方中，钱与分之手写体较相似）。患者服后，自述该药辛辣异常，迥非前药，但却觉咽部顿时通利，有豁然贯通之感，呃逆、呕吐不止之症也随即顿除。

患者来告，余也颇感蹊跷，后经检视其药，才知丁香量大之故。

余平时用丁香不过钱，从那以后凡遇幽门梗阻而呕吐、呃逆较甚者，余便不受此限，而放胆量大用之，获效甚捷。

此非拣药有误，岂能识丁香量大之利，如此之意外发现，临床中不乏其例，应善于分析，及时总结。(《中国百年百名中医临床家丛书：杜雨茂》)

# 民间用药谚语（一）

用药谚语，有出于医者，有出于民间，是对惯用药物功效的高度概括，生动、活泼，易为人们所记忆。因此，收集用药谚语，对于我们记取方药是很有帮助的。今特录数条，以备参考。

1."头痛用川芎，腰痛用杜仲，脚痛用牛膝。"

**按：** 有云"头痛用川芎"，也有云"头痛用防风"。盖血虚、血瘀头痛，可用川芎，川芎治头痛轻则5g，重则30g，其效卓著。外感头痛，即用防风。

腰痛用杜仲，是对肾虚腰痛而言。脚痛用牛膝，指肝肾不足，脚、膝酸痛用怀牛膝补肝肾以强筋骨，脚痛则自愈。

2."细辛不过钱，过钱手掌打一千。"

**按：** 细辛用量不能过大，一般以一钱为限，即3g，若超过一钱则要受到惩罚。但这并非是千篇一律，根据病情亦可超过一钱。目前亦可用到5～10g。

3."若要通，路路通；若要通，用木通。"

**按：** 路路通长于疏肝通络；木通专于利水通淋，说明均有通利之功。但木通不可过量，易损肾脏，一般以10g为限。

4."穿山甲与王不留，妇人吃了乳常流。"

**按：** 穿山甲、王不留行，有通乳之卓效，故有"妇人吃了乳常流"之谚语，但临床尚需配合黄芪、党参等补气益血之品；或佐以富有营养的食品，如虾仁、鲫鱼、猪肺、猪蹄等。

5."若要疯气好，岩蚕、鱼鳖草。"

**按：** 岩蚕、鱼鳖草系民间草药，岩蚕又叫草石蚕，鱼鳖草又叫鱼鳖金星。《浙江民间草药》有记载，两者具有祛风活血之功，以疗风湿痹痛。风湿痹痛俗称"疯气"。

6."有人识得千里光，一生一世不生疮。"

又有谚语曰"识得千里光，全家不生疮"，其含义相同。

**按**：千里光有很好的清热解毒之功，尤其善疗疮毒。这虽是过誉之言，但说明了它解毒治疮之功效的卓著。

7."家有半边莲，可以和蛇眠。"

**按**：半边莲，解毒利湿，专治蛇咬伤，因此才有了和蛇眠也不惧的说法，也说明了半边莲具有很好的抗蛇毒功效。

8."七叶一枝花，深山是我家；疮疡若遇着，好似手来拿。"

**按**：七叶一枝花（重楼），有解毒之功，长于深山高地，专治疮伤肿痛。"好似手来拿"，说明了它治疗疮毒效果之显著。

9."威灵仙，白糖和酒煎，拳头打一千，骨头软如棉。"

**按**：说明了威灵仙的用药方法及功效，白糖即一般白砂糖，酒即指黄酒，同煎后服，具有祛风活络之功，"骨头软如棉"是说明其有软骨之功，善治骨鲠咽喉。马莲湘教授用威灵仙配合金钱草治疗肾结石，其义也取其软坚之功。又有谚语曰"铁脚威灵仙，砂糖和醋煎，一口咽入喉，鱼骨软如棉"，说明了威灵仙治骨鲠咽喉的具体方法和效果。

10."打得满地爬，快寻祖司麻。"

**按**：祖司麻为瑞香科植物黄瑞香的根皮或茎皮，有祛风除湿止痛散瘀之功。主治风湿痹痛，四肢麻木，跌打损伤。祖司麻对外伤疼痛有很好的止痛活血之效，故有此谚语。祖司麻一般用量10g左右，辛、苦、温，有小毒，局部外用能使皮肤起疱。因此，可将其用于发疱疗法。

# 民间用药谚语（二）

1．"家有地榆皮，不怕烧脱皮，家有地榆炭，不怕皮烧烂。"

**按**：地榆有凉血止血、清热解毒之功。尤擅治烧伤，方法为将地榆炒炭存性，研粉，用麻油调成 50% 软膏，每日涂于创面数次。又有谚语"千人烧伤一治法，除过地榆没姓啥"，其义相同。

2．"三月茵陈四月蒿，五月六月当柴烧。"

**按**：此言说明了茵陈采收药用的最佳时期。茵陈又称茵陈蒿，三月、四月采收则药效佳良，待五月、六月采收只能作柴烧，不能入药了。

3．"宁得一把五加，不用金玉满车。"

**按**：刺五加有补脾气，益肺气，安神益志，温肾助阳，强健筋骨，除风湿痹证之功。李时珍称刺五加可"轻身耐老，明目下气，补五劳七伤"。《实用补养中药》中说刺五加属于补气药，具有补虚扶弱的功效，可用来预防或治疗体质虚弱之证候，滋补强壮，延年益寿。所以刺五加比满车的金玉显得更有价值。

4．"知母贝母款冬花，止咳化痰一把抓。"

**按**：知母、贝母为二母散，功专清肺、化痰，加款冬花则止咳之功更胜。三者配伍，相得益彰，则咳止痰化。

5．"丹参一味，功同四物。"

**按**：《本草纲目》中说："丹参，按《妇人明理论》云，四物汤治妇人病，不问产前产后，经水多少，皆可通用，惟一味丹参散，主治与之相同。盖丹参能破宿血，补新血，安生胎，落死胎，止崩中带下，调经脉，其功大类当归、地黄、川芎、芍药故也。"

此谚语其实是此论的概括。其实，在临床上运用是有所区别的。

6．"上床萝卜下床姜，不劳医生开药方。"

**按**：萝卜消食开胃，生姜温中散寒。李东垣曰："上床萝卜下床姜，姜能开胃，萝卜消食也。"

上床静卧则需助运之品，下床活动则需御寒之药，故用萝卜助运，用姜御寒。

7."冬天萝卜地人参。"

**按**：冬天的萝卜甘而鲜美，人们习惯于饭中煮萝卜，有健脾消食之功，其效可与人参媲美，故有此喻。又有"饭焐萝卜地人参"之谚，或"十月萝卜小人参"之说，其义相同。

8."若要皮肤好，煮粥加红枣；若要不失眠，煮粥加白莲；气短体虚弱，煮粥加山药；心虚气不足，粥加桂圆肉；肠胃腹泻久，胡桃炖米粥；头昏多汗症，米粥参薏仁；要治口气臭，荔枝来炖粥；高热想清退，煮粥加芦根；口渴心烦躁，粥加猕猴桃；便秘补中气，藕粥很相宜；夏令想防暑，荷叶用粥煮；若要双目明，粥中加决明；欲得水肿消，赤豆煮粥好；若要补虚损，肉骨与粥炖；欲增血小板，花生同煮烂；血压高晕头，胡萝卜熬粥；要保肝功好，杞子煮粥妙；防治足气病，糙米煮粥饮。"

**按**：以上药粥谚语一束可供临床参考应用。

粥易于消化吸收，四季均可，老幼皆宜，是养生治病的良药，因此特辑粥谚一束。用药谚语，在民间流传甚广，均为人们口头之作，这需要我们花工夫去收集、整理，其中饱含人们的用药经验，值得医者重视和研究。

# 厨房好药之生姜

生姜，可以说是无人不晓，路人皆知，但是作为一种中药，重用治病知道和会用的人不多。

其实生姜是一味有很大作用的好药，用得对，在临床上经常能起到治大病医大疴的作用，所以有必要为其浓墨重彩地说一说。

生姜古称百辣云、因地辛，又有炎凉小子之称。关于生姜之出典，按照王安石《字说》云："姜能强御百邪，故谓之姜。"生姜于公元 3 世纪传入日本，被称作"吴国山椒"。

生姜可谓是极为常用的调味品，正如明代李时珍所说："生啖，熟食，醋、酱、糟、盐、蜜煎调和，无不宜之，可蔬可和，可果可药，其利博矣。"

诸如"一杯茶，一片姜，驱寒健胃是良方""早上三片姜，胜过饮参汤""每天三片姜，不劳医生开处方"等，民间有关生姜的俗语和传说举不胜举，可见生姜受到人们的喜爱。常吃生姜具有温中暖胃，祛病养生的作用。

但是生姜的更大作用在于治病。如果是学中医的，而且还熟悉《伤寒论》《金匮要略》的话，就会知道仲景在治腹胀、呕吐、厥逆时常把生姜作为重药来用。

《伤寒论》66 条原文："发汗后，腹胀满者，厚朴生姜半夏甘草人参汤主之。"仲景治腹胀重用生姜半斤。

《金匮要略》原文："病人胸中似喘不喘，似呕不呕，似哕不哕，彻心中愦愦然无奈者，生姜半夏汤主之。"

生姜半夏汤方：半夏半升，生姜汁一升。上二味，以水三升，煮半夏，取二升，纳生姜汁，煮取一升半，小冷，分四服，日三夜一服，止，停后服。

**原文**："干呕，哕，若手足厥者，橘皮汤主之。"

橘皮汤方：橘皮四两，生姜半斤。上两味，以水七升，煮取三升，温服一升，下咽即愈。

原文："哕逆者，橘皮竹茹汤主之。"

橘皮竹茹汤方：橘皮二升，竹茹二升，大枣三十枚，生姜半斤，甘草五两，人参一两。上六味，以水一斗，煮取三升，温服一升，日三服。

原文："寒疝，腹中痛及胁痛里急者，当归生姜羊肉汤主之。"

当归生姜羊肉汤方：当归三两，生姜五两，羊肉一斤。

《伤寒论》351条原文："寒疝，腹中痛及胁痛里急者，当归生姜羊肉汤主之。""手足厥寒，脉细欲绝者，当归四逆汤主之。"

《伤寒论》353条原文："若其人内有久寒者，宜当归四逆加吴茱萸生姜汤。"

当归四逆加吴茱萸生姜汤方：当归三两，芍药三两，甘草（炙）二两，通草二两，桂枝（去皮）三两，细辛三两，生姜（切）半斤，吴茱萸二升，大枣（擘）二十五枚。上九味，以水六升，清酒六升和，煮取五升，去滓，温分五服。

仲景治呕，用姜汁一升；治虚寒厥逆，用生姜半斤。用量都比较大。

从以上论述中，我们可以看到医圣仲景，把生姜的作用简直发挥到了淋漓尽致。反观今天，大夫鲜有重用生姜的，致使一良药藏于调味之中，惜哉！

承蒙先圣教诲，我在临床上经常效仿仲景，常重用生姜治顽证呕吐，四肢寒逆，屡收佳效。现举1例示之。

【验案】2008年10月，曾遇一位老年患者打嗝不停，已有一周，吃了很多药，采取了针刺疗法及一些偏方奇法，打嗝还是止不住。患者自述前几天感冒，输液后外感病愈，但却开始呃逆不止。我一看只是呃逆的小毛病，自认为很好治，就对患者夸下海口，说只要3剂药便能解决。

随后，辨证起用套方旋覆代赭汤和丁香柿蒂汤，谁知3天后老者又找来了，说3剂药吃完了，稍有效，但还是不行。

这是说药方不见效，但老人表达得比较委婉。我感到一阵惭愧，是我对老人的病大意了，认为只是小毛病，没有多加思考。

经过认真详细的四诊，诊断该患者不仅虚，而且还兼有寒饮；舌淡，苔薄白，脉虚弦，上次感冒用凉药伤了胃阳，导致寒饮上逆，胃气不降。

于前方中加重辛温降逆药，并叮嘱患者自购生姜半斤，均分加入2剂药中，再增刀豆15g。老人一听这么多生姜，问我是不是说错了，并说从未听说1剂药用这么多生姜的。

我说没错，比起仲景医圣还差得远。老人半信半疑持药而去。2天后患者告知，服用1剂药下去呃逆就好了一半，吃完2剂药就止住了，问我还吃不吃第3剂药，我说不用了。

**按：**仲景先圣不欺我也。药只要对证量足，无不效如桴鼓。

多年的临床使我对重用生姜格外重视，每遇寒逆、呕吐、腹胀诸证治疗力不从心时，总是想到生姜这个再寻常不过的调味物。用大剂量屡屡收效，故撰文宣传一番，切莫小看生姜这味好药。

# 妙用当归

1. **当归试胎** 当归是中医最常用的药物之一，古有"十方九归"之说。

当归有补血活血、调经通便的作用，素称妇科之圣药，用以治疗各种妇科疾病。且不少名医对当归的应用还具有独到之处。

中日友好医院许润三大夫善用当归，灵活配伍，颇有心得。

许氏以当归配伍川芎，即宋代《普济本事方》的佛手散，主要用于试胎。古人谓此方服后，"胎死即下，胎活则安，其效如佛，手到功成"，故以佛手为名。

许氏临床实践证明，某些先兆流产者经保胎治疗无效，妊娠试验转阴，或胎动消失而又难以判断胎之生死时，用此方探之，每获良效。若胎尚存活，服本方后可使早期妊娠腹痛及阴道出血停止，妊娠试验恢复阳性；妊娠大月份者用本方加平胃散、芒硝，可使胎动恢复。

闭经患者亦可用本方加桂枝汤试之。有孕者，则小腹常觉跃动，且脉搏增快；无孕者则断无此象。"用之屡验，至其机理尚待研究。"

2. **当归兴阳** 已故名医岳美中认为，当归有兴阳作用。

岳老曾谈及一位肾结石患者。患者在服药期间，突然阳痿，此时有医生建议加入肉桂、附子等壮阳药物，而岳老则主张用性质平和的当归，以免耗伤真阴，变生他故。患者使用当归后果然见效。

岳老此论，颇有见地，其示人以法，指出不可凡遇阳痿者即投以壮阳药，要避免节外生枝。此时可养血以生精，如隋代巢元方言："精者，血之气成也。"晚清唐容川也强调在填精方中加以养血之品。

此例岳老用当归效果颇佳，加上上述诸贤之论，证明了当归除了可以补血养血，还有兴阳作用。当归一药多效，也证明了岳老之善用药也。

3. **当归通便** 在古代医案中，也有妙用当归者。

有一位女患者，产后二旬，突然发热，头痛身痛，四肢酸楚，胸满恶食，大便秘结。

一医诊之，断为外寒加食滞，气血不和，便用生料五积散，一服诸证尽解，惟头痛不止，大便不通，再服仍无效，因而请教于缪仲淳先生。缪先生诊之，嘱其加一两当归身，患者服之，果然大便通畅，头痛立止。

另外，历代医家常把当归头、身、尾分别运用，认为归头止血，归尾行血，归身养血，归须通络，全归和血。

明代李士材在《雷公炮制药性解》中还说当归"若全用，不如不使，服、食无效，单使妙也"。这表明当归头、身、尾在功效上存在一定差异。

# 使用附子当慎重

有一段时间，中医药界掀起了一股"火神热"，一些人大力推崇温阳要药，即附子。几乎无病不用附子，且量小非君子，动辄80～100g，俨然将附子当成是一味起死回生，延年益寿的灵丹妙药。

下面我说说自己的实践体会，事实胜于雄辩。

我早年习医之时，一直遵守着前辈经验和教科书中所讲的附子用量（5～30g），且证对先煎，从未出现过医疗事故。"火神派"在社会上兴起时，我也被烧得热血沸腾、跃跃欲试，李可老先生的破格救心汤和卢火神的有关妙文更是促使我想与时俱进，于是开始大量使用附子。

【验案1】一日，我诊得一位老妪，胸闷气短，双下肢水肿，头晕，心悸，脉沉弱无力，舌淡苔白，饮食二便尚可。

处方：真武汤合五苓散加人参，其中制附子用量为10g。

患者服用5剂药后，诸证减轻，我觉得效果太慢，离火神派的神奇作用差远了，自省思想不够解放，附子量用得不够。

所以二诊后，制附子加量用到50g，先煎两小时，余药上同。自忖这回绝对一鸣惊人，大见成效，静等佳音。谁知一等就是3个月，期间未见患者复诊，我猜想可能是好了。

哪知3个月后，患者见了我，说吃了我的第2个药方，第2天就心脏病犯了，胸闷心悸，出冷汗上不来气，家人急忙拨打120救护车将其送医院，说患者是心房颤动、心力衰竭，抢救治疗1个月后才出院。患者说现在不能吃中药了，以后再说。

我听后心中一惊，知应是附子惹的祸，用量太大，患者乌头碱中毒了，幸是抢救及时，否则我将酿成大错。

【验案2】2006年，我曾接诊一位40余岁男性患者，他手持一方，说是外地朋友给他开的方，朋友说效果很好，叫我看看方子他能否服用。具体处方我记不清了，只记得其中一味附子用量30g，我看患者无热象，就予以转抄了药方，并再三嘱咐附子要用开水先煎二小时再和其他药一起煎。患者点头称是，持药而去。

谁知第2天一大早，我刚上班，患者就带了几个人，急急匆匆，找到我要昨日开的方子，我也没在意，翻出底方，患者亲友一把将方子抢走，外出复印归来方才说道，患者昨天吃了我开的药，差点出了人命。我问怎么回事？

患者说前一天下午他吃了药10分钟左右，就感觉头昏恶心，站不住脚，随后休克，家人将他急送医院，诊为乌头碱中毒，紧急洗胃抢救，幸无大碍。患者道他现在还觉头晕。

追问患者后，确定是附子量大中毒。按理说附子30g是常规用量，但是患者自作主张，为了省事，将5剂的附子共150g一起煎，原计划分5次兑服，哪想到服用1次后就出问题了。此案细思应是附子煎的时间尚短，且用量较大，故引起中毒。虽是无心之过，仍应引以为戒。

【验案3】2007年，我治疗一位50多岁的糖尿病女性患者，兼有腰腿痛，舌淡苔白腻，脉沉，余无他证。

处方：桂枝附子汤合肾着汤，其中制附子30g。

患者服用2天后，打电话告诉我，服药后头晕，胸闷气短，问她是否还继续服药，我听后告之，停服剩下的药。一周后再诊，患者说停药后胸闷气短好转。此案乃迷途知返，故未能酿成大错。

前几年，在"火神派"的影响下，实践了一段时间大量用附子，少则30g，大则150g，受益少，出事率很高。有时搞得自己心惊肉颤，大量附子开出，常是夜不得安宁，生怕出事。

尽管也有效果不错的，但是事故率这么高，哪有"火神派"用附子的愉悦心情，也未见什么突出的神奇疗效。

在此，我没有否定附子作用的意思，只是对大量使用附子，提出自己的看法，那就是一定要慎重，对证。

尽管发生了这么多不愉快事情，我临床上还是常用附子，但坚持的原则是小量起步，逐渐递增。实践证明这是安全可靠的。

附子大量使用危险多多，得不偿失，应该引起注意。

# 回阳神功四逆汤

一日，我正在出诊，进来一位阿姨，愁眉微蹙。还没等我主动问诊，患者自己开口说道："大夫，我得了疑难杂症，去大医院检查了好几次都确诊不了，更别说治疗了。"我问她具体什么症状，她说她就是感觉从心里往外发冷，在家里热炕头上盖几床被子还是觉得冷！问及患者年龄，得知今年 63 岁，平时无高血压、糖尿病等慢性疾病。

刻诊：畏寒肢冷，面色㿠白，头晕心悸，气短乏力，腰膝酸冷，眠差，舌质淡，苔薄白，脉沉细，双尺尤甚。

诊断：心肾阳虚，阴寒内盛，气血不足。

处方：制附子（先煎）20g，炙甘草 10g，干姜 20g，当归 20g，熟地黄20g，白芍 15g，川芎 15g，党参 15g，白术 15g，云苓 20g，黄芪 25g，肉桂10g，酸枣仁 15g，首乌藤 30g。6 剂，每日 1 剂，水煎服。

同时，我叮嘱该患者每晚用艾叶、红花、生姜片、花椒适量，开水浸泡后，浴足 30 分钟。

本方中制附子大辛大热，通行十二经，温壮肾阳，为君，是主药。制附子是一味很好的温中回阳的药品。但是附子有毒，众所周知，王幸福老师的亲身经历也告诫我们附子不可以过量使用，且附子用到 30g，患者就出现了中毒反应！我在临床中也用到过 30g，患者确实有不同程度的头晕恶心等症状，所以我们行医尽量不要冒险，尤其是有毒药品，要严格遵守药典的规定剂量。此方中我用量稍大，并特意叮嘱患者先煎 1 小时。

一周后，患者复诊，自诉诸症好转，不会感觉身上发冷了，睡眠也好了，头晕心悸也改善了。患者感慨："没想到中药效果真不错，一次就把我的疑难病解决了！"

其实，这也不是什么疑难杂症，在中医理论体系里很简单。"经言阳虚则外寒，阴虚则内热。"阳气是生命的原动力，是人体生殖、生长发育、衰老和死亡的决定因素。人的正常生存需要阳气支持，正所谓："得阳者生，失阳者亡。"阳气越充足，人体越强壮；阳气不足人就会生病；阳气完全耗尽，人就会死亡。它具有温养全身组织、维护脏腑功能的作用。阳气虚就会出现生理活动减弱和衰退，导致身体御寒能力下降。

通过这个病例我们了解到一些疑难杂症凭着望闻问切四诊合参就可以调理好。因为中医学把人体看作是一个统一的整体，构成人体的各个脏器、各部分功能都是不可分割、息息相关的。人体发生疾病大多是因为失去自身的协调，因此通过辨证论治，调整好阴阳表里寒热虚实，让人体恢复自然的平衡状态，就会病去人安。

所以现在的一些养生机构都以中医理念为主导，这充分体现了中医的优势。

我是在一次学术会上，有幸结识王幸福老师。老师将他毕生所积累的丰富的临床经验都毫无保留写进书里，带到课堂上，让中医事业薪火相传！有这样厚德仁爱、大医精诚的传承者，是中医之幸！是中医学者之幸！所以让我们跟随王幸福老师一起坚守中医！发扬中医！衷心祝愿我们古老的医学繁荣昌盛！

（李　玉）

# 金银花擅治火毒热证

金银花又名银花、双花、金银花、二宝花，为忍冬科属植物忍冬的花蕾，生于丘陵、山谷，林边也有栽培的。全国大部分地区都能生长。产在河南的叫"南银花"，产在山东的叫"东银花"。主要功效为清热解毒，消痈疗疮。

我们常用的著名方剂银翘解毒散中的主药之一就是金银花，且金银花是常用的辛凉解表药。

但在重症大病中敢启用它为主药，大刀阔斧、独担先锋地去用的人不多，因为这方面的医案不多，不足以为证。

不要小看金银花这味药，不要仅在感冒发热中去用它，要敢于在一些火毒热证中去使用。如常见的疮疡痈肿等，见证只要是红肿热痛，火毒壅结，就重剂使用，无有不效，速收一剂知，二剂已之功。现举我近期治疗一案示之。

【验案1】患者李某，女，26岁。

病史：一周前，鼻梁旁被不知名小虫叮咬，用手指挠破，没有注意。第二天右半个脸肿大变形如同阴阳人，甚是骇人，高热40℃，显然是细菌感染。因在面部，由于特殊的生理结构，有导致败血症之势。

其母速带其到两家大医院就诊，遗憾的是年轻大夫竟不识为何证，只知消炎用抗生素，给予盐酸左氧氟沙星注射液（左克），并注射大量激素退热。结果一天后退热，但右半边脸继续肿大，无奈又转诊医学院一老教授。医生诊断为蜂窝织炎，又用大量抗生素，患者面肿稍退，但变症蜂起。

患者腰痛，尿血，尿蛋白（+++），小便赤涩，疑是药物伤了肾脏，吓得母女一家人急忙出院。其母常年在我处看病，故笃信中医，要求我予以治疗。

刻诊：患者右脸肿大，左右脸不对称，明显骇人。舌淡苔白干，脉细数，纳呆，小便涩痛量少，大便不多。体温38.5℃，余无其他明显突出之症。

诊断：少阳火郁，热毒蕴发，似中医大头瘟证。

处方：小柴胡汤加五味消毒饮加当归补血汤。柴胡 30g，黄芩 30g，金银花 120g，野菊花 30g，连翘 30g，蒲公英 60g，紫花地丁 30g，当归 10g，生黄芪 30g。3 剂。

我叮嘱患者 3 日后复诊。患者 1 剂热退，3 剂后肿消，肤色正常，仅留皮下硬微痛。

续方：生黄芪 30g，当归 10g，金银花 60g，野菊花 30g，连翘 30g，蒲公英 60g，紫花地丁 30g，玄参 30g，浙贝母 30g，生牡蛎 30g。5 剂，痊愈。

此案之所以快速控制病势，关键在于及时大量用金银花（120g），迅速扑灭"火"势。我多年的经验告诉我此处量小不行，杯水车薪。我治乳痈、肠痈等痈疮证都是重剂频出，屡屡收效。此时不可犹豫，以免贻误战机。

重用金银花治重症古今皆有，清代著《洞天奥旨》的陈士铎，已故山西名医白清佐均是擅用大剂金银花的高手，诸位有兴趣不妨翻阅上述贤德之士的遗作习之，定会有收益。

且在用大量金银花治重症时，要尽量贴合此药的特性，清热解毒，疏散风热。病位偏上、偏表、偏散是首选依据，偏下则用大黄之类。用量在 100g 以上，不要低于此量，此乃我的经验。

### 附：谈金银花止泻

金银花为临床常用之品，医者多用其寒凉之性，清热解毒以治疮痈，或取其轻扬之性，疏散清宣以疗上焦风热。但鲜有以金银花止泻者。

余临证之中，凡见泻下，毋分久暂，加用银花，每获良效。余体会，金银花有收敛止泻之功，其用量 15～30g。于辨证方中加之，有画龙点睛之妙。对泄泻挟有脓血，且感下坠者，可配大黄炭 10g，黄连 6～10g，便溏而腹痛甚者，另伍槟榔 10g，鸡内金 10g，久泻不止有脾虚之象者，可用健脾之四君子汤。如此治疗久泻屡起沉疴。

**【验案2】**患者，张某，数月前登门求治。

主诉：罹便泻腹痛之疾已有年余，时轻时重，曾于某医院行钡剂灌肠检查，诊为慢性溃疡性结肠炎，遍投药石，疗效皆微。

刻诊：面色萎黄，大便溏泻，日行2～3次，少腹隐痛，矢气频转，便后有下坠之感，舌质偏红，上有黄腻之苔，脉沉弦而滑。

诊断：余思其腹泻日久，脉沉，为病在里，太阴脾土虚弱，健运失司，清浊不分。但从舌象而论，仍有湿热之征。故法立健脾化湿、清热止泻。

处方：党参15g，苍术10g，茯苓12g，金银花15g，黄连10g，马齿苋12g，山药10g，石榴皮10g，甘草6g。日1剂，水煎服。

患者服药12剂，登厕减少，大便渐已成形。惟腹痛时作，前方加木香10g，金银花15g为30g，如此服药月余，腹痛除、泄泻止，黄腻之苔亦去。遂嘱其注意饮食调理，并加强锻炼，以善其后。

"溃疡性结肠炎"一病，多见便溏腹痛，时兼大便脓血，缠绵难愈，非朝夕之间所能见功，医者每感棘手。今用银花治之竟获佳效。可见金银花不但有寒凉清热之功，还有收敛止泻之力。对有湿热者，用之可清热止泻；无湿热者，用之则能收敛止泻。事中有师，只有勤于临床探讨，方能掌握药物之真谛，运用自如，收事半功倍之效。(《北方医话》)

# 金银花验案两例

2012年8月我在深圳书城喜购王幸福老师的第二部大作《医灯续传》一书。我看了书中"擅治重症金银花"一文后感触颇深，对老师用药的独到、霸道深感敬佩！

列举老师用药思路与经验，亲自治疗的2例验案。

【验案1】某女性患者，40岁许，中等个子，身材偏胖，左上牙缺失，牙根仍在。一日，患者因食物塞入牙洞之中，用牙签挑拨而引发感染，左半边脸肿起，高热，到深圳医院治疗，医生说已经化脓了，需要开刀把脓引流出来，如不然，脑部感染就麻烦大了。但患者怕日后影响到面部的美观而拒绝此治疗方案。后患者朋友介绍她到我处治疗。我看病情如此凶险，又离脑部这么近，立即出一处方，告之患者家属赶紧去抓药煎药，并叮嘱患者不拘时地喝，在晚上睡觉之前要把所有的汤药喝完。同时我告诉家属，我开的药量比较大，煎出来的药汁也是比较多的。如果患者第二天早上没有什么改善，就赶紧另找他人，别耽误了。

第二天早上5点多钟，我接到了患者丈夫打来的电话。我一看这么早来电话，莫不是她的病情发生了什么变故，心中一紧，只听见电话那头说，"余医生，我妻子好了，肿消了，也不发热了！"我心里顿时就轻松了，跟他说，天亮之后你把她再带来看看吧！患者来诊一看，基本上没事了，我就告诉她，把昨天的药再煎一次，就当茶水喝就好了。

处方：金银花240g，野菊花90g，黄酒1斤。加足水，武火急煎。不拘时温服。

【验案2】某小女孩，河南人，10岁左右，身体极度消瘦虚弱。从3岁开始就经常性地出现无名高热，她父母说，这几年为了治疗孩子的疾病，已经是身心疲惫，中西医都治过了，总是效果平平，反反复复的。我当时在河南访友，正好遇上此患者，小孩高热40℃不退，我查看扁桃体，整个呈广泛性糜烂艳红色，有医生建议干脆把扁桃体切除了，这样就会没事了。但父母心疼自己的孩子，怕做手术孩子遭罪，就拒绝了此治疗方案，请我治疗。

处方：金银花240g，桔梗15g，生甘草30g。1剂。加足水量，武火急煎。不拘时温服。

第二天早上，她父母来告知我的友人，说孩子不发热了，人也精神了，还在跳舞呢，想问问我还应该如何处理。我就跟他们说，把药渣再煎一次，把药水当茶水喝，一天之内不拘时喝完就好了。然后为孩子开了养生粥疗方以善其后。

到我写这篇验案的时候，孩子的老毛病就再没有犯过，而且非常健康，人也长高了，也长胖了。为此，她的父亲还亲自送了我一面锦旗。

**按：**医者父母心，我们医者在重大病证面前，该决断的时候绝不能犹豫！该出手时就出手。在此，我要感恩王幸福老师倾囊相授的无私精神！中医界有王幸福老师之辈，是中华中医之幸！我等后学之幸！患者之幸！

（余　峰）

# 妙用金银花

金银花又名银花、双花、金银花、二宝花，为忍冬科属植物忍冬的花蕾，生于丘陵、山谷，林边也有栽培的。全国大部分地区都能生长。产在河南的叫"南银花"，产在山东的叫"东银花"。主要功效为清热解毒，消痈疗疮。

我们常用的著名方剂银翘解毒散中的主药之一就是金银花，一般常用的辛凉解表药方也离不了它。想必这一点大家都很熟悉了，而且也会用，但在重症大病中敢不敢大刀阔斧，独担先锋地用它为主药，我想人不多，因为这方面的医案不多，不足以为证。实际上我想说的是大家不要小看这味药，不要仅在感冒发热中去用，要敢于在一些火毒热证中去用，如常见的疮疡痈肿等，见证只要是红肿热痛，火毒壅结，就大量重剂使用，无有不效，速收一剂知，二剂已之功。（《用药传奇》）

我于军医大学毕业后，一直从事西医的诊疗工作。后因左腿疼痛，不能发力，医院检查无果，更无法医治，被单位中医学院毕业的战士用针灸治好，遂对中医产生兴趣。几年时间，在部队用针灸治疗了大量颈肩腰腿痛的患者。也开始有身边的朋友求医问药。转业回到西安，经人介绍，认识了王幸福老师。老师知识渊博，为人随和。熟知经方、时方、民间方。老师发现我过于迷恋经方，便指出我学习上的问题，教导我要包容并蓄，不可过于局限于一种思维。诊断时要八纲、六经、五行、辨证、辨因等多种方法互相补充，选择最合适的诊病思路，使我深受启发。

老师让我了解药性时不要拘于一家理论，要多从实际治疗效果去掌握。思路打开，我开始认真学习老师的《用药传奇》，重新认识药性，掌握药的使用方法。在学习中，我对金银花的使用有了全新认识。过去只学习经方，基本不会用到金银花。学习了老师使用金银花的方法，结合经方，治疗效果明显提升。

【验案 1】一位扁桃体急性化脓的患者，伴有高热，来问诊时已经是晚上，去外面抓药不便。于是我让患者买了附子理中丸和银翘解毒丸服用，并告诉她如效果不明显，第二日再开汤方煎煮。结果第二日患者反馈效果很明显，于是叮嘱其继续服用中成药。患者共服药2天痊愈。

成人急性咽喉肿痛伴发热，不能见热就用寒凉之药，要先了解病因，看舌苔，确定寒热。患者往往平素体质一般，又疲劳过度，因受寒而发病，寒邪直中少阴，虽大热、咽肿痛，实里寒，寒不除，则咽痛难愈。过去我一般用麻黄附子细辛汤，但是此方对没有化脓的咽喉肿痛效果很好，对已经化脓的效果较慢。学习了王老师的用药方法，我在方剂中加入金银花、连翘，标本兼治，对化脓的咽喉肿痛的治疗效果就很明显了。

【验案2】一位朋友的父亲，皮肤溃烂几个月，在医院治疗无效，情绪低落。王老师讲过，不要仅在感冒发热中去用，要敢于在一些火毒热证中去用，如常见的疮疡痈肿等。结合患者舌苔、症状，在调理脾胃、养血通瘀的基础上，加入金银花，1剂药就见到明显效果。得到王老师点拨，认真学习王老师治疗经验，思路越来越活，治疗效果越来越好，感恩王老师无私奉献的大医精神，让中医发扬光大，让更多人群受益。

（张　博）

# 跟师学习实践体会

初识王幸福老师，乃因拜读王老师的系列著作，从字里行间中看到一位民间中医饱含一生的心血，书中医疗经验言简意赅，仔细咀嚼下每每有醍醐灌顶之感。中医药的传承在于量，在于药，在于方，王老师便一一列举在书内，为中医药的传承与发扬呕心沥血，让我这中医小辈心生敬仰。有幸跟随王老师几个月，王老师和蔼可亲，平易近人，有问必答，对待患者犹如《大医精诚》所讲一般，疾厄来求救者，不问其贵贱贫富，长幼妍媸，怨亲善友，华夷愚智，普同一等，皆如至亲之待。王老师的经验浩如烟海，学生因才疏学浅只能取其一粟，录下验案两则望同道斧正。

【验案1】刘某，男，27岁，工人。于2018年8月19日就诊。

病史：饮酒月余日，颈部突起掌心大小脓包，不能转向与卧床，苦不堪言。

刻诊：舌红，苔白腻，脉沉细数，口渴喜饮，怕热，饮食基本正常，小便黄，大便尚可，局部痈块红肿痛不可触。

治则：益气托脓，清热解毒，软坚散结。

针灸：局部阿是穴火针。

毫针：风池、曲池、阳陵泉。

局部并未出脓，有少量黄色组织液渗出。火针后局部发热痛加剧，毫针后已能触碰。余视其脓包并未成脓，非针灸所能快速治疗，遂改为汤方，处以五味消毒饮合消瘰丸加减治疗。

处方：忍冬藤30g，紫花地丁15g，蒲公英30g，土茯苓30g，清半夏15g，生黄芪30g，天花粉30g，白芷25g，皂角刺15g，生甘草15g，生牡蛎（先煎）30g，浙贝母15g。5剂。

嘱咐其先服3剂以观后效，若有稀软便每日2～3次为正常，胃如平素不能食凉则改为饭后服用，以防过度寒凉伐胃。4日后患者父亲登门拜访告知已无大碍，甚为感谢。我嘱咐患者再饮 2 剂药巩固。

此案为颈痈，因其嗜饮酒与肥甘厚味，肝胃火毒上攻所致。对此证王老师喜用五味消毒饮加减来治疗。其中天花粉、白芷为王老师临床常用药对，起引药上行，消肿托脓之效。忍冬藤代金银花既可减轻患者经济负担，而且药效相同。值得一提的是，土茯苓治疗疮痈，是我学习已故中医家赵建成先生的经验，赵先生治疗痤疮等疮痈类疾病时恒喜加入土茯苓 60g，后查询资料得知，土茯苓在古代常用来治疗严重的疮毒。《本草备药》称土茯苓"治杨梅疮毒，瘰疬疮肿，骨挛痈漏"。

【验案 2】患者，女，49 岁。于 2019 年 6 月初诊。

主诉：烘热烦躁出汗，心情抑郁半年余。

刻诊：颧红，胸闷不饥，绝经，食后腹胀，口苦，心烦易怒，舌红苔腻，恶热，手脚心烫、失眠，二便调和，脉沉弱，左关盛，尺不足。

辨证：阴阳两虚，更年期综合征。

治则：养阴清热，调和肝脾，燮理阴阳。

处方：二仙汤合滋水清肝饮。仙茅 10g，巴戟天 10g，淫羊藿 10g，黄柏 12g，知母 10g，当归 12g，制何首乌 20g，白芍 20g，酸枣仁 20g，山茱萸 15g，茯苓 30g，山药 15g，柴胡 12g，栀子 12g，牡丹皮 12g，泽泻 15g，合欢皮 30g。10 剂，水煎服。

2019 年 7 月复诊：胃纳佳，烘热烦躁减轻，胸已不闷，颧红减轻，失眠依旧。脉沉弱，舌淡红苔薄，大便偶有不成形。

处方：仙茅 10g，巴戟天 10g，淫羊藿 10g，黄柏 12g，知母 10g，当归 12g，制何首乌 20g，白芍 20g，酸枣仁 20g，山茱萸 15g，茯苓 30g，山药 30g，柴胡 12g，栀子 9g，牡丹皮 12g，泽泻 15g，首乌藤 60g，合欢皮 30g，菟丝子 30g。10 剂，水煎服。吃后患者自觉服药减轻，又自抓 20 剂药后痊愈。

《黄帝内经》云，女子七七天癸止，地道不通。此案为典型更年期综合征，王老师喜用二仙汤加减方来治疗，以二仙汤调其本，滋水清肝饮调其枢。其中牡丹皮、栀子治其急躁易怒，合欢皮、首乌藤治其抑郁失眠，菟丝子补其雌激素，几味药均为王老师临床常用之专药。方证合拍加专药故取效甚捷。我在王老师处随诊几个月，受益匪浅。引路之恩，无以言表。中医之路，道长且艰。唯有努力，振兴国粹。王老师虚怀若谷，大音希声，学生才疏学浅，只能管中窥豹，验案两则，以慰藉老师栽培之意，如有不到之处，望老师斧正。

（王子征）

# 止泻圣药苍术

在临床上治疗脾胃病时，我最爱用的两味药，一是白术，一是苍术。

两术同温，一润一燥，使用恰当就会相得益彰。脾虚便秘，大量用生白术，我已有专文论述；此文就专门谈谈苍术的运用。

脾虚腹泻，大量用苍术，鲜有攻无不克的。苍术是术的一种。

术之名始载于《神农本草经》，而苍术之名，始见于《本草衍义》。苍术是菊科多年生草本植物茅苍术或北苍术的根茎。本品味辛、苦，性温。归脾、胃、肝经。

苍术的主要功效是燥湿健脾。这一点大家都是熟悉的，如治疗脾虚湿盛的平胃散，其主药之一就是苍术，但是观临床上大多医师，用苍术治疗腹泻一证时用量都很小，虽说有效，但是疗程长。

我的认识和实践认为，大剂量使用苍术治疗腹泻可以缩短疗程，使患者痛苦减少，并提高中医的声誉。

在治疗腹泻便溏一症时，我常以附子理中汤为基本方，其中术用苍术，最少量为30g，最大量为100g。腹泻便溏3～5剂就改变，随后减量。其余药量随症加减。

【验案】曾治一陕北患者50多岁，女，急性肠胃炎，纳差，每日腹泻10余次；输液3天，兼用蒙托石散，无效；患者来诊时疲乏无力。经辨证排除痢疾。

处方：附子理中汤加减。炮附子10g，红参片10g，炮姜30g，炒苍术（碎）90g，生甘草30g，煅牡蛎（先煎）60g。

水煎，一日多次，少量频服，1剂即止，3剂痊愈。

一般腹泻证肠中水气较盛，且肠道水肿，非用燥药吸干不可，这就和地面水滑，光扫去水等晾干耗费时间，但洒上炉灰很快就能吸干的道理一样。

苍术就有这个特性，尤其是炒苍术更好。对于这种病证，药量小不行，杯水车薪，非大量使用不可。

我临床多年一直是这样使用，无有不效的。该药十分安全，诸位遇证尽可放心一试。不用不知道，一用忘不掉。

对苍术一药，我的认识主要为两点：一是燥湿，一是营养。

苍术燥湿，在寒湿证中可用，湿温证中也可用，关键在配伍。寒湿证中只要见到舌胖大有齿痕，苔厚腻，尽管大胆用之。湿热证见苔厚腻，在清热利湿药中佐以苍术，量不超过15g。

而且，苍术含有大量维生素，我常在治疗眼病和口腔溃疡中运用，疗效很不错。

例如，苍术中含少量维生素 A 的前体胡萝卜素，对于缺乏维生素 A 引起的夜盲症和角膜软化症，单用就有效果。古代也有苍术"明目"的记载，多与猪肝、羊肝同煮，治疗雀盲及目昏涩。

现代医家临床用药经验及单方应用与研究，都证实了苍术治疗雀盲的可靠性与显著性。

苍术常配伍应用于治疗眼目涩痛、眼生黑花、白内障、角膜软化症等。有医者提出使用苍术50g，煎水分3次服用，或与猪肝、羊肝蒸煮服食，都对眼病疗效好。

经常操作电脑的人群感到眼目昏糊，用苍术和枸杞子效果显著。在治疗慢性复发性口腔溃疡中，苍术更是必用之药。

# 腹泻治疗要分型

消化系统疾病的中医治疗，一直是我们研究的课题。其中两个病证比较突出，也是咱们临床上比较常见的，一个是腹泻，一个是便秘。很多患者都为之而苦恼。今天我就先讲一讲功能上的失调导致的腹泻，这部分患者通常没有特别严重的疾病。至于王三虎老师讲的肿瘤形成的腹泻，不属于功能失调这个范围。

根据咱们临床的实际情况，我对腹泻进行了以下几点总结归纳。大家可以参考着看看。

腹泻在临床上太常见了，我大体上将它分为三个类型，即虚寒型腹泻、湿热型腹泻、肝郁型腹泻。

这其中，虚寒型腹泻最为常见。虚寒型腹泻以每天大便的次数较多，便质比较稀软为主要特点。严重虚寒的患者大便甚至不成形，有的是以糊状为主，有的是以水样为主。总体来说，对腹泻的判断，大家不会有太多的困难。

临床上腹泻有寒有热，如何区别？虚寒型和湿热型腹泻，它们的症状都是便次多，便质稀。我认为它们之间唯一的区别，就在大便臭不臭上。

在这一点上，我们在看病的过程中，不能光听患者说他们腹泻有多厉害就妄下结论，还要详细问他们大便性状、气味等。患者要说大便不臭，里头夹杂一些不消化的东西，比较松散，这多数是虚寒型粪便。湿热型腹泻，大便就比较黏，不太容易分散，且臭味明显。这就是从大便性状、气味来区别。

然后从脉象上区别。长期的腹泻即慢性腹泻，都有一个前提，它不是由急性菌痢、急性肠炎引起的。如果是急性肠胃炎、急性菌痢，患者到西医那儿去看，西医很快就能处理好。这并不是说中医不能治疗，只是说患者为图省事，急性腹泻往往不会想到去吃中药，能往中医那儿跑的，多半已经变成慢性腹泻了。

虚寒性的腹泻，从脉象上来说，患病久了的人脉象要么是浮软、浮大，要么是沉濡、弦细，临床上不一定见到单一脉象。但是不管患者是哪一种脉象，有一点可以肯定，就是这个脉是无力的。也就是说脉象不管是浮软的，还是弦细的，共同特点就是没有力量。从脉象上，我们可以从这点去把握。

从舌苔上来看，虚寒性的、长期的腹泻，肯定是舌淡苔白。患者有可能是薄苔，有可能是厚苔，我觉得这都不是主要的。只要你把握住舌质不红，舌苔不是发黄干燥的就可以了。结合着舌象、脉象、大便的特点，基本上就可以确诊腹泻的寒热了。

治疗虚寒型腹泻的大法，肯定就是温补脾胃了。在治疗这种虚寒型腹泻的时候，这么多年我通常就用两个方子，其中一个方子就是理中汤。咱们后世在张仲景这个基础方上，又加了一味附子，叫组成附子理中汤，治疗脾胃虚寒也很不错。理中汤可看作两组概念组成，一组就是干姜甘草汤温补脾阳，一组是补脾气的人参加白术。不过我在临床上治疗腹泻时一般不用白术，改用苍术。

从临床实践中，我体会到苍术、白术虽同样都是健脾燥湿的药物，但苍术比白术燥湿力量更强，古人写书如《伤寒论》中写的术，最开始并没有标明是苍术还是白术，是后人将白术和苍术区分开的。这在临床上有一定的道理。

对于治疗腹泻，我的经验是苍术比白术要好一些，因为苍术燥湿止泻更快一些。从慢性腹泻这方面分析，腹泻患者多脾虚湿气重，需要健脾燥湿。白术、苍术都有健脾燥湿之功，但苍术更善于散寒止泻，白术更善于补脾气。

白术生用时，既有健脾的作用，又有生津的作用，可以生津增液，所以治疗脾虚泄泻时，就不能用生白术了，要用炒白术；如果是脾虚便秘，则可以用生白术。

如果是脾虚性的便秘，我特别爱用生白术，用量视病情而定，可用至50～150g，以达到润肠通便的作用。

在治疗腹泻的时候，尤其慢性的腹泻、虚寒性的腹泻，我建议大家用苍术，腹泻严重的患者可用到50g，一般情况用30g，这个量是安全的。说到药的剂量，就不由地感慨。60多岁的我和年轻时的我不一样了，那时候胆大，啥都敢用，因此也出过不少问题。

我在50岁后看病就比较谨慎了，稍微有点毒性的药，我都不太用了。一些有毒性的药，像斑蝥、马钱子，我之前都用，虽然效果好，但这些药会引起患者呕吐腹泻等。因此，我们要尽量杜绝这种情况的发生，谨慎开方，避免使用毒性药物。

后来我发现了很多既有效，又能大量使用而对人体无害的药。这些药通常用30～50g，病情严重时甚至能加大剂量用到100g，都不会引起人体不适。

治疗慢性腹泻我用理中汤时，我刚才强调了，我一般用苍术，不用白术。

理中汤里还用到人参补脾气，我考虑到人参难得，常用仙鹤草代替人参使用。如果有看过我的书的同道都知道，我专门写过一篇文章介绍仙鹤草。我的药方中仙鹤草基本上都是代替人参用的，恐怕在大家的印象中，包括很多西医同行都觉得，它主要是收涩的作用，实际上这只是仙鹤草的一个功效。

我临床上也常用到它收敛止血的功效，可以用于止咳（久咳），也可以用于久泻，最常用的还是用于止血。但是临床研究发现，仙鹤草还有补益的作用。在这方面，大家可能用得比较少，有的人可能觉得仙鹤草就是草，比起人参差得很远。

其实不然。因为在我国南方，仙鹤草又叫水牛草。人们认为，水牛的劲很大，就是靠它来的。在南方，人们有个习惯，比如劳伤、劳累过度没劲了，就用一两斤仙鹤草煮几个大枣，喝了汤吃了枣，体力就恢复过来了。在南方民间，仙鹤草是这样使用的。受这个启发，我在临床就常用仙鹤草代替人参使用，大概用了20年，效果都相当好。想要达到补益的效果，仙鹤草的用量一定要大，但是仙鹤草量再大也比人参便宜。我们不仅要考虑患者的病情，还要考虑患者的经济情况，开人参有的患者恐怕承受不了，就可用物美价廉的仙鹤草代替。

所以，我治腹泻时常用仙鹤草来代替人参。虚寒性的、气虚乏力的患者，仙鹤草用量不小于30g，量小了没什么效果，我常用到50g，甚至100g。

# 三七可治寻常疣

三七，又名参三七、田七。众所周知，三七乃止血散瘀，跌打损伤之良药。临床中，我们发现它还对消除寻常疣（俗称猴痣），防治手术后粘连及瘢痕等疗效显著，兹向读者简介于后。

笔者用三七帮患者治疗其他疾病时，偶然发现其原赘生的寻常疣竟"不治而愈"。之后，我单独采用三七治疗寻常疣11例，都收到满意效果。治疗时我常开方三七粉10～15g，每服1～1.5g，每日2次，白开水送服。

【案例】汪某，女，18岁，学生。

病史：面部生有绿豆大小赘生物数颗，两下肢膝盖部亦生有数十颗，不仅影响美观，而且为正常活动和衣着带来不便。曾经皮肤科诊断为寻常疣，治疗无明显效果；后因服红花等较多，致使月经淋漓不尽。

处方：三七粉12g，每服1.5g，每日2次，白开水送下。

患者服药后，经尽正常，1周后欣然告知，所生疣不知不觉地消失无迹。

通过三七能消寻常疣的启示，我们将其用于防治手术后肠粘连及瘢痕疙瘩，对14例肠粘连患者和6例瘢痕疙瘩的患者施用三七口服治疗，结果显示有8例肠粘连患者和5例瘢痕疙瘩患者获得满意疗效。所以我推测，对于预防手术后肠粘连，三七亦有功效。

为验证这个推测，我们在12例下腹部手术患者拆线后即刻给予冲服三七粉预防治疗。患者服用三七粉3～5天，每天3g。随访观察两年以上，无一例发生肠粘连症状。（《中医百家言》）

按：我临床很喜欢用三七。手术后肠粘连、慢性阑尾炎的肠粘连、妇科慢性盆腔炎形成的肠粘连，我在治疗的方剂中都要加入三七，确实能收到良好效果。此案扩大了三七使用范围，值得我们学习。

# 鸡内金治闭经

临床上我很喜欢用鸡内金治疗闭经，主要用于气血虚型闭经和脾虚型闭经，疗效很好。这时鸡内金不单用，而是加在复方中，一般用量15g。

这也是我从《医学衷中参西录》学来的。下文也提到了鸡内金的用途，故录之。

凡是杀过鸡的人都知道，鸡"胃"里有一层金黄色角质内壁，那层壁就是"鸡内金"。其剥离后洗净晒干，可入药。药用时，研末生用或炒用。

当然，鸭内金、鹅内金也可入药，但效果都不及鸡内金。

中医学认为，鸡内金的功效主要有三：消食积、止漏尿、化结石。

小儿暴食以后，腹部胀满，不思饮食，呕吐腹泻，可以用鸡内金2个，微微炒黄，研成极细末，用开水分5次冲服。

小儿漏尿，则可用鸡内金15g，桑螵蛸15g，黄芪15g，牡蛎10g，大枣5g煎水服，每日1剂，3～5日即可见效。

患者患有胆结石、膀胱结石，凡是颗粒不大的结石或泥沙样结石，用开水冲服生鸡内金粉，每次3g，每日3次。患者服用不到1个月便能有显著的疗效。如果使用金钱草煎汁冲服鸡内金，效果会更佳。

鸡内金还善于治疗女性闭经，这一点许多人并不知晓。

近代著名医学家张锡纯在他所著的《医学衷中参西录》一书中载有"论鸡内金为治女子干血痨要药"一文。所谓女子干血痨，便是一种顽固性的闭经。

文中详细阐述了鸡内金治疗闭经的机制，认为鸡内金治疗闭经的功效在于健脾以助生化之源，使其气血生成旺盛，上注于肺。肺朝百脉，输布周身五脏六腑，下注血海，其血海满盈不溢，自无经闭之虞。其瘀滞不通者，用鸡内金亦可达活血而瘀自去之目的。

更神奇的是，鸡内金不但能消除脾胃之积，而且无论脏腑经络何处有积，鸡内金皆能消之，故鸡内金治闭经毫无开破之弊。

**用药秘传**

根据鸡内金治疗女性闭经的机制，我们可以根据患者的具体情况而灵活应用。

对于闭经时间较长、身体消瘦、面无血色、不思饮食而属脾胃虚弱者，应以党参、白术、茯苓、黄芪、当归、甘草为主，佐以鸡内金，使脾胃健壮，气血充盈，闭经则愈；对于精神抑郁、肝气不疏而引起的闭经，可用柴胡、赤芍、川芎、香附、枳实、川牛膝等行气药，同时服用生鸡内金粉，使气行则血行；对于瘀血阻滞引起的闭经，则可口服生鸡内金粉配以桃仁、红花、熟地黄、当归、川芎、白芍等，疗效甚佳。

# 全蝎营养开胃作用多

前些年去广州，受朋友之邀上街吃饭，一会儿饭桌上就上了一盘油炸全蝎，把我看得直吸冷气。

你别说，在朋友的劝导下，一吃全蝎还真香，有点炸知了的味道。原来这种餐桌上的全蝎，是经过特殊处理的，故无毒。

全蝎这味中药，经炮制煮后毒性已大大降低，我用全蝎多年，患者从未出现过中毒现象。

从临床的实践来看，全蝎作用多多，用得好的话，常能起到出奇制胜，意想不到的效果。

全蝎又称全虫，味甘、辛，性平，有毒。

《开宝本草》云其"疗诸风瘾疹及中风半身不遂，口眼㖞斜，语涩，手足抽掣"。《玉楸药解》亦云其可"穿筋透骨，逐湿除风"。所以全蝎的功效大致可归纳为息风止痉，活络止痛，解毒散结。

全蝎临床常用于中风、癫痫、痹证、风疹、头痛、瘰疬等疾病的治疗，煎剂常用量为 3～9g，散剂常用量为 1.5～3g，分 2～3 次吞服。实际用量可根据临床需要而定。

全蝎的主要功能是解痉止痛，搜风通络，大家都知道我就不再多说，仅再补充几点它的功效。

1. 全蝎具有营养开胃作用。

我在治疗肺结核、肠结核、骨结核等传染性疾病的过程中，用蜈蚣、全蝎杀虫解毒时，发现加入全蝎治疗的患者服用药后都胃口较好，身体恢复较快；反之，胃口难开，身体恢复较慢。在治疗小儿疳积中，加入全蝎也有此效用。

我曾观察过某擅长治小儿病的一位 70 多岁老中医的方子，发现凡是咳喘和消化不良的患者的药方，每一方都不离全蝎这味药，用量 3～5g，而且效果很好。

我百思不得其解，仅知解痉止咳，不知消化不良为何也用全蝎。后来我照猫画虎，试着在治疗这类小儿病中加入少量全蝎，发现效果果然不一样。加用全蝎后，患者不仅咳止得快，胃口也好些，反之就慢。这说明了全蝎不仅能醒脾开胃，还有扶助正气的作用。后来我又在治疗结核类疾病中得到了相同的印证，如肺结核只用 3 个月，就得到了改善。我思之，除了得益于杀虫的蜈蚣、百部、地骨皮，还得力于全蝎。

后来我在读《温病条辨》时，也看到吴鞠通以全蝎末入牛肉中蒸食治小儿疳证、消瘦、虫积者，知其可醒脾胃而养气血，改善全身营养状态。

实践证明服用加有全蝎的药方后，患者饭量渐增，体质日渐壮实有力。这也说明治病过程中脾胃功能之渐行恢复，是各种疾病痊愈的重要条件和基础。

2. 全蝎治五官科疾病也有较好疗效。

全蝎治疗耳目之疾，古今有之，清代仇芑轩以"全蝎一个，去毒捣烂，酒调滴耳中，闻水声即愈"治疗耵聍暴聋。《杜壬方》中记载治疗肾虚耳聋亦用全蝎，病程 10 年者两服可愈，"小蝎 49 个，姜如蝎大 49 片，同炒，姜干为度，研末，温酒服之，至一二更时，更进一服，至醉不妨，次日即效"。小儿疳腮，用全蝎（油炸至微黄）1～2 个，分 2 次吃效果很好。

全蝎治某些眼病常有奇功。

它有通窍明目之功，虽在诸家本草中没有记载，但据四川泸州医学院王明杰医师介绍，将全蝎加入补益剂中，能增强其明目作用，单用一味全蝎亦有恢复视力之效。

青光眼眼压升高时，患者眼珠胀痛连及目眶、额颞刺痛难忍，多属肝胆风火上攻头目，用龙胆泻肝汤治疗时，再加全蝎 3～5g 研末吞服，不仅缓解头目胀痛，还有助于降低眼压。

对于眼部疾病，如眼胞轮振跳（俗称眼皮跳），甚至面部肌肉抽搐，西医称面肌痉挛，治疗较困难，取全蝎 2～3g 往往能收捷效。

慢性泪囊炎急性发作者，单用全蝎 1.5g，研末服，每日 2 次，往往肿消痛止而愈。全蝎研末内服，从小剂量开始，每日 2 次，每次 1～2g，长期服用一般无毒性反应。

3. 全蝎是久病顽疾的克星。

有些疾病在治疗的过程中相当麻烦煎熬，百法用尽，不见进展，这时不妨考虑加入一味全蝎，或许能收到柳暗花明又一村的感觉和效果。

我在治疗一些皮肤病时，诸如扁平疣、荨麻疹、牛皮癣等，在用效方无进展时，加入一味全蝎常常能立马起效，病势速转。

我曾治一个9岁男孩，先天性牛皮癣（西医称银屑病），治疗前两个月进展较快，全身溃烂处逐渐愈合干燥，但是继续用药进步不大，白疕依次递出，患者和我均焦急。后来受有关验案启示，我在常用的桂枝茯苓丸中加入全蝎，一周后患者病势迅速变化且减轻，而后全蝎逐渐加量，9个月后患者痊愈。这是我治此病最重的一例，也是时间最长的一例。其中全凭全蝎一味扭转被动局面，最终治愈。

曾听同道王某谈到他治疗了一例糖尿病患者，患者尿蛋白（+++），前医用中药几个月仍解决不了这个问题；他接诊后，一改前医惯用方，改用六味地黄汤加土茯苓，并配伍全蝎末冲服，患者服用一周就显示尿蛋白阴性。速度之快，令人惊叹。

安徽名医胡国俊在谈到皮肤久溃、瘘管不敛时说："此类疾病多属邪毒聚于皮肤或腐蚀筋骨所致。西医称之下肢溃疡、骨结核、骨髓炎瘘管形成者。余尝以单味蜈蚣研细末撒布溃疡面，或以该末制成药捻入窦管内，既可使溃疡面愈合，又可使死骨退出管道，疮口闭合而愈。"

总之，诸位同道不妨在治疗一些疑难杂症时，或久治顽疾无进展时，试一试加入一味全蝎看看，也许困惑已久的难题会迎刃而解。

# 虫药虽好不可滥用

临床虫类药使用范围很广，主治病种甚多，疗效确实不错。不过，虫药虽好不可滥用，用之不当，亦是适得其反，遗祸无穷。

一要辨证地用。脑栓塞的患者，往往留下肢体偏瘫，半身不遂等症状，用通络药时常选择虫类药配合治疗，如蜈蚣、全蝎、蛇类等。这类虫药可以通血活络，疏通筋络，起到很好的活血化瘀的作用。对于蜈蚣、全蝎不但具有毒性，还均属温燥之品，如患者有内热、有痰热，若是配伍不当，或长期应用，出现燥热之症则应停止使用。同样，三叉神经痛、面瘫、偏头痛的病者，也常用蜈蚣、全蝎（止痉散），如患者阴血虚，痰热盛，应在配伍相当的处方中小剂量地用，不宜长期大量服用。

二要辨病地用。临床上风湿性关节炎、类风湿关节炎，以及痛风、强直性脊柱炎等病证往往用大量的蜈蚣、全蝎、蛇类去搜风通络。但不辨病地滥用虫类药，未必能取效。比如风湿性关节炎，它可能是关节囊腔中的"润滑油"有问题，如果一味用虫类药疗效是不好的，多数患者有燥血伤津的表现。痛风患者也不宜用，因为痛风是因为血尿酸高，应寻找别的治疗途径。治疗风湿性关节炎、强直性脊椎炎，可以应用虫药，但需配伍得当，不能滥用。

三是肝硬化要慎用。肝硬化是一种慢性肝纤维化的器质性病变，目前医学认为肝硬化是不可逆的，医生只能保护肝脏，延缓病情发展，而不是用虫类药去活血化瘀，达到软肝的目的。若长期使用虫类药，会对肝脏造成直接损害。因为虫类药本身的毒性也要靠肝脏分解，岂能达到治疗作用？临床上不少肝硬化患者，尤其是慢性肝损害肝硬化者，更经受不起这种强攻。不少患者长期服用虫类药后出现一派伤阴化燥的证象，结果反而不理想。

四是肿瘤患者要禁用。我的观点可能是偏见，不能使人接受，但我还是要和盘托出，哪怕受批评也是好的。目前临床上肿瘤患者找中医看，多是手术、放疗、化疗之后，需要用中药调理。可是我们有的医生在一张处方中用大量虫类药，名之曰抗瘤。这确实是个误区。笔者认为，肿瘤患者经过手术、放疗、化疗治疗，可谓是恰到好处。与此同时患者的身体也经受了一次严重的打击，恢复体质是至关重要的。如果不是合情合理地使用中药调补身体，而是用大量虫类药以毒攻毒，这是帮倒忙，所起的只是负面作用。切不可陷入这个误区，要辨证用药，不要唯肿瘤而攻之，否则将铸成大错。

总之，虫类药有可取之处，且疗效很好，但要应用得当，不然则祸不旋踵，弊端不少，当慎之慎之。(《伤寒实践论》)

**按：** 这是一篇很好很中肯的文章，是已故伤寒名家陈瑞春的遗作。我不止一次地读过，而且在临床中谨遵之。

虫类药物的使用也是我临床上的一个特色，但是我的原则是该用则用，能短期用则不长期用。我早年时，曾用大量蜈蚣（约5斤白酒用10余条）泡药酒自饮，几天后，明显感到口干鼻燥，经查阅有关资料，才知是大量蜈蚣的作用。自此对蜈蚣的认识又深了一层。但观临床上谈及大量运用蜈蚣虫类药副作用的文章却少见，而大量用蜈蚣等虫类药文章比比皆是，尤是在治疗痹证和癌症中更是泛滥，从而导致患者病情严重和早逝。对此，有必要重温陈先生的文章，提高警惕，以避免误治。

# 莫道龟甲为弃物，群贤见智话用途

龟甲，中药名，为龟科动物乌龟的背甲及腹甲。乌龟分布于江苏、上海、浙江、安徽、湖北、广西等地，全年均可捕捉，以秋、冬二季为多。龟甲具有滋阴潜阳、益肾强骨、养血补心、固经止崩之功效，常用于阴虚潮热，骨蒸盗汗，头晕目眩，虚风内动，筋骨痿软，心虚健忘，崩漏经多等。

《神农本草经》将龟甲列入上品，云："龟甲，味咸平，主漏下赤白，破癥瘕痎疟，五痔阴蚀，湿痹，四肢重弱，小儿囟不合，久服轻身不饥。"《日用本草》云："大补阴虚，作羹，截久疟不愈。"现代药理研究表明，龟甲内含动物胶、角质、蛋白质、多种氨基酸、脂肪、磷和钙盐等。

龟甲在临床上应用很广泛，具有滋阴降火的作用，可治疗阴虚火旺所致的盗汗、心悸、眩晕、耳鸣、足心发热等。因其尚有凉血、填精的作用，又可治疗血热所致的崩漏带下及肾精不足所致的筋骨不健、腰腿酸软、小儿囟门不合等。

现代药理研究证明，龟甲有抗结核作用，可用于治疗肺结核、淋巴结核和骨结核等。

乌龟入药时主要用的是甲壳，亦称上龟甲或下龟甲。在临床上我经常用龟甲滋阴补肾，潜阳降火，治疗心悸、口疮、肿瘤、增生、崩漏等一些疑难杂症，往往能收到意想不到的显著疗效。

【验案】赵某，女，58岁。2008年4月来诊。

病史：患慢性复发性口腔溃疡，长年不愈，在很多地方看过病，吃了很多药，还是无法治愈。西医让其常年服用维生素 $B_2$ 和转移因子或胸腺素，几年下来口腔溃疡仍反复发作。准备6月去日本女儿处，经人介绍来就诊，希望在出国之前能治愈。

刻诊：中等身高，面白皙，舌淡尖微红，苔白腻，舌尖两侧各有2～3个溃疡点，溃疡底白透红，口腔上腭及两侧散布有4～5处溃疡，逢饮食辛辣酸咸、过热过凉、刺激性大的食物，则疼痛增剧。每当言及此处就掉眼泪，说这个病把人折磨得实在痛不欲生。脉象弦细无力，尺脉尤不足。由于饮食不便，营养缺乏，人偏瘦，大小便正常，已绝经7～8年，睡眠较差，多梦易醒，乏力不堪，患者言每天带个小孩就感到腰酸腿困。

辨证：脾肾两虚，阴火上冲。

处方：制附子10g，砂仁6g，龟甲（先煎）30g，黄柏15g，生甘草15g，苍术30g，胡黄连15g，黄连10g，鸡内金10g，肉桂6g，天冬、麦冬各15g，徐长卿15g，怀牛膝10g。7剂，水煎服。

一周后复诊：患者说溃疡处疼痛不明显了。察看口腔大部分溃疡已愈合。患者高兴地表示感谢后，请求继续治疗。以上方为主略加减，患者又服14剂，彻底痊愈。之后患者以附子理中丸、六味地黄丸交替服用3个月。后来患者从日本打电话回来，告知我口腔溃疡未再复发。（古道瘦马医案）

**按**：临床上我治疗这种复发性口腔溃疡病证，多从滋补脾肾、清热燥湿入手，屡屡奏效。

口舌疾病与脾、胃、心、肾密切相关。病有虚实。实者多与脾、胃有关，病急痛剧烈而疗程短，即所谓胃火上炎；虚者病缓痛轻而疗程长，多反复发作。治疗多用滋肾阴、养心血、清虚火、泻南补北等法则，但疗效不甚理想。本方乃封髓潜阳丹合验方，其奥妙所在，乃重用龟甲，少用肉桂。因龟甲乃血肉有情之品，有滋阴潜阳、益肾健骨之效。《本草蒙筌》载龟甲"专补阴衰……善滋肾损"。肉桂有温补肾阳、散寒止痛之功，在滋润药中加入少量能引火归原，导龙入海，而使肾阳安，虚火平，复其阴平阳秘之常。在治疗本病时，其他药物可据证灵活取舍，唯有龟甲却是不能缺少，而且还要重用，方可取效。此点不可不知。

龟甲不仅是治口疮的妙药，而且还是治疗心悸、崩漏、癌症的要药。我在临床上，治疗甲状腺功能亢进之心悸，崩漏之失血，癌症之放化疗，均重用龟甲滋阴液，护正气，每每收效，而且无有他药可替代。各位同道不妨在实践中去体会。

### 群贤见智录

1. 治淋巴结核。龟甲碾成细粉，与凡士林或香油混合调成龟甲膏，已溃破或已形成瘘管的病灶，如发现创口肉芽不好，不必腐蚀和剪平，也不用除去创面结痂，只需用生理盐水棉球或过氧化氢（双氧水）洗涤创口，即可敷上药膏。对没有溃破已有成熟溃破倾向的淋巴结核病灶，也可在病变部位敷上药膏。溃破病灶上药1次，创口分泌物即显著减少，一般平均换药6次或7次即可痊愈。对未溃破的病灶，敷上药膏也能很快吸出脓液，并促进其早期愈合。[中级医刊，1960（5）]

2. 治烧伤。龟甲炭、地榆炭各等份，研极细末，用时加适量麻油调成稀糊状，即成龟榆散糊剂。第一次用药前，先用温生理盐水洗净患处，再涂药于患处，再涂药时不要冲洗患处，以免破坏药形成的保护膜。每日涂药2次，有较大水疱者，可用消毒针挑破，让渗出液流尽吸干，再涂药。用此法治疗患者53例，治愈率为100%。[赤脚医生杂志，1974（4）：44]

3. 治食管癌痛。处方：龟甲、石斛、枸杞子各20g，北沙参、生地黄、女贞子各30g，当归身、黄药子各15g，麦冬、川楝子、黄柏、知母、玄参、火麻仁、天花粉各10g，蒲黄、炒五灵脂各6g，白屈菜30g。每日1剂，水煎服。[中西医结合杂志，1985（10）：244]

4. 治不射精证。处方：生龟甲、鳖甲各30g，枸杞子、桑椹、山茱萸各15g，五味子、知母、黄柏各9g（龟甲通精汤）。每日1剂，水煎服。功效：滋阴降火，填精补肾。主治阴虚火旺、肾精亏耗所致不射精症。症见头晕耳鸣，腰膝酸软，阳强不衰但不能射精，舌红少苔，脉细数。[吉林中医药，1983（2）：18]

5. 治心房纤颤。处方：阿胶（烊化）15g，鳖甲15g，龟甲10g，牡蛎30g，炙甘草10g，生地黄15g，麦冬10g，白芍30g，肉桂6g，僵蚕10g，防风10g，全蝎6g（阿胶龟甲汤）。每日1剂，水煎服。功效：育阴镇惊潜阳。主治心房纤颤。[陕西中医函授，1995（1）：14]

6. 治高血压及肝肾阴虚、阴虚阳亢证。处方：枸杞子、菊花、钩藤、白芍、生地黄、牡丹皮、怀牛膝、龟甲、珍珠母（钩藤龟甲煎）。功效：滋阴补肾潜阳。这类病证多见于中晚期高血压以及并发脑失濡养或肾功能受损的病变。每日 1 剂，水煎服。[实用中西医结合杂志，1991，4（5）：261]

7. 治乳糜尿。处方：生地黄、龟甲各 15g，知母 6g，黄柏、炙橘白、乌药、制香附、牛膝各 9g，石斛、车前子（包煎）各 12g。每日 1 剂，水煎服。功效：益阴消热。主治湿热内阻，阴分已伤所致的乳糜尿。症见小便时清时浊，体亏口干，皮肤干燥，舌苔干燥，脉数。[中医杂志，1982，23（9）：13]

8. 治脑动脉硬化症。处方：熟地黄 30g，龟甲 10g，牡蛎 30g，天冬 15g，山茱萸 10g，五味子 10g，茯神 20g，牛膝 15g，远志 15g，灵磁石 30g，葛根 20g，丹参 20g，石菖蒲 10g，郁金 15g，焦山楂、焦麦芽、焦神曲各 15g。用此方治疗患者 128 例，有效率为 92.3%。[中医研究，2000，13（1）：46]

9. 治小儿脑积水。处方：熟地黄（焙干）500g，龟甲 200g，生山药 150g。共为细末，混匀，过 80～100 目筛，制成地药龟甲散，装瓶备用。1 岁以内每次服 1g，1—2 岁每次服 2g，2—3 岁每次服 3g。每日 3 次。一直服至前囟闭合为愈。[河南中医药学刊，1995，10（1）：61]

10. 治脑鸣。处方：熟地黄、白茯苓各 12g，山药 15g，泽泻、牡丹皮、山茱萸、龟甲、鹿角胶各 10g，生龙骨、生牡蛎各 30g，磁石 20g。脑虚神耗、髓海空虚者，加菟丝子、核桃仁；气血亏虚，脑髓失养者，加黄芪、党参、当归、白芍；肝郁气滞者，加柴胡、枳壳。每日 1 剂，水煎，分 2 次服。20 日为 1 个疗程。[实用中医药杂志，2000，16（7）：12]

11. 治老年性痴呆。处方：鹿角胶 30g，龟甲 18g，人参 9g，枸杞子 15g。每日 1 剂，水煎，分早、晚服。[中医研究，2007，20（10）：3]

12. 治疗股骨头骨骺骨软骨病。处方：龟甲 12g，鹿角胶 9g，熟地黄 6g，牛膝 6g，当归尾 4g，桃仁 4g，穿山甲 3g，白芍药 6g，炙甘草

3g。每日1剂，文火煎2次，取汁300ml，分早晚2次温服。药渣布包外敷患处，每日1次，每次30分钟。痛甚，加三七、制乳香、制没药；湿重，加薏苡仁、白芥子；肌肉萎缩，加鸡血藤、黄芪。用此法治疗患者48例，总有效率为93.75%。[河北中医，2002，24（4）：259]

13. 治心脏神经官能症。处方：熟地黄20g，山药15g，山茱萸10g，枸杞子12g，菟丝子10g，龟甲15g，鹿角胶12g，茯苓20g，牛膝12g。每日1剂，水煎，分早晚服。10日为1个疗程。病重体虚者，可加用能量合剂静脉滴注，好转即停用。随症加减：以失眠为主者，加酸枣仁、龙骨、牡蛎；以胸闷为主者，加枳壳、瓜蒌；以神疲乏力、气短为主者，加用太子参、五味子。[福建中医药，2003，34（6）：43]

14. 治骨质疏松。处方：龟甲12g，鹿角片12g，淫羊藿12g，威灵仙12g，熟地黄12g，肉苁蓉12g，巴戟天12g，黄芪12g，党参12g，当归12g，红花3g。每日1剂，分2次煎服。以上治疗6个月为1个疗程。用此方治疗患者45例，总有效率为88.88%。[江苏中医，2001，22（6）：28]

15. 姚树锦主任医师善治疑难病证，常用龟甲，可谓得心应手，特别是良性肿瘤、乳腺增生、各种囊肿，用之皆效。其用龟甲主治甲状腺功能亢进、糖尿病、失眠、肿瘤包块、肝脾大、小儿疳积。患者检查有包块、癌肿、囊肿、增生，常伴有阴虚骨蒸内热，虚性兴奋的失眠。治疗时有以下处方：龟甲15g，鳖甲15g，秦艽10g，银柴胡10g，青蒿10g，白薇10g，地骨皮10g，治疗五心烦热，骨蒸盗汗；龟甲15g，太子参15g，麦冬10g，五味子10g，治疗甲状腺功能亢进；龟甲15g，远志10g，石菖蒲10g，龙骨15g，治疗不寐；龟甲6g，鳖甲6g，穿山甲3g，白芍6g，茯苓6g，当归6g，清半夏4g，天竺黄4g，鸡内金4g，治疗小儿疳积。龟甲常用量为6~15g，阳气虚衰、脾虚易动的患者服用龟甲不易吸收，容易腹泻。(《方药传真》)

16. 卢芳主任医师使用龟甲的关键是重煎。用龟甲治疗老年性痴呆、脑萎缩、虚热都是文火单煎，每次先煎4小时，滤出清液，再加水煎

4 小时，两次煎液合并，用于煎煮方中其他药物。常用龟甲主治脑卒中或脑卒中先兆，结核咯血、低热，痿病，健忘，不寐及老年性痴呆症等，还可以治疗肝、脾大。龟甲于无阴虚和积聚者不宜使用，常配伍银柴胡，治虚热（结核发热、自主神经功能紊乱发热）；配伍白芍，治肝、脾大；配伍川芎，治脑萎缩、老年性痴呆等。龟甲用量为 5～50g。(《方药传真》)

# 消炎定痛蒲公英

　　说起蒲公英，自小我就认识和喜欢。我们小时候，不像现在的小孩要玩什么有什么，各种玩具琳琅满目，动画节目满世界都是，我们那时可没有什么可玩的。由于我们家当时处于郊区城乡接合部，我小时候到农田里去玩，常见到一种小草，小草会开黄色的小花，种子成熟的时候，能见到肉质茎上长出一个个圆形的花蕊，特别好看，掐下来对着天空一吹，一个个小伞就像空降兵一样飞向天空，看得人心旷神怡。大人讲这种草叫蒲公英。长大了学医了才知道，蒲公英不是一般的小草，而是中药园地里的一个很知名的中药，能清热解毒，活血散结。自从我从事中医后，对这味中药格外地青睐。我最早是从名方五味消毒饮中认识它的，而后在多年的临床实践中对其进一步地加深了解，以至达到了偏爱的地步。

　　"蒲公英，苦、甘，寒。归肝、胃经。清泻之剂也。所治病位主在肺、肝胆、胃、膀胱、肌肤、经络，而入气血。所治病性主热、湿（热）、郁、瘀、毒、结聚等实证。药效以清散通利为点。清者，清热泻火凉血，善清肺胃、肝火，亦清利湿热，清散毒热；散者，散热结，溃坚肿.消结核痈肿，散滞气，散热毒；通利者，通经络，行瘀滞，通内达外，通上行下，清消全身内外上下之郁热肿结痈毒，且能通利二便。"

　　蒲公英证治主热毒郁结。有清热解毒，消痈散结，利湿通淋之功效。主治痈肿疔毒，乳痈内痈，热淋涩痛，湿热黄疸，目赤咽痛等。

　　现代药理研究表明，蒲公英具有抗菌、抗炎、降低毛细血管通透性、增强巨噬细胞吞噬功能、增强细胞和体液免疫、抗肿瘤、抗溃疡、保护胃黏膜、保肝、抗内毒素等作用。

　　针对其特性，我除了将其用在一般外科病证上，如乳痈、痤疮、丹毒等，还特别爱在治疗胃病时重用它。对于胃溃疡、糜烂性胃炎、胆囊炎、胰腺炎等病证，重用其为主药，轻则30g，重则60g，屡建卓效。这些胃病凡是经胃镜检查，呈现病灶红肿溃烂，一律加用大量蒲公英消炎生肌。此做法，来源于已故著名中医胡希恕和东北名医李玉奇的认识，他们将这类胃病一律按胃痈处理，实践证明此法是正确的和可靠的。下面举两个例子示之。

**【验案1】** 蔡某，女，45岁，患胃病多年。

病史：胃脘胀痛，不能食，兼有返酸，大小便尚可，月经正常，已育二子。胃镜检查，糜烂性胃炎，可见胃黏膜红肿、散性溃点。先用奥美拉唑等药（四联疗法）治3个月不效，转求一老中医治疗，仍然解决不了胃脘胀痛，经人介绍请求我予以治疗。吾从胃痈治之，用甘草泻心汤加减。

刻诊：舌淡红，苔白腻，脉浮滑。

处方：甘草30g，黄连15g，蒲公英50g，败酱草30g，生地榆30g，半夏10g，党参15g，干姜6g，生蒲黄30g，煅瓦楞30g，厚朴10g，莪术10g，炒谷芽、炒麦芽各30g，吴茱萸6g，九香虫15g。7剂，水煎服，每日3次。

患者一周后复诊，胃脘胀痛大大减轻，上方去吴茱萸、干姜，加香橼、佛手各15g，续服15剂，痊愈。

**按：** 此类患者我治疗甚多，其中加和不加蒲公英的疗效大不一样。我曾观有些中医治疗此类病证的方子，和我所开的处方大同小异，就是效果不明显，其中缺少的一味就是蒲公英。而我治疗此病之所以有效，蒲公英起了很大作用，其清热消炎，生肌止痛作用尤为明显，这不仅体现在治疗胃痈上，在治疗其他痛证上也表现突出。诸位同道不可小视。

**【验案2】** 武某，青年妇女，生一女满月，一日喂奶不及，右侧乳房外上侧红肿憋胀，疼痛难忍，同时伴有高热38.5℃，不愿打针用西药，害怕对孩子有影响，故求中医治疗。我接诊后，辨证为乳痈（西医学称为急性乳腺炎）。

处方：生黄芪15g，当归10g，蒲公英50g，野菊花30g，金银花150g，连翘30g，紫花地丁30g，皂角刺15g，穿山甲6g。3剂，水煎服。一剂后热退，三剂后痊愈。

**按：** 此案用的是五味消毒饮，其中也是大量用蒲公英和金银花，取其清热散结，个中道理明者可见。其中蒲公英要用大量，不得小于30g。此是关键。

## 群贤见智录

1. 湖南中医学院教授谭日强用蒲公英、白芍各15g，当归、柴胡、瓜蒌、薤白、法半夏、煅瓦楞子各10g，枳实6g，陈皮5g，甘草3g，治消化性溃疡。

2. 青海省中医院主任医师陆长清用蒲公英、太子参各15g，黄连、乌梅各9g，法半夏12g，干姜3g，苏梗10g，甘草6g，治慢性浅表性胃炎、萎缩性胃炎、胃与十二指肠溃疡、胆囊炎、肝胃不和等病证。

3. 杭州市中医院主任医师杨少山用蒲公英20g，配太子参、杭白芍、川石斛各15g，川楝子、鸡内金、延胡索、绿梅、佩兰各10g，吴茱萸1g，生甘草5g，炒川连3g，治胃阴不足夹有郁热之慢性萎缩性胃炎。

4. 江苏南通第一人民医院主任医师袁正刚用蒲公英30g，生白芍10g，生甘草6g，红花8g，徐长卿12g，陈皮8g，贝母12g，治胃脘痛，滞胀纳呆属气滞络阻者（慢性胃炎、胃窦炎）。

5. 江西省鹰潭市中医院主任医师李友余用蒲公英治疗慢性胃炎、痤疮、急性结膜炎、急慢性肝炎。蒲公英30g配伍香砂六君子汤，治疗慢性胃炎、胃窦炎、溃疡病等幽门螺杆菌阳性患者疗效肯定；蒲公英30g配金银花、白芷、野菊花、赤芍等，治疗痤疮；鲜蒲公英100g，煎水熏洗患眼，治疗急性结膜炎；配金银花，治急慢性肝炎。

6. 蒲公英清胃定痛。清代王洪绪《外科证治全生集》载本品"炙脆存性，火酒送服，疗胃脘痛"，其效甚佳。从蒲公英之性味分析，其所主之胃痛，当属火痛之类，王氏之应用，炙脆存性，火酒送服，则其寒性已去，只存定痛之用矣。近代章次公先生治疗胃溃疡病，具小建中汤证者，以此汤加入蒲公英30g，疗效甚高。蒲公英的镇痛作用不仅在于它能清胃，而且还能清瘀，凡胃脘因瘀热作痛，用其最为相宜。而胃溃疡之疼痛，配合养胃之品，又可奏养胃清瘀、镇痛医疡之功。如选用其根，晒干研末吞服，效果更佳。（《中药临床妙用锦囊》）

# 亲试马钱子

行医这么多年，一直对马钱子这味药记挂于心。

常听老中医说马钱子治疗骨科和中风、肌无力等疾病时，其效如神，但是苦于该药毒性甚猛，用之不当极易出医疗事故。所以我一生都未敢轻易使用，但是对其神奇的疗效又向往不已，总想跃跃欲试。

有一天我终于下定决心试一试，不入虎穴焉得虎子！

试验第一天，晚上吞服 1 粒制马钱子（0.6g），静观 2 小时，无任何反应和不适，一夜平安无事。乃知无事也。

第二天晚上，又试，一次吞服 2 粒制马钱子（1.2g）。1 小时后，没有不适，我想马钱子加量不过如此，不像前人所说的那么厉害。正在得意之时，大约是服药 1.5 小时以后，药物反应开始了。先是发冷打战，站立不住，后是头有点晕。我以为是天冷，就把取暖器打开，本身屋里就有暖气，把人烤得汗流浃背，但是仍然发抖，站立不稳，头晕，此时方知是马钱子的作用。

为了观察反应程度，我未采取任何解救措施。此反应一直持续两个多小时，才结束，而后浑身舒畅无比。

通过这次亲自尝试，终于得到了真知，马钱子运用应当慎重。从小量服起，逐步加量，出现反应立即终止，反应厉害时要采取解毒措施。就如同亲自尝到梨，才知道梨的味道，我再不用对此药望而生畏了。从此我打开了使用马钱子治病的大门。

# 马钱子外敷巧治面瘫

中医界流传下来很多秘方，用起来非常有效，方便而且药价便宜。马钱子外敷治面瘫就是一个有效的秘方。

面瘫这种病证大家都知道，即使没有学过医的人们也能诊断出这种病，面瘫最突出的症状是口眼歪斜。而且很多人都知道面瘫要用黄鳝血外敷治疗，学过中医的也都知道治疗要用牵正散。

其实这两种方法治疗面瘫效果都一般，有时候甚至无效，我在早年临床上屡用屡败。后来通过学习，终于找到了一个有效的药方，即外用马钱子，内服麻葛牵正散。现具体论述如下。

面神经麻痹是由面神经炎引发的一侧面肌瘫痪（如倍尔麻痹），简称面瘫。中医叫"口僻"（口歪斜僻），俗称吊线风、歪嘴风，以口眼歪斜为主要症状。

历代医家认为，本病是风邪所致，故归类于风门中。如《诸病源候论·偏风口候》说："偏风口，是体虚受风，风入于夹口之筋也。"

因此，在中医界我们把宋代杨倓的牵正散视为治疗本病的代表方剂。该方有祛风化痰作用。但面瘫病因非风非痰时，用该方疗效并不理想。

从临床上看，面瘫多为气虚血络瘀滞，宜扶正祛邪，可用麻葛牵正散内服。处方为麻黄 10g，葛根 30g，白附子 10g，全蝎 10g，炒僵蚕 10g，蝉蜕 15g，黄芪 30g，防风 10g，荆芥 10g，当归 10g，川芎 12g，桂枝 15g，赤芍 15g，白芷 12g。此量为我临床上习惯用量，仅供参考。

治疗面瘫时再加上马钱子粉（马钱子、白附子等量）外敷，患者一般一周就可以治愈。

所以治疗面瘫，内外兼治效果最好，且外治法尤为重要，有时候仅用外治法就可治愈，对此不可不知。

面瘫外治法颇多，其中一个有效的方法，是用马钱子粉、白附子粉等份撒在胶布或伤湿止痛膏（只用半张）上，贴于口角地仓穴，向左歪者贴右边，向右歪者贴左边，24 小时更换 1 次。下举一案示之。

**【验案】**陈某，男，47 岁，某部队干部。2007 年正月，外出跑操回来，突发口眼歪斜，患病第 3 天来诊。

刻诊：右眼不能闭合，右额纹消失，口角向左侧歪斜。诊为面神经炎，即中医学中的面瘫。

我即刻用马钱子粉给患者外贴右边地仓穴，兼用汤药麻葛牵正散，1 周即愈。患者无任何后遗症。

**按：**多年来，我用此方此法治愈几十例面瘫患者，有效率在 95% 以上，且验证单独用外敷马钱子粉亦能治愈。同道不妨临床试之。

# 大枣补血又动血

中药方中用大枣者很多，但无论中外医家多忽而不谈。前日老师谈及近日读书有得，说从最近所读医案中体会到很多医家都十分重视对大枣的运用，且对《伤寒论》中大枣的用法也有些新的理解，认为大枣虽是平常药物，用之得法却能产生不平常的功用。

古代医家中用大枣得法乃至立法的当首推张仲景。因《伤寒论》曾撰用《神农本草经》，其用大枣当是以之为依据。

《神农本草经》谓大枣"主治心腹邪气，安中养脾，助十二经，平胃气，通九窍，补少气少津液，身中不足，大惊，四肢重，和百药。久服轻身长年"。

由此观之，《伤寒论》中大枣的应用大致有以下几种情况。

一是"和百药"，用于调和药性，如常与有毒之药同用。

二是"安中养脾，助十二经"，如常与生姜、人参同用于中焦疾病的治疗。

三是"补少气少津液，身中不足"，如在炙甘草汤中重用大枣30枚之多，岳美中先生认为是"为保摄津液而设"，老师以为还当有补益心气的作用。

在此基础上再来看老师的处方，我对其用大枣也就有了一些理解。

老师常将大枣作为一味重要的补血药，用于补血方中，当证候恰当时，其用量可用至20g，以治疗常见的各种血虚之证。如果与仙鹤草30g同用，以治疗放化疗后贫血更有特殊疗效，老师说江浙一带医家多用此法。

我曾遵嘱试用于数例血虚患者的治疗，患者一般经治月余即见效果。对一些面色萎黄、精神不振、月经量少的妇女患者，当其不便服用汤剂时，以单味大枣泡服，经一段时间治疗后症状亦可有明显改善。

张锡纯先生认为大枣"津液浓厚滑润，最能滋养血脉，润泽肌肉"，这一评价在临床应用中已被大家认可。

老师还将大枣作为健中之品，用于健脾安胃。其用法是依据《温病条辨》，在去核的大枣内放入如枣核大小的生大黄粉后，将大枣裹面煨透熟，捣烂内服，每次2枚，每日2次，用于治多种原因引起的慢性消化不良或小儿疳积及小儿厌食等。

我也曾以此法试用于数例食欲缺乏、面色萎黄或有浅淡白斑的小儿，结果都还不错。

古书中还有不少对大枣的应用实录，如大枣14枚烧焦研粉，以童便调服，治"妊娠心腹绞痛"（《经效产宝》）；以米饮调服大枣粉，则"治脏躁自悲自哭自笑"（《证治准绳·女科》）；大枣与冰片2分同研为粉，吹患处可治口疮（《疡医大全》）。《得配本草》中还载有"治卒心痛诀云：一个乌梅二个枣，七枚杏仁一处捣，男酒女醋送下之，不害心痛直到老"。

现代研究认为，大枣是一味滋养强壮药物，主要是能改善人体对多种变应原（过敏原）的适应能力，较长时间服用之后对一些过敏性疾病有一定的疗效。

另外，老师认为大枣味甘滋腻，易碍胃气，对脾湿较甚者不适于重用，用之不当可致腹胀。对此我有过经历。

有一朋友的表妹因直肠内脱垂想以中药调理，我应手即处以补中益气汤，黄芪与大枣剂量都不小，结果患者服药当晚腹胀难忍，竟不得安卧。后来将原方去大枣，减黄芪，加苍术，调治数月而安。

再则因其性温入血，易于动血，所以血热或阴虚出血者应该慎用。

老师早年曾治一崩中患者，初治之下，即由崩转漏，病证大减，但续治之下，虽多法试用，也总是不得全功。细询之下才得知患者自以为大枣补血，日啖十余枚以为补养，致血不能安。老师嘱其停服而血止。

如此看来，对大枣这样一种常用药也是马虎不得的。（《戴裕光医案医话集》）

# 悲伤欲哭，红枣可医

大红枣儿甜又香，送给亲人尝一尝。一颗枣儿一颗心……

这首陕北民歌我们打小就会唱，其中大枣营养丰富、美好象征也伴随着我们一路走来，从年轻到暮年，使人难以相离。

在一般人的印象中，大枣除了香甜可口，象征着美好祝福外，可能也没有什么特别的地方了。其实不然，大枣是一味难得的好药。

从医这么多年，我不知用大枣治好了多少疑难杂症，为多少人解去了痛苦，现在觉得应该好好表表它的功劳。

《神农本草经》讲大枣"甘，平。主心腹邪气，安中养脾，助十二经，平胃气，通九窍，补少气、少津液，身中不足，大惊，四肢重，和百药"。

《本草经疏》讲大枣的功能主治是补脾和胃，益气生津，调营卫，解药毒。适用于胃虚食少，脾弱便溏，气血津液不足，营卫不和，心悸怔忡，妇人脏躁。

现代科学研究红枣有如下作用。

1. **增强人体免疫力** 大枣含有大量的糖类物质，主要为葡萄糖，也含有果糖、蔗糖，以及由葡萄糖和果糖组成的低聚糖、阿拉伯聚糖及半乳醛聚糖等；并含有大量的维生素 C、B 族维生素、胡萝卜素、烟酸等多种维生素，具有较强的补养作用，能提高人体免疫功能，增强抗病能力。

2. **增强肌力，增加体重** 实验小鼠每日灌服大枣煎剂，共 3 周，体重的增加较对照组明显升高；并且在游泳试验中，实验小鼠游泳时间较对照组明显延长。这表明大枣有增加体重和增强肌力的作用。

3. **保护肝脏** 有实验证实，对四氯化碳肝损伤的家兔每日喂给大枣煎剂，共 1 周，结果血清总蛋白与白蛋白较对照组明显增加，实验表明大枣有保肝作用。

4. **抗过敏** 大枣乙醇提取物对特异性反应疾病有抑制抗体产生的作用，

对小鼠抗原抗体反应也有抑制作用，提示大枣具有抗变态反应作用。

**5. 镇静安神**　大枣中所含有的黄酮、双葡萄糖苷A有镇静、催眠和降压作用，其中分离出的柚配质C糖苷类有中枢抑制作用，即降低自发运动及刺激反射作用、强直木僵作用，故大枣具有安神、镇静之功。

**6. 抗癌**　大枣含多种三萜类化合物，其中桦木酸、山楂酸均发现有抗癌活性，对S-180（小鼠肉瘤细胞）有抑制作用。枣中所含的营养素，能够增强人体免疫功能，对于防癌抗癌和维持人体脏腑功能都有一定效果。

以上论述充分说明大枣功能多多，在这方面医圣张仲景是高手，其在《伤寒杂病论》中的运用比比皆是，简直达到了出神入化的地步。

诸如十枣汤、桂枝汤、炙甘草汤、当归四逆汤、甘草小麦大枣汤，无不显示出大枣的非凡作用。

这里我仅从中医的角度谈一谈它的养血安神，平定情绪的作用。我特别喜欢且擅用甘草小麦大枣汤，治疗一些精神抑郁情绪不稳的病证。在这方面，西医除了给予镇静类药外，别无他法，患者服药后有许多不良反应。

但是治疗这方面的病证却是中医的拿手好戏，能帮助患者减轻痛苦，治疗时通常将大枣作为主药。现举一例示之。

【验案】郭某，女，58岁，西安南郊人。2008年5月初诊。

初诊时爱生气，胃胀痛，我用柴胡疏肝饮散合平胃散治愈。后其丈夫提出给患者治一下爱哭的毛病，言其妻每当与姐妹打电话时，总是控制不住情绪，时常哭泣，已有十余年了；且看了不少医生，服用一些镇静安神的药效果不大。

患者丈夫说，看我这么快就将她的胃病治好了，想必也能治这个病。我听了笑笑说问题不大。为什么敢这样夸口，实缘于我常读仲景之书。《金匮要略·妇人杂病脉证并治》曰："妇人脏躁，喜悲伤欲哭，象如神灵所作，数欠伸，甘麦大枣汤主之。"

所以妇女患脏躁证，容易悲伤想哭，动作言语都不能自主（精神失常），连续打哈欠、伸懒腰，要用甘麦大枣汤主治。

甘草小麦大枣汤方：甘草三两，小麦一升，大枣十枚。上三味，以水六升，煮取三升，温分三服。亦补脾气。

仲景早已有治法，我也在临床中屡用此方治妇女欲哭之证，效如桴鼓。可以说我治此证是胸有成竹，十拿九稳。

于是我开出上方加酸枣仁30g，并告知患者大枣要15个，一个不能少。

患者持方后，一看就这几味药，满脸疑惑地问，能行么，就这一把麦子十几个枣就能治病？

我让患者吃一周看看再说，不行我再给她调方子，患者持药而去。

患者一周后复诊，说好多了，现在犯病不勤了，说这偏方还真管用。我听后哭笑不得，医圣的经方怎么就成了偏方，真是委屈了我们的老祖宗！不过只要有效，患者怎么认为都行。又续方15剂，患者服后痊愈。

**按：**我在临床上用此方治此证甚多，有产后血虚欲哭不止，有精神受挫欲哭不止，有更年期欲哭不止等，只要患者表现为情绪不稳，悲伤欲哭就可以用此方，并要特别叮嘱大枣15个以上，一个不能少。如此患者服后没有不效的，所以诸君切莫轻视大枣一物。

大枣临床上通肠治便秘也甚好，我常用桂枝汤加重大枣治之，此是后话。

# 甘麦大枣汤治脏躁两例

脏躁一证，首见于《金匮要略》，皆由忧思日久，神明不宁而成。仲景之甘麦大枣汤，实为治疗脏躁千古不易之良方。我于1998年经朋友介绍，诊治一女患者，60多岁，终日哭啼，精神失常，语多而无伦次，见人辄讲述其事，终日喋喋不休，夜眠则惊惕常作，此外别无他症。已服精神专科镇静药，全不见效。我诊其脉细软，视其舌质淡，苔则薄白。

这不就是仲景《金匮要略》所载的脏躁证吗？用甘麦大枣汤加味：淮小麦30g，炙甘草9g，大枣30g，石菖蒲6g，炙远志6g，珍珠母30g，龙齿12g，丹参9g，酸枣仁15g，麦冬15g，茯苓15g，3剂。患者服用后感觉效果甚佳，于是原方加减治疗1个月左右，患者痊愈，家人感谢欢喜，我也高兴。没想到多读古书于临床有如此进益，心也安慰矣！

另一位西医朋友，他弟妇年30岁许，产育几天后忽病哭笑无常，时而悲泣，伤感不已，时而嬉笑怒骂，亲疏不避；连亲生儿也不理不睬。朋友多方治疗无效，患者曾往人民医院就诊。治数月不应，正打算要往广州大医院求治，刚巧我去他家，朋友把情况说给我听，我说此证显然是《金匮要略》之脏躁，仲景曰"妇人脏燥，喜悲伤欲哭，象如神灵所作，数欠伸"，正与此例病情相符。朋友大悟，但说其弟妇因吃药太多，已经不敢吃苦的中药了，一闻是中药就扔掉。我说，我们先用大麦和大红枣加白糖煎汤，不苦，就说是五果汤给她吃。果然，她慢慢接受了。患者清醒后即以甘麦大枣汤加入养血柔肝、宁心安神之品。淮小麦30g，甘草4.5g，大枣7枚，当归9g，百合15g，党参9g，炒酸枣仁9g，生地黄10g，茯神9g，合欢皮15g。服至十多帖，诸症悉蠲。

（金　鉴）

# 虎杖兼具清热活血通腑之长

虎杖早见于《本经别录》，但不知道是什么原因，渐渐为人弃用，叶天士《临证指南医案·淋浊》云："精关之间，必有有形败精凝阻其间……先议通腐一法，考古方通淋通瘀，用虎杖汤，今世无识此药，每以杜牛膝代之。"可见在叶天士的时代，已经"无识此药"了。直到20世纪50年代，药学大师叶橘泉先生的名著《现代实用中药》问世，也没有收载虎杖，还是他后来编著《本草推陈》时才收载的。

虎杖在川北、甘南，凡河沟浸润处，处处有之。蓼科，丛生，茎高1～2米，直立如杖，色绿，中空，有斑点如血，叶圆如杏叶而大。四川民间把虎杖称作"花斑竹""雄黄连"，前者言其植物形态，似竹而有花斑；后者可能是因为它有清热泻火作用。广东则名之为"大叶蛇总管"，意思是虎杖可用于蛇咬伤。

我用虎杖的体会约有以下几个方面，兹分述之。

1. **用于肺炎** 虎杖性味苦平（《中药大辞典》），或谓苦寒（叶显纯《中药学》），或谓甘苦辛（《医林纂要》）。虎杖用于各型肺炎，都是较理想的一味药，正因为微辛，可以透邪外出；苦寒则能清热利湿，但不甚苦，而不致败胃伤中；既入气分，又可入血分，兼有清气凉血活血之长；既能利小便，又可以通腑，具疏通之性，导湿热痰火下趋。如此，则对外邪与痰、热、瘀，皆可用之，一药而兼数长，皆深合肺炎病理者也。近30年来，重庆、上海、北京的肺炎方都采用虎杖，唯其配伍稍有不同。重庆方用虎杖配败酱草、鱼腥草、威灵仙；上海一方用虎杖配鸭跖草、鱼腥草、金荞麦根、白花蛇舌草，二方配半枝莲、百部、金荞麦根、鸭跖草，三方配白毛夏枯草、蒲公英、半枝莲、金荞麦根；北京一方配蒲公英、半枝莲、败酱草。

读上海颜德馨老前辈寄给我的《颜德馨诊治疑难病秘笈》，其自拟之"肺炎汤"即上海二方加鱼腥草，其用药的思路大致是用半枝莲、鸭跖草、金荞麦

（开金锁）、鱼腥草清热解毒，虎杖通腑泄热，活血化痰；百部降气止咳。颜老还谓，初起恶寒无汗者，加羌活发汗退热；高热便秘者，加生大黄通便泻热；咳喘甚者，加葶苈子泻肺热痰水。邓铁涛老前辈治疗非典时，亦重用虎杖，取义或在用虎杖活血利水，以改变肺间质水肿，防止肺纤维化的发生。在既往文献中，也有单用虎杖干品 500g，加水 5000ml 煎至 1000ml，每日 3 次，每次 100ml，患者服用后体温在 24 小时内退至正常，胸透肺部炎症亦减轻，疗程平均 9 天的报道。

现代药理研究，虎杖对多种细菌、病毒以及钩端螺旋体都有抑制作用，此外还有镇咳、平喘、化痰、缓泻通便、利尿的作用。根据文献记载和个人使用体会，我先前在《中国中医药报》发表的"肺炎之我见"文中提出虎杖是肺炎中期较理想的用药的观点，谨供同道临证时参考。

2. **用于痛风**　西医学认为痛风是人体代谢紊乱而致的多以单关节疼痛为首发症状的疾病。以其发病多在下肢膝关节以下，发病时疼痛如刀割，又多在夜间发作，局部红肿灼热，舌苔厚腻，脉象弦滑数，因此在辨证上多为湿热瘀浊。痛风虽然属于中医学"痹证"的范围，但照一般风寒湿热治之多乏效。吾师朱良春先生，本着他一贯的辨病论治与辨证论治相结合的精神，将西医学的"痛风"命名为"浊瘀痹"，以泄化浊瘀、蠲痹通络为法，重用土茯苓（常用量60g），虎杖、萆草、草薢、薏苡仁、威灵仙（常用量各 30g），配合泽兰、泽泻、秦艽、桃仁、赤芍、地龙、苍术、黄柏、牛膝，每收捷效，痛缓后再酌加补肾药如熟地黄、补骨脂、骨碎补收功。

1997 年春，我曾陪同朱老前往无锡诊病，来诊者有很大一部分是痛风患者，且多为复诊者，反映甚佳。近年我在北京用朱老法治痛风亦多验。虎杖既能调整胃肠，通过大小便排出潴留于关节间的代谢废物，又有清热活血、通络止痛之功，《本草拾遗》谓其"主风在骨节间及血瘀"，《滇南本草》谓其"攻诸肿毒……利小便、走经络"，故虎杖应视为痛风性关节病不可或缺之品。

3. **用于慢性前列腺炎**　慢性前列腺炎为中老年常见病之一，常伴有前列腺肥大（增生），因其主要症状是排尿困难如尿等待、尿流变细、尿频、夜尿多，故多纳入中医学"淋证"范围，但如用一般利尿通淋药多不效，用抗生素或其他抗泌尿系感染药也不大见效，或暂时有效而屡发，患者医者都颇以为苦。

我的同学周安方对此病多年潜心研究，提出此病的基本病机是"肾虚肝实"，颇能扼其要。对于淋属肾虚，古籍早有记载，如《诸病源候论》说"诸淋者，肾虚而膀胱热也"。肝实，概括了下焦湿热、气滞、血瘀三个方面。因此，我在用药上多选制首乌、补骨脂、肉苁蓉、菟丝子、生地黄、熟地黄、淫羊藿、续断、牛膝；湿热首选虎杖（用量24～23g），次则海金砂、败酱草、蒲公英、白花蛇舌草、黄柏、薏苡仁、萆薢、石韦；气滞（如会阴部胀坠）用枳壳、柴胡、乌药、木香；血瘀（如前列腺增生抚之局部肥大或坚硬）用桃仁、穿山甲、琥珀、丹参、皂角刺、当归须、赤芍、益母草、泽兰；血尿加鲜白茅根、鲜车前草、小蓟、蒲黄、滑石、大黄、萹草。虎杖既能清热利湿，又能活血化瘀，不可或缺。

虎杖亦多用于诸淋。宋人许叔微《本事方》曾载用虎杖煎汤，调麝香、乳香少许，治砂石淋甚效。一人之妻患此，每尿时痛楚不可忍，小便下砂石，在溺器中剥剥有声，百治无效，用此方"一夕而愈，目所见也"。前述叶天士医案中所说的古方"虎杖散"，通淋通瘀，可能是《集验方》中的"单用虎杖6g为末米饮下"，也可能就是许学士此方。此二方之外，叶氏之前古籍中用虎杖者尚不多见。

**4. 用于代谢紊乱** 虎杖有调整胃肠、通利二便的功用，因此我常用它来治疗高血糖症、血尿酸症、高脂血症、胆固醇高以及单纯性肥胖、习惯性便秘、高血压等，对于调整机体代谢紊乱，有较好的疗效。

如老友雷兆祥，63岁，体重158斤（身高172cm），腹大，脂肪肝重度，血脂、胆固醇均高于正常值，客居广东，常生气。遥寄一方，燥湿运脾，佐以疏肝。虎杖30g，泽泻30g，干荷叶30g，苍术、白术各15g，法半夏15g，厚朴10g，茯苓15g，陈皮10g，冬瓜皮30g，柴胡10g，姜黄10g，郁金10g，另加明矾，每天吞米粒大一粒。26剂。患者服药后，大便先是每日3次，渐减至2次、1次，无任何不适。好友再度索方，停明矾，原方加赤芍、川楝子、薏苡仁、牡丹皮、薄荷、青皮、车前草。好友服用15剂药后感觉颇适，体重由158斤减至128斤，检查胆固醇、血脂已恢复正常，脂肪肝亦消失矣，遂停药。2002年我返川曾与友多次相见，他至今犹坚持运动，已戒烟，酒也少喝，每餐八分饱，精神体力均佳，惟体重略有回升耳。

最近在三芝堂治疗患者徐某，女，51岁，有糖尿病家族史，近日查空腹血糖7mmol/L，餐后9mmol/L，甘油三酯3.4mmol/L，血尿酸500mmol/L以上，血压亦偏高，诊脉弦滑，舌淡，苔腻，拟健脾运脂，方用首乌、泽泻、干荷叶、冬瓜皮、苍术、厚朴、山楂、丹参、桑寄生、陈皮、法半夏、草决明、薏苡仁、鸡内金、草薢，患者服用14剂后加入虎杖、焦三仙。1个月后，患者空腹血糖降至5.6mmol/L，餐后血糖降至7.8mmol/L，甘油三酯1.6mmol/L，血尿酸正常，血压亦正常。

5. **用于黄疸**　虎杖有清热活血、利胆退黄之功，常用于胆囊炎、胆石症、急性传染性肝炎等疾患而有黄疸属湿热瘀结者，颇为合拍。

1975年，我在荷兰工作时，侨领董仕敏之妻妹因胆囊结石在莱顿大学医学院手术，术后第三天，高热，恶心呕吐，腹胀如鼓，手不可近，目黄身黄，便闭，尿黄如浓茶。急请我出诊，荷兰医生坦诚告知，患者手术不成功以致胆汁溢入腹腔而成胆汁性腹膜炎，除用抗生素，又在下腹部打孔，用生理盐水冲洗，冲出物呈墨绿色苔藓状。诊其脉，滑数有力，舌质红，苔黄厚腻。证属里热实证，用大柴胡汤加减。柴胡15g，黄芩15g，姜半夏12g，枳实15g，厚朴10g，茵陈30g，虎杖30g，栀子15g，赤、白芍各15g，藿香15g，银花15g，大黄12g。患者服药后的第3天，高热顿挫，腹胀明显好转，大便日3～4次，黄疸消退大半，易方调理，不到半月即获愈。出院后腰尚不能伸直，头发脱落一半。此我在国外工作时所遇到的最重的病例，事过多年，犹历历在目。事后荷兰医生对病情迅速缓解颇感惊讶，并表示在莱顿大学急腹症用中药还是第一次。

虎杖用于胆石症的病例颇多，兹举一例。

【验案】患者李某，女，55岁，航天部五所，1997年6月13日来诊，患胆囊结石，有数枚，最大者0.8cm，右上腹、右肩胀痛不适，脉沉弦，苔微腻，大便干结。方用金钱草配虎杖、木香、柴胡、山楂、丹参、郁金、鸡内金、草决明、枳壳、威灵仙、赤白芍、香附，患者断续服药3个月，年底复查结石之大者已消失，但仍有泥沙状细小结石，且时有轻微疼痛，坚持再用10

余剂，其痛如失，再检查小结石已不复见。

6. **用于痤疮** 痤疮粉刺，多由脾胃湿热挟痰血瘀浊而成，好发于青春期男女，多发于面部，也有见于胸背及臀部者。其治以清热解毒，活血化瘀，化痰散结为主。我常用虎杖、白花蛇舌草为主药，配以金银花、野菊花、丹参、黄芩、连翘、紫花地丁、白芷、赤芍、牡蛎、天花粉、僵蚕、生甘草。14 剂为 1 个疗程，可连用 1～3 个疗程。轻者只用虎杖 20g，白花蛇舌草 30g。开水泡后代茶，大都可在 1～2 个疗程内显效，惟囊肿性、硬结性或形成窦道、瘢痕者需要更长时间治疗，同时还须配合外治法。

（何绍奇）

# 谈大黄兼与沈自尹院士商榷

1. 关于大黄的别名，沈自尹院士在《北京晚报》（2002年12月26日）上发表了"宫廷大黄研究的继承与创新"一文，提到大黄古代亦称黄良，言其疗效良好，性质良好也；又称将军，言其能戡定祸乱，是救民于水火的将帅，并将大黄、人参、附子、生地榆为佛教中的四大金刚。大黄的确有许多别名，其中以"黄良""将军"最为人知。为什么别名"黄良"？张锡纯说"《神农本草经》谓其能'推陈致新'，因有黄良之名"（《医学衷中参西录·大黄解》），一语破的。如果还可以补充一点，那就是因为大黄虽有推陈致新，祛邪扶正之力，但不若巴豆、甘遂之类峻烈。如果说"黄良"就是"疗效良好"，那么人参、干姜、附子、石膏等用之对证，哪一味中药不"疗效良好"？何得为大黄一药所独专？所以，这里的"良"并不是取的疗效良好之意。大黄有"将军"之名，则因其"迅速见走，直达下焦，深入血分，无坚不摧，荡涤积垢，有犁庭扫穴之功"（《本草正义》）；"主通利结毒也，故能治胸腹满、腹痛及便闭、小便不利，旁治发黄瘀血、脓肿"（《药征》）；"气味重浊，直降下行，走而不守，有斩关夺门之力，故号为将军"（《药品代义》），"推陈致新，去陈垢而安五脏，谓如戡定祸乱以致太平无异，所以有将军之名"（《汤液本草》）。这些无非是言其药性及作用，推陈致新，攻坚破结，俾邪去而正安而已，怎么大黄竟被扯上"救民于水火"来？至于说古人将大黄、人参、附子、生地榆为佛教中的"四大金刚"，不免有望文生义之嫌，不知出于何人何书？我读书不多，只知道明代张介宾曾称大黄、人参、附子、熟地黄为"药中四维"，以大黄、附子为药中良将，言其攻邪之力；人参、熟地黄为药中良相，誉其扶正之功（《景岳全书·本草正》）。良将良相何时竟和佛教中的"四大金刚"扯上关系的？请沈院士有以教我。

2. 大黄是补药还是泻药？这本来不算个问题，不懂医的老百姓也能答出来，但是，大谬不然，例如前些年，有位中国在英国剑桥大学的访问学者，当李约瑟夫人问他大黄的作用是补还是泻时，他的回答居然是："有一点补。"这个小故事后来还收在他写的一本书里。沈自尹院士则写道："宋代名医张之河也是应用大黄的能手，他提出'养生当论全补，治病当论药攻，通下才可以补虚的观点，并明确指出阴虚则补之以大黄硝石'。"宋代没有名医叫什么张之河的，倒是金代有位名医叫张子和，他确实提出过"养生当论食补，治病当用药攻"的观点，也确实说过"阴虚则补之以大黄硝石"。但是，张子和的本意是因为世俗喜补而畏攻，但病是由邪气强加于人而起，所以"先论攻其邪，邪去则元气自复"，如果邪盛之时畏攻用补，那就等于资寇助粮；只有攻邪，才是有效保护元气的方法。所以这种"不补之补"，才是"真补"。也就是说，张子和之论，是为了补偏救弊。不过他的话失于偏激，"阴虚则补之以大黄硝石"是因为热邪劫烁津液，用硝黄撤去其热，阴即受到最有效的保护，但这并不是说大黄芒硝真有补阴的作用。我们评价古人学术观点，要有分析，要有批判，而不是不负责任地照抄出来，否则还叫什么"研究"？只能是误导。

3. 大黄治疫。更早于《伤寒论》有关"疫"的记载，其中《素问·刺法论》说："五疫之至，皆相染易，无问大小，病状相似。"差不多时期的曹植在其名篇《说疫气》里说"建安二十二年，疫气流行，家家有僵尸之痛，户户有号泣之哀，或阖门而殪，或覆族而丧"，联系到仲景原序中说的"余宗族素多，向余二百，建安纪年以来，未及十稔（不到十年），其死亡者三分有二，伤寒十居其七"，可知《伤寒论》的主要内容是疫病即急性热性传染病的证治。

《伤寒论》阳明篇的白虎承气二方，就是疫病（当然也包括感染性疾病、杂病）的有效处方，白虎汤是清法代表方，承气汤是下法的代表方，疫病到了阳明阶段，得清下二法而解者，柳宝诒说"十之六七"，实际上恐怕还不止此数。也就是说，疫病治法是包含在《伤寒论》中的。但后世明确提出"疫病"的概念，还是一种进步，是对仲景之学的继承和发扬。

现在再回到大黄的话题上来。

用大黄治疫，始见于《元史·耶律楚材传》。其时元军南下，军旅中出现疫病，耶律楚材让大家服大黄得愈。是什么样的疫病？《元史》说是"土疫"，五行中脾胃属土，可知是消化系统染病。其后若干年，在《丹溪心法》中，有

"人间治疫有仙方，一两僵蚕二大黄"的记载，丹溪不以外感病见长，这张方子，是否与《元史》上述记载有关，就不得而知了。

明代吴又可在《温疫论》中提出，大黄之用，本为逐邪，邪热是疾病的本质，结粪只是邪热内结的现象，所以不能等到结粪形成才用下法，贵乎早用大黄，频用大黄。当然他也分表里，但温疫热变甚快，初起一二日，服达原饮一服，早晨还苔如积粉，中午苔就可能变成黄色，这是邪毒传胃，这时就要在方中加大黄了；午后舌黑生刺，鼻如烟煤，便当急投大承气汤。这样的认识，别开生面，是宝贵的实践经验的总结。我在农村、工地工作时，多用此法。

【验案1】石某，男，40余岁，在春耕会议期间患流行性感冒，发作性憎寒发热，身痛如被杖，无汗，舌红，舌苔白腻，脉滑数，曾自服中成药及汤剂荆防败毒散未得汗。病属风寒挟湿，邪伏募原，予达原饮（厚朴、草果、槟榔、知母、黄芩、赤芍、甘草）1剂，患者当晚服药1次，次日晨突发寒战，舌苔由白腻转为焦干，厚如积粉，此热盛劫津之象，在原方的基础上加入大黄15g，葛根、柴胡各15g，羌活12g，一服即腹中雷鸣，再服即得畅便2次，汗出如注，臭秽难闻，寒热身痛皆愈，表解里和而安。

但是，需要指出，吴又可治疫，并非如沈先生所说"有邪必逐，除寇务尽"，更不是只知道一味用大黄猛攻，而是视具体情况而定，表里虚实还是要分的，不能攻者即不攻。如他说初起"邪不在里，下之徒伤胃气"，"愈后大便数日不行，别无他证，此是三阴不足，此致大肠虚燥，此不可攻"。强调逐邪，然亦必因证而施，这才是"符合科学道理的"。

至近代，江西肖俊逸（人称肖大黄）善用大黄治疗肠伤寒，上海聂云台的表里和解丹、葛苦三黄丹亦都以大黄为主药。肖氏治肠伤寒，主以攻下，应下即下，以大黄、黄芩、黄连为主，且一直服至热退为度，若热虽退而黄苔未化，亦须继续服用以防"再燃"。20世纪50年代陕西米伯让江老治疗钩端螺旋体病，对钩体温黄（黄疸型）热重于湿，高热持续，黄疸不退之重证，江老主张用清瘟败毒饮重加茵陈、大黄，并获得显著疗效。南京周仲瑛、江西万兰清等治疗流行性出血热病中最为棘手的"少尿期"，以大黄配合芒硝、枳实、生地黄、麦冬、白茅根、猪苓、桃仁、牛膝，一般2～3天即可进入多尿期甚至跃过多尿期进入恢复期。这些也都是大黄用于疫病所取得的新成绩。

4. 大黄用于急性感染性疾病。大黄可用于多种急性感染疾病，如肺炎、胆囊炎、胆石症、急性胰腺炎、急性阑尾炎、败血症、尿路感染以及细菌性痢疾等，用得恰当，效如桴鼓，兹就肺炎言之。

今人治肺炎，主张早用大黄，如江苏省中医院用麻杏石甘汤加生大黄、大青叶、金银花、紫草、蒲公英等，北京西苑医院用清肺液（大黄、黄芩、赤芍），友谊医院用肺炎泻热方（大黄、玄明粉、甘草、玄参），据大宗病例报告，这些方子效果都很好，尤其对病毒性肺炎及耐药菌株产生的细菌性肺炎，往往可以有抗生素起不到的治疗效果。以上这些经验都是具有突破性的。

我学习这些经验之后，有些肤浅的领悟。肺炎一般多归属于中医学"风温"范围，初起病在肺卫，"卫之后，方言气，营之后，方言血"，其中一部分可以依照这样的证治规律而获效，但更多的患者，初起卫分证多不明显或极短暂，一开始就出现喘、憋、高热、口渴、烦躁不安等里热证，这显然不是"在卫汗之可也"能解决问题的，这是温热伏邪又挟痰热的表现，因此不同于一般的风温肺热，一开始就要用苦寒直折，佐以清热化痰，甚至通腑泄热，这时及时合理地使用大黄，就是符合辨证论治原则的，是"有是证，用是药"的，而不是把大黄视作抗生素，在抗生素疗效不佳时寻找到的一味替代药。这些认识是否有当？盼同道指正之。

兹录我的一例重症肺炎治验。

【验案 2】林某，女，8 岁，住荷兰埃因霍温大学医院，因肺炎病危进入监护室。各种管子插了一大堆，病不见轻，其家长征得荷兰医生同意试用中药。顷诊：高热，神昏，抽搐，痰声如曳锯，隔着玻璃窗也能听见，颜面潮红，额有微汗，舌红，苔黄腻，脉滑数，此痰热壅肺之重证，拟通腑清热豁痰定惊。药用生大黄 10g，黄连 6g，黄芩 6g，焦栀子 6g，瓜蒌 10g，猴枣粉（分 2 次冲服）0.3g，钩藤 10g，川贝母 3g，石膏（先煎）30g，羚羊角丝 10g，前胡 3g，石菖蒲 3g，桔梗 3g，鱼腥草 10g，1 剂，分 3 次鼻饲。患者服 1 剂后得畅泻三四次，再剂于原方加芦根 30g，鱼腥草加倍，热退喘平，抽搐亦止，患儿第 3 天即进入普通病房。

5. 止血圣药。大黄止血，早见于仲景《金匮要略》泻心汤证，此方实即大黄黄连黄芩泻心汤，治疗热邪内炽，迫血妄行之吐血衄血，方中主药即是大黄，不仅可用于吐衄，咯血、便血、尿血、妇女崩漏，只要是实热出血，大黄皆有殊功，且大黄止血而不留瘀，故唐容川《血证论》称之为"圣药"。

我多年来用大黄治疗支气管扩张或肺结核大咯血、鼻出血、胃溃疡吐血、便血、痔血，也都收到较为理想的效果。

【验案3】陈林，男，18岁。因肺结核进展期、肺出血，住某医院。每天早、中、晚都要咯血1次，每次约50～100ml，已5天，总失血量约1800ml，曾用维生素K、维生素C、仙鹤草注射液、云南白药、垂体后叶素及养阴清热止血中药，血未能止。我诊其脉，弦数有力，舌红苔薄黄而干，面赤，口鼻气热，干咳，胁痛，大便色黑而硬。证属木火刑金，用大黄黄连黄芩泻心汤加味，1剂血止。

由这个病例可以看出，大黄止血，用之对证，其效立见，然必"先议证，后议药"，不是什么样的出血都可以一概地用大黄。例如阳气大虚即"阳虚者阴必走"（杨仁斋语）的出血、脾失统摄的出血，均非大黄的适应证，误用之则祸不旋踵。

6. 大黄是气分药还是血分药？判断一味药是气分药还是血分药的标准，除了一般的形、色、气、味外，主要还在于药的功效，而药的功效又主要来自医者的经验。李时珍提出并强调大黄是一味入血分的降火要药，"凡病在五经血分者宜用之"（李说的"五经"即足太阴、手足阳明、手足厥阴），他还说"若在气分用之，是谓诛伐无过矣"。沈先生对李说是持肯定态度的。细思之，大黄入血分固然有理，如仲景名方大黄蟅虫丸、下瘀血汤都可以作为依据，但三承气汤、大陷胸汤及丸、厚朴三物汤、大黄甘草汤及后世名方如礞石滚痰丸，主治皆在气分。考诸文献，《神农本草经》既谓大黄"下瘀血，血闭寒热，破癥瘕积聚"，又谓大黄"主留饮宿食，荡涤肠胃，推陈致新，通利水谷，调中化湿，安和五脏"，明明白白地表明大黄既入血分，又入气分，李时珍所言未必恰当。为什么"在气分用之"就"诛伐无过"？无非强调大黄是血分药，故在气分者不可用也。如果真如他所说，那么大、小、调胃三承气汤将置于何地？攻下热邪与燥屎又怎么会是"诛伐无过"？胃火上冲，食已则吐，仲景用大黄甘草汤，你说是治气还是治血？滚痰丸用大黄黄芩泻火，礞石坠痰，沉香行气，与血分竟完全无涉，也是"诛伐无过"吗？

读古人书，不要做古人的奴隶，孟子说"尽信书则不如无书"，也就是这个道理。

7. 叶天士治温病不轻用大黄。叶天士是清代温热学派的领袖，惜生平无著述，《外感温热篇》《三时伏气外感篇》皆其门人记录而传世者，反映了叶氏的温热学理论和经验。

叶天士治温病不仅用大黄非常谨慎，就是其他苦寒药，也反复告诫，不可轻投。他虽然指出"三焦不从外解，必致里结，里结于何，在阳明胃与肠也，亦须用下法"，但温病与伤寒不同，特别是"吾吴湿邪害人极广"，"多湿邪内搏"，故下之不宜猛而宜轻。"邪已入里，表证必无，或存十之一、二"，当下者"亦要验之于舌，或黄甚，或如沉香色，或如灰黄色，或老黄舌，或中有断纹，皆当下之，如小承气汤，用槟榔、青皮、枳实、玄明粉、生首乌等，说"如"，而不言"与""宜"或"主之"，所用的药中也不提小承气汤的主药大黄，都可以看出他在用不用大黄上的态度，而其之所以反复论舌，也在表明哪些情况可用，哪些情况不可用。我们再看他的《临证指南医案》，温、暑、湿温、燥、疫诸门所有医案，竟无一例用大黄者。沈自尹先生说："清代名医叶天士，在我国医学史上第一次提出了应用大黄的重要体征之一是'最要紧者莫过于验舌'，'若黄苔或如沉香色或灰黄色或中有断纹者均可用大黄'，他认为'湿热病者不论表邪罢与不罢，但兼是证，即可用大黄泻之'。"叶天士没有说过这样的话，不知沈先生是在叶天士的哪本书上看到的？

正是因为叶氏治疗温病用药轻淡，即当用大黄等苦寒药时也不用，所以遭到姜春华先生尖锐的批评，他说："我们看清代许多名医医案，治疗温病（包括湿温）险证百出，令人惊心动魄，其效果之所以不佳，正是受此老之教，清淡如儿戏。"据说，沈院士曾经和姜老共事过，不知他听到过这些话没有？要是知道，那就不会把上述"均可用大黄"，"即可用大黄下之"这些话加在叶天士头上了。

8. 大黄的用法用量。大黄的用法有很多讲究：单味开水浸泡或只煎一两分钟则力锐，与其他药同煎则力钝。脑出血昏迷患者，水入则吐，腹胀，不大便，舌红，苔黄而干，即用前法，分作 2 杯，先服 1 杯（约 100ml），腑气若通，另一杯即不用；不通，再服第 2 杯，无不在两三小时内排出稀溏便，久煎则无此作用。此类患者，虽属邪实，毕竟正虚，用大黄要谨慎，正所谓"偷营窃寨，可一而不可再"。肺胃实热，咯血吐血，用大黄粉吞服效果优于汤剂。大黄用酒炒则利于行。头面之病，亦多用酒炒，《用药法象》说"大黄之性沉降，酒炒则可上升，如鸟巢高巅，射而去之"。大黄用醋炒，缓消瘀血，且服后无腹痛之弊。小剂量（2g以下）醋制大黄装胶囊中吞服，有通便、健胃降脂、轻身减肥作用，气虚人、老人、妇女可配以一定比例的生晒参或红参须。1992年我在马来西亚工作时，曾拟此方，许多华侨朋友服后反映不错。

至于大黄炒炭用，实无深意，古方十灰散用之，大黄炭的作用无非收敛止血。而吐血、衄血、咯血之由气火上冲莫制者，用大黄炭则无效，必得生大黄苦寒沉降以直折之；阳明里结痞满燥实，也不用大黄炭，必得生大黄配枳实、厚朴、芒硝，通利荡涤；至于癥瘕积聚、恶血瘀滞、黄疸、癫狂、疮痈、跌打损伤，亦皆宜生用，或酒制、醋制，炒炭则气味俱失，欲用它拨乱反正，岂能有效？曾治一人大咯血，用生大黄得效，改用制大黄后，其火又炽，血不得止，不得不再用生大黄。

大黄用量，因人而异，因证而异，有的人用15～20g可能毫无动静，有的用3～5g即大泻。如本市农科院刘老太太，患急性阑尾炎，我用大黄牡丹皮汤加减，大黄用10g，即腹泻不止；另一例张姓阑尾炎老人，用30g却腹满如故。血证用散剂，每日3次，每次3g为宜；一般感染性疾病，每剂汤药常用量为6～15g，急腹症、疫证用量可达15～30g，甚至更多一些。一般说，用大黄都要中病即止，即《内经》所谓"大毒治病，十去其六"，"衰其大半而止"，如急腹症大便秘结者，可重用大黄、芒硝，而得效后大便溏泄者，就要减少大黄之量，泄得厉害者，则停用大黄。胆囊炎、胆石症患者当用大黄，一般也多采取"打打停停"的战术，片面地强调"除恶务尽"，其实很不科学，不顾正气，一味蛮干，肯定会出问题的。

（何绍奇）

# 将军美名誉大黄

清朝诗人袁枚（1716—1798年）曾患下痢，某医用人参黄芪等补药治疗，结果导致病情加剧；其老友张止厚馈赠以"制大黄"，让他服用。医者惊恐，认为不可以用之。

袁枚毅然服之，三剂而愈。于是赋诗致谢："药可通神信不诬，将军竟救白云夫。医无成见心才活，病到垂危胆亦粗。岂有鸩人羊叔子？欣逢圣手谢夷吾！全家感谢回天力，料理花间酒百壶。"

诗中所说的"将军"即为中药大黄之别名。

大黄是中国的特产药物，它的药用已有两千多年的历史。《神农本草经》收载大黄，谓其"荡涤肠胃，推陈致新，通利水谷，调中化食，安和五脏"。

大黄味苦性寒，归脾、胃、大肠、肝、心包经，是众所周知的泻下通便药；并有凉血清热、逐瘀通经等作用，在临床上的应用极为广泛。

大黄处方用药时有生大黄（生用）、酒大黄（酒炒或酒蒸）、大黄炭（炒炭）之不同。

生大黄泻下力较强，欲攻下者宜生用；酒制大黄泻下力较弱，活血作用较好，宜用于瘀血证；大黄炭则多用于出血证。

大黄为清热通下之品，具有通腑泻浊、增进食欲、调理气血、畅达气机的作用。以大黄为主药的名方众多，如温热病热结便秘、高热不退，用大承气汤；脾阳不足之冷积便秘，用温脾汤；血热妄行之吐血、衄血，用泻心汤；治肠痈腹痛，用大黄牡丹皮汤；妇女产后腹痛、恶露不尽，用下瘀血汤；跌打损伤、瘀血肿痛之瘀血证，用复元活血汤。

古今有不少名医善用大黄，医圣张仲景当为善用大黄之首者。他领制了大承气汤、小承气汤、调胃承气汤，以及大陷胸汤、大黄黄连泻心汤、桃仁承气汤、抵当汤等以大黄为主药的众多名方，含大黄的复方多达365首。

华佗对大黄十分重视，从《中藏经》一书中可以看出，该书载方62首，其中用大黄者有 5 首，约占遗方的 24%。

药王孙思邈在继承仲景经验的基础上，进一步扩大了大黄的治病范围，他用大黄治疗不育症、月经紊乱、消渴（糖尿病）、乳痈、耳聋、齿痛、痔疮等，还创立了许多大黄外用方如洗汤方；他还将大黄作为预防疾病的药物来应用，如用大黄、防风等配制的"屠苏酒"预防疫病（传染病）流行。

宋朝王怀隐《太平圣惠方》首次提出治疗黄疸不论阴黄阳黄都可用单味大黄治疗。

元朝朱丹溪善用大黄治眩晕，创"一味大黄散"；仅以大黄一味，用酒炒三遍为末，用茶调服一二钱，颇有效验。

北宋朝孔平仲《续世说》中所记姚僧坦用与不用大黄的故事，很有典型意义。

姚僧坦为南北朝时梁代名医，医术高超。梁武帝因病发热，服用了大黄。姚僧坦却说，"至尊年高，大黄快药，不宜轻用"，认为大黄的泻下作用能损伤梁武帝的元气。梁武帝没有听从姚僧坦的劝告，继续服用大黄，结果病情加重，以至"危笃"。

继位后的梁元帝有一次患心腹部疼痛（胃痛），所有的医生都主张用平和的药物治疗，姚僧坦却说，从脉象（脉洪而实）上看，应当用大黄（因其病为腹中有宿食，胃肠积滞所致）。

梁元帝听从了姚僧坦的，服药后果然便下宿食，病获痊愈，对姚僧坦"赐钱百万"。

姚僧坦如无对疾病的准确判断和对大黄药性的深入了解，怎能如此胸有成竹？

故事中，梁武帝因发热欲服大黄，姚僧坦曰"大黄乃是快药，至尊年高，不可轻用"，帝弗从，几至委顿。梁元帝常有心腹疾，诸医咸谓宜用平药，可渐宣通，僧坦曰"脉洪而实，此有宿妨，非用大黄无瘥理"，帝从之遂愈。

以此言之，今医用一毒药而攻众病，其偶中便谓此方神奇，其有差误乃不言用药之失，如此者众矣，可不戒哉？（《本草图经》）

# 漫谈百合

1970年夏，我在甘肃南部碧口电站作医生。适值隆冬，开山的炮声此起彼伏，群山震动。随着泥沙石块滚滚而下的，有很多酷似洋葱头的鳞茎。民兵拾来问我这是什么？由于没有茎叶和花，我也认不得，乃剥下几片，夹在信中求教于南京叶橘泉先生。不久，回信寄到工地，叶老说是百合。

惭愧，惭愧，我的家乡百合就很多，尤其在剑门关一带的山崖上，百合的长势特别好，花开时，满山皆白，有的花竟长至一尺长！农家庭院亦多种植之，既作药用，又可供观赏。恕我孤陋寡闻，当时还不知道百合能作菜吃。20世纪80年代我去兰州、敦煌讲学时，始读到地方志上有关百合的记载，"兰州百合，大可盈掬，洁白如玉，瓣肉肥硕，香甜可口，佳蔬良药"，并第一次吃到肉片炒的百合。如今，在北京也可以买到真空包装的兰州百合，"西芹百合"更是大小餐厅的一道名菜了。

百合味甘，性微寒，有清热养阴、润肺宁神之效，多用于热病后期，余热未尽，郁久化火伤阴而神思恍惚（《金匮要略》称之为"百合病"，近似于神经官能症、癔病），亦用于久病干咳，痰少，肺虚有热者。百合滋而不腻，补而不峻，清而不凉，然须多服、久服始效。此外，百合尚有止血作用，《济生方》百花膏（百合、款冬花）即用来治久咳咯血；《食物本草》治肺热咯血，用鲜百合捣汁和水饮之；近贤姜春华先生自拟百合片（百合、白及、百部、麦冬、天冬、丝瓜子）治疗支气管扩张咯血，有著效。（何绍奇）

---

**附：百合**

　　为百合科植物百合或细叶百合的肉质鳞叶。喜凉爽湿润环境但少数种类能耐干旱环境生长于山坡林下或溪流边。秋季采挖。具有养阴润肺，清心安神的功效。主治阴虚燥咳，劳嗽咳血，阴虚有热之失眠心悸及百合病心肺阴虚内热证。

别名：重迈、中庭、重箱、摩罗、强瞿、百合蒜、蒜脑薯。

性味归经：甘，微寒；归肺、心、胃经。

功能：养阴润肺，清心安神。

主治：阴虚燥咳，劳嗽咳血。本品微寒，作用平和，能补肺阴，兼能清肺热。润肺清肺之力虽不及北沙参、麦冬等药，但兼有一定的止咳祛痰作用。阴虚有热之失眠心悸及百合病心肺阴虚内热证。本品能养阴清心，宁心安神。

用法用量：煎服，6～12g。蜜炙可增加润肺作用。

# 漫谈鸡血藤

鸡血藤,《本草纲目》未载,始见于赵学敏《本草纲目拾遗》。清人用鸡血藤似不太多;即用,也多用于"活血""去瘀""通利经脉""治手足拘挛麻木",今人在实践中发现它养血补血作用也不错。

20世纪60年代中期,友人任和平先生的妻子患白细胞减少症,问我有什么好方法,我说药店里有鸡血藤浸膏片,不妨一试。药仅0.3元1瓶,10瓶才3块钱。患者服至一半,再复查,白细胞居然由$2 \times 10^9$/L升至$4 \times 10^9$/L,我们都很惊喜。从此,凡遇白细胞减少,我即用鸡血藤浸膏片,观察多例,效果不错。80年代初,贵阳毛某的妻子因肺癌专程到北京接受放射治疗,当时患者的白细胞也只有$2 \times 10^9$/L,我让她服鸡血藤浸膏片。放射治疗一个疗程下来,患者前胸后背都烤焦了,苦不堪言,但白细胞反而升到$3 \times 10^9$/L,毛某夫妇也都认为能有如此血项数值,系鸡血藤之力。

兹录近年治验一例。

【验案】王某,女,65岁,1998年10月15日初诊。患者既往有糖尿病病史,极易疲劳,白细胞长期在$3 \times 10^9$/L以下,虽用过多种升白细胞西药,亦不见升。舌淡,脉细弱,拟方益肾填精,补气养血。

处方:鸡血藤40g,黄芪35g,当归10g,鹿角镑20g(先煎),熟地黄10g,山茱萸10g,补骨脂10g,菟丝子15g,仙茅10g,巴戟10g,淫羊藿12g,杜仲15g,太子参20g,白术12g,山药30g,防风6g,女贞子20g,白芍10g,穿山甲4.5g(分3次冲吞)。

11月3日复诊:患者服药半月,白细胞升至$3.8 \times 10^9$/L,精神体力均好转。在原方基础上加阿胶10g(烊、冲),20剂。

**按:**以上是此病例的原始记录,由于是门诊病例,故较为简略。汤方中用鸡血藤,是因为目前买不到鸡血藤浸膏片,如用片剂,或鸡血藤胶(四川有产),效果当更好。鸡血藤配穿山甲粉,在升高白细胞上可能有协同作用。(何绍奇)

**附：鸡血藤**

鸡血藤为豆科植物密花豆、白花油麻藤、香花岩豆藤或亮叶岩豆藤等的藤茎。生于山谷林间、溪边及灌丛中。分布于福建、广东、广西、云南。

全年可采，或9～10月采收，截成长约40厘米的段，晒干。

别名：血风藤、马鹿藤、紫梗藤、猪血藤、九层风、红藤、活血藤、大血藤、血龙藤、过岗龙、五层血。

性味：苦甘，温。

①《饮片新参》：苦涩香微甘。

②《本草正义》：温。

③江西《中草药学》：苦温微甘。

归经：入心、脾二经。（《本草再新》）

功能主治：活血、舒筋。治腰膝酸痛，麻木瘫痪，月经不调。

①《纲目拾遗》：活血，暖腰膝，已风瘫。

②《本草再新》：补中燥胃。

③《饮片新参》：去瘀血，生新血，流利经脉。治暑痧，风血痹证。

④《现代实用中药》：为强壮性之补血药，适用于贫血性之神经麻痹症，如肢体及腰膝酸痛，麻木不仁等。又用于妇女月经不调，月经闭止等，有活血镇痛之效。

用法用量：内服：煎汤，3～5钱（大剂1两）；或浸酒。

注意事项：阴虚火亢者慎用。

# 绍奇谈医：附子何辜

有病消渴（非糖尿病，尿崩症待排除）者来诊，思量再三，为拟清上、安中、温下方，分别以天花粉、山药、附子三味药为主药，这张处方的底子，便是张仲景《金匮要略》消渴小便不利淋病脉证并治篇的瓜蒌瞿麦丸（瓜蒌根、茯苓、山药、附子、瞿麦）。患者到了药店，立遭拒配。药师说："附子和天花粉是反药！"我听了哭笑不得，过去只遇到过附子和半夏同用遭拒配的事，当时我就指出过，传统的"十八反"中"半蒌贝蔹芨攻乌"中乌是乌头，乌头与附子虽然关系密切但是却是两味药，性味主治亦不相同。如麻黄与麻黄根一样，一个辛温发汗，一个凉涩止汗，能说它们是同一味药，只是部位不同吗？

1997年，我曾写过一篇题为"为十八反平反"的文章，对"十八反"提出质疑，后来此文载在《朱良春用药经验集》（湖南科技出版社，1998年）一书中，看来有很多读者未能看到它，我因此将其附于本文之末，一并与同道探讨。

药有相反，其说始见于《神农本草经》序例篇（原书早佚，现行本为后世从历代本草书中所辑出者）。五代时韩保升《蜀本草》指出"相反者十八种"，当为"十八反"说的蓝本。迨至金代，张元素《珍珠囊补遗药性赋》将"十八反"以及"十九畏"编成歌诀广为流传，相沿至今。千百年来，父以传子，师以授徒，药房见有"反药"，则拒绝配药。若干有"反药"的良方被束之高阁。至于医生因用"反药"而负屈含冤者，古往今来，更不知凡几！尤有甚焉，"十八反"之外，还有"株连"。笔者一次处方中半夏与附子同用，患者去市内药店配药，药工一看，面露鄙夷地说："医生连半夏反附子都不知道么？这应该是常识。"附子乃附生于川乌者，半夏反附子，便是因母而牵连到子了，这不是"株连""扩大化"，是什么？

对此，我们先不妨看一看前人的论述。

处方中用反药者，首推汉代"医圣"张仲景，《金匮要略》痰饮篇之甘遂半夏汤（甘遂、半夏、芍药、甘草、蜜），甘遂和甘草同用；同书腹满寒疝宿食病篇之赤丸（茯苓、细辛、乌头、半夏），乌头与半夏同用。

唐代有"药王"之称的孙思邈。在其两部《千金方》中用反药的处方乃多达数十方，如《千金要方》卷七之风缓汤，乌头与半夏同用；大八风散，乌头与白蔹同用；卷十茯苓丸，大戟与甘草同用；卷十八大五饮丸既有人参、苦参与藜芦同用，又有甘遂、大戟、芫花与甘草同用，皆其例也。

宋代官方颁布推行的《局方》，其润体丸、乌犀丸二方皆川乌与半夏同用。陈无择《三因方》卷十四大豆汤，甘草与甘遂同用。许叔微《本事方》星附散、趁痛丸二方皆半夏与川乌同用。

金代李东垣散肿溃坚汤海藻与甘草同用。

元代朱丹溪《脉因证治》莲心散芫花与甘草同用。

明代吴昆《医方考》卷一通顶散，人参、细辛与藜芦同用。陈实功《外科正宗》海藻玉壶汤海藻与甘草同用（此方后来载入吴谦等编《医宗金鉴》中）。

清代余听鸿《外证医案汇编》辑录名家方案，其中瘰疬门亦有用海藻甘草者。

以上例子，不过信手拈来，汉、唐、宋、金、元、明、清皆有了，可见所谓反药也者，"古人立方，每每有之"（余听鸿语）。那么，前人于此持什么态度呢？一种意见是：既有成说，不如不用为好。如陶弘景说："凡于旧方用药，亦有相恶相反者，如仙方甘草丸，有防己、细辛；俗方玉石散，用栝楼、干姜之类，服之乃不为害，或有将制者也，譬如寇贾辅汉，程周佐吴，大体既正，不得以私情为害。虽尔，不如不用尤良。"（原书佚，转引自《本草纲目》）。另一种意见是：贤者用得，昧者用不得。如虞抟说："其为性相反者，各怀酷毒，如两军相敌，决不与之同队也。虽然，外有大毒之疾，必用大毒之药以攻之，又不可以常理论也。如古方感应丸用巴豆、牵牛同剂，以为攻坚积药，四物汤加人参、五灵脂辈，以治血块。丹溪治尸瘵二十四味莲心散，以甘草、芫花同剂，而谓好处在此。是盖贤者真知灼见方可用之，昧者固不可妄试以杀人也。夫用药如用兵，善用者置之死地而后成，若韩信行背水阵也；不善者徒取灭亡之祸耳，可不慎哉。"再一种是李时珍的意见，他说："古方多有用相恶相反者。盖相须相使用同者，帝道也；相畏相杀同用者，王道也。（注：这里的'相畏'，是依《本经名例》'有毒者宜制，可用相畏相杀者'，与后世'十九畏'之'畏'完全不同）相恶相反同用者，霸道也。有经有权，在用者识悟耳。"他还指出："胡冶居士治痰癖，以十枣汤加甘草、大黄，乃是痰在膈上，欲令通泄以拔去病根也。东垣李杲治颈下结核，海藻溃坚汤，加海藻；丹溪朱震亨治劳瘵莲心饮，用芫花，二方皆有甘草，皆本胡居士之意也。故陶弘景言古方亦有相恶相反，并乃不为害。非妙达精微者，不能知此理。"他的意思是说，用者能够"妙达精微"，有所"识悟"，还是可以用的，不过需要特别慎重而已。以上这三种意见，应该是有一定的代表性的。

对于十八反的问题，朱良春老先生曾多次向吾侪道及。

我从来都是有斯症用斯药，当用则用，不受"十八反""十九畏"之类成说的约束。临床六十年来，海藻与甘草同用治颈淋巴结核、单纯性及地方性甲状腺肿大、肿瘤；人参（党参）与五灵脂同用治慢性萎缩性胃炎、胃及十二指肠溃疡；海藻、甘遂与甘草同用治疗胸水、渗出性胸膜炎，皆效果甚佳而未见任何毒副作用。

十八反之说，本身就有很多可商之处。如人参、苦参、丹参、沙参等反藜芦，四种药虽皆以"参"为名。而众所周知，其功能性味主治各异，岂有一沾上"参"之名，便皆反藜芦之理？又，海藻与昆布性味主治皆相同，常常二者同用，为何甘草只反海藻不反昆布？

"十八反"为何相反？即其相反的道理是什么？古今皆没有一个说法。只能说是古人的实践经验，很可能是古人在实践中把偶然当作了必然。要说实践经验，那么，前述从汉代张仲景，唐代孙思邈，宋代陈无择、许叔微，金元李东垣、朱丹溪，明代陈实功，清代余听鸿等记载的又是不是实践经验？

"十八反"的三组药中，芫花、大戟、甘遂、乌头（川草乌）、藜芦皆有毒的剧药，即芫花、大戟、甘遂不与甘草配伍，藜芦不与诸参、辛、芍等配伍，乌头不与半、蒌、贝、蔹、及配伍，这三组药，都会因用量太大，或煎煮不当，或服药量太大，或患者体弱不支，而出现中毒，甚至可致死亡。因此，古人"十八反"之说，很可能是在这样的情况下做出来的错误判断。

如果拘于"十八反"之说，一方面，许多古人包括张仲景的名方都得不到运用（当然也有人用），势必使许多古人的好经验被废弃不用；另一方面，中药配伍中很可能存在真正相反的药，即绝对不能配合使用，误用后会有中毒、死亡危险的中药，"十八反"反而会使人们忽略这些可能存在的真正相反的药物，也对"十八反"中的药物的进一步的认识和探索带来负面影响。

朱良春老先生最后指出，"十八反"之说不能成立，"十九畏"更属无谓。对于古人的东西，应予批评地吸收，不是凡是古人说的就一定对。古人有大量好经验，但限于时代条件，也有不少不可取的，如《神农本草经》说丹砂（朱砂）"可久服"，李时珍《本草纲目》说马钱子（番木鳖）"无毒"等皆是。现在应该是为"十八反"平反的时候了！不知医界贤达以为然否？

（何绍奇）

# 由成都人怕麻黄想到

新中国成立前，有一位老前辈在成都行医，一次在方中开了三钱麻黄，却被药店拒配，说：麻黄用量太大了，吃了要出问题。一而再，再而三。这位前辈只好不再开麻黄了。他从家乡带了一大包麻黄粉到成都，到需用时，包成小包赠给患者，说是"药引子"。1972年，我去成都为一位支气管哮喘的患者治病，方中用了10g麻黄，不料几十年过去了，仍遭药店拒配。虽郑重注明："如有问题，由本医生负责"，再一次签了字，仍然不行。可见成都人真是怕麻黄。

南京中医学院孟澍江老师来京讲学谈到江苏人怕石膏。高热，大渴，汗出，脉大，白虎汤本为的对之剂，因方中石膏用量大，病家疑惧，药店拒配。孟老师便自行准备了石膏粉，拌上青黛，诈称"秘方"以贻患者。当然，孟老师说的是新中国成立前的事了。

上海人怕附子。当年祝味菊、刘民叔等四川籍医生，就在上海以善用附子名声大噪，祝先生还有个"祝附子"的外号。祝治热病，虽高热唇焦色蔽，仍力主用附子，盖病未去而心阳已经不支矣。名医徐小圃擅长养阴，几个儿子却都死于热病。某年，一子又病发热不退，不得已，请祝会诊，祝开方就是附子，服后居然热退神清，好了。章次公先生因此而称祝氏用药"心狠手辣"，徐氏自是为之心折。至今沪上徐氏儿科之用附子，皆昔时祝公所赐也。刘民叔先生治僧惠宗胃癌大出血，患者脉微欲绝，昏迷不醒，先是阻止西医给其输血，继则开方用附子30g，干姜15g，配干地黄、阿胶、白及、灶心土、花蕊石、甘草、云南白药，3日后血即止。然习俗流风，殊难扭转，二公长技，竟为空谷足音，且多诽谤之言。知之者，其时惟章次公、姜春华二先生而已。

麻黄、石膏、附子，虽皆猛悍之药，然用之对证，便真的效若桴鼓。古往今来，例证多多。其实又何限于这三味药，所有药物，当用，不当用，皆当由医生决定，当然也由医生负责。患者疑之，是为流言所惑；药房拒配，则毫无道理可言。然其始作俑者，又必是医生，且必是名重一时者，以一己偏狭之见，遂致覆水难收矣。

以叶天士、王孟英用柴胡、葛根为例，叶天士虽然不像徐灵胎说的"终身与柴胡为敌"，但他治疟不用柴胡，治温热病忌用柴葛，却是真的。"柴胡劫肝阴，葛根耗胃汁"，虽是张凤逵语，但一经叶氏引用，影响就大了。于是后世医家对柴、葛便存畏忌之心。如《温热经纬》引沈再平语云："疟本非死证，唯概以柴胡治疟者杀之也。"又引汪氏语云："正疟必用此汤（小柴胡汤），若似疟非疟，妄用柴胡，必提成长热不退，或两耳大痛，甚至神昏，更或引动肝风，痉厥立至，生平见之屡矣。"《重庆堂随笔》引赵菊斋说："先慈……肝阴不足……患外感，医投柴胡数分，下咽后即两胁胀痛，巅顶之热，如一轮烈日当空"。肝阴不足，当忌柴胡，疟不可拘于少阳一经、小柴胡一方，固然有一定道理，但平心而论，有他们说的那么邪乎么？王孟英对葛根的偏见也太甚。孙位申患感冒，症见耳聋，医者泥于少阳小柴胡之剂，聋益甚。孟英视之曰："伏暑也，与伤寒治法何涉？"改投清肺之剂，聋减病安。将进善后法矣，忽然耳聋，询悉误服葛粉一碗，不啻误服小柴胡一剂，复投肃靖肺胃药，寻愈。

葛粉，即用葛根加工的淀粉，浙江人常用它来代藕粉。即使不当吃，也不至于如"误服小柴胡一剂"而致耳聋复发的地步吧？潘澄濂老师平生最服膺孟英之学，惟于王氏对葛根的偏见有过批评，说是"白璧之微瑕"。

（何绍奇）

# 七叶莲擅治骨疼

七叶莲，又叫龙爪叶，是一味名不见经传的中草药。为五加科植物密脉鹅掌柴的干燥全株，是一种生长于云南、湖北深山中的珍稀植物，也是彝族、哈尼族、壮族用于治疗风湿关节痛，跌打损伤的民间验方，被彝族、苗族、壮族称为很灵验的"救命草"。

《广西实用中草药新选》记载七叶莲："行气止痛，活血消肿，壮筋骨。治急性风湿性关节炎，胃痛，骨折，扭挫伤，腰腿痛，瘫痪。"

现代药理研究证实，七叶莲中含有丰富的"七叶莲多肽"，它可以强效杀灭窜引于人体骨髓和血液中的风湿复合原，迅速消除酸、麻、肿、痛等病理症状。

七叶莲叶子的镇痛作用比茎强，民间常捣烂外包治疗骨折肿痛及外伤出血。20世纪60年代末大搞中草药时便有七叶莲止痛赛过盐酸哌替啶（杜冷丁）的说法。

对于这么一种治疗风湿性疼痛的好药，我们却是认识不多。

我平时在治疗类风湿关节炎时，常常遇到患者疼痛不已的症状，往往在方中加乌头、麻黄、细辛、马钱子之类的药物，均能收到良好的效果。

但是此类药好用是好用，但是风险也很大，往往使我掣肘不敢用，怕出事，为此很是苦恼。

一直想寻找一味比较安全又有疗效的止痛药代替，多年未有结果。一日在和一位多次来诊的患者交谈中，我偶然发现了七叶莲这味药。

那是一位68岁的男性类风湿关节炎的患者，在我处治疗近半年左右，开始一段时间，血沉、类风湿因子、C反应蛋白均恢复得比较理想；但是骨节疼痛一症减轻得不明显，调整了几次药还是不好，又不敢用乌头、马钱子之类药，心中比较郁闷，想随着治疗的时间可能会解决。

这样一直到治愈时，也未见加什么止疼类药，中途并未见患者再提疼痛一事，心中有点疑问。

在患者来感谢我时，交谈中问及此事，问他中途是否用其他药。患者道在疼的时候曾用过一种中成药，叫七叶莲酊，加进去就止疼了。

说者无意，听者有心。我像发现了新大陆一样，心里很高兴，这不就是我要找的药么？

回家后，我急忙翻资料查书，知悉了七叶莲的知识。纸上得来终觉浅，绝知此事要躬行。以后，我就在临床进一步的验证其功效，确如其然，七叶莲是一味治疗风湿性疼痛的安全之良药，值得推广使用。现举一例示之。

【验案】孙某，女，28岁。患者患类风湿关节炎一年多，在西医类风湿医院治疗半年多，效果不明显。各种指标居高不下，脚手小关节肿胀疼痛不已；经人介绍找到我，要求中医治疗。我用治疗类风湿关节炎专方处之，十天后患者说还是疼痛，请求先止痛。

我在原方中加入七叶莲30g，予以10剂，患者吃后反映疼痛减轻了，以后就在方中把七叶莲一直加到不疼为止。

处方：生黄芪200g，秦艽25g，防己20g，桃仁15g，红花15g，海风藤20g，青风藤20g，桂枝15g，地龙15g，白芷15g，白鲜皮15g，怀牛膝15g，炮山甲10g，甘草10g，女贞子30g，七叶莲30g。水煎服，每日3次。

半年后该患者病治愈，未再复发。

---

**附：七叶莲临床应用**

七叶莲，味苦甘，性温，有活血散瘀，止痛消肿，舒筋活络，祛风除湿功效。

用于治疗风湿关节痛，跌打损伤，胃痛，骨折，可泡酒服或水煎服。治疗外伤出血，取七叶莲鲜叶适量捣烂敷患处。

七叶莲叶外敷治疗跌打损伤、走腕脱臼、疔疮等；茎可治肺炎，有解毒、消肿、利尿、解热等功效；根可治跌打、腰痛、神经痛、风湿痛、风火牙痛、皮肤炎、肿毒、痈疮。

治淋病：用七叶莲叶、仙草、苦菜、球茎甘蓝、鱼腥草、黄瓜、丝茅瓜，加西瓜、菠萝、阳桃、柳丁等水果作汤服用。

治肺痈、肺脓疡：用通骨消根、山葡萄、络石、仙丹、老公根、牛筋草、金钱薄荷、鱼腥草等数样，以半酒水煎服。

目前临床上应用的制剂有七叶莲注射液，适用于治疗跌打损伤，风湿关节痛，胃及十二指肠溃疡疼痛，三叉神经痛，手术后疼痛等；七叶莲酊用于治疗胃痛，跌打骨折，外伤疼痛。

# 类风湿百治效方

史氏治疗类风湿专方：黄芪 200g，秦艽 20g，防己 15g，红花 15g，桃仁 15g，青风藤 20g，海风藤 20g，地龙 15g，桂枝 15g，牛膝 15g，穿山甲 15g，白芷 15g，白鲜皮 15g，甘草 15g。主治类风湿性关节炎。

此方可随症加减，以改动方中药物用量为主，或将药物稍事变更。热盛为主，可加漏芦 30g，漏芦清热而不伤阴；以寒为主者，可加制附子 10g，增强散寒止痛之力；顽痹正虚、关节变形者，可加当归 20g，制附子 10g，伸筋草 15g，并改穿山甲用量为 30g，加强温补穿透之力。

【验案 1】吴姓，男，34 岁，1955 年 6 月 5 日就诊。患者患感冒月余，现主症两足关节红、肿、热、痛，甚则难忍，不敢着地。当地医院诊为"类风湿性关节炎"。查舌红，苔黄，脉濡数。证属湿热痹阻经络，治以清热祛湿，活血开痹法。

处方：黄芪 200g，秦艽 20g，防己 15g，红花 15g，桃仁 15g，青风藤 20g，海风藤 20g，地龙 15g，桂枝 15g，牛膝 15g，穿山甲 15g，白芷 15g，白鲜皮 15g，甘草 15g，漏芦 30g。

患者连服 8 剂，为期半月，告愈。

【验案 2】李姓，女，24 岁，1978 年 8 月 4 日就诊。患者于当地医院确诊为"类风湿性关节炎"，至今已 4 月余。现两手关节肿胀麻木，疼痛，屈伸不利，浑身酸重，四肢发凉。面色青暗，舌质淡，中有白苔。证属风寒湿邪侵入肌肉，痹阻经络，治用祛风散寒除湿、温经活血止痛之法。

处方：黄芪 200g，秦艽 20g，防己 15g，红花 20g，桃仁 20g，地龙 15g，桂枝 20g，牛膝 15g，穿山甲 15g，甘草 15g，制附子 10g。

患者连服 12 剂，其间稍事加减，为期 1 个月，痊愈。

【验案 3】阎姓，男，56 岁，工人，1983 年 4 月 3 日就诊。患类风湿性关节炎 8 年。现两手足关节强硬，变形，运动障碍，两膝部皮肤有皮下结节，全身乏力，精神苦闷，气短懒言，面色苍白，舌淡无苔，脉沉细而缓。证属血虚寒湿凝滞经络，荣卫气血流通障碍，邪气深藏，久居体内而顽固性寒湿痹证。治用调气血，散寒湿，活经络，坚筋骨之法。

处方：黄芪 200g，秦艽 20g，防己 15g，红花 15g，桃仁 15g，地龙 20g，桂枝 15g，土牛膝 15g，穿山甲 30g，甘草 15g，当归 20g，制附子 10g，伸筋草 15g。

4 剂为一疗程，为期 8 天，两个疗程间隔 4 天，患者共服 10 疗程，关节畸形、运动障碍得到明显纠正。（《当代名医临证精华：痹证专辑》）

按：在治疗类风湿关节炎方面，我曾经用过很多名医的方子，诸如焦树德老中医的尪痹汤、朱良春老中医的益肾蠲痹丸，均有一定的效果，但是都不如史氏的这首方效果显著。此方用药量较大，颇有王清任之风，一般人不敢用，加之史氏名气有限，属地方名医，一般人了解不多，致使一首良方埋没多年。我 20 世纪 80 年代末，读到此书此章被其深深震动。缘其方子不同一般，轻描淡写，或用虫类，大胆施于临床，真如史氏所言，效如桴鼓。曾用此方治一教师，类风湿性关节炎十年，五剂见效，三月收功。尔后屡用屡效，成为我治疗类风湿的有效方之一。

近期读《中医思想者》一书，发现海上方亦有同感，现一并摘录以飨读者。

说当代医家善用黄芪者，我以为当推邓铁涛、张志远、史鸿涛诸先生。

史鸿涛先生是吉林名医，可能知者不多。我是因阅读《当代名医临证精华：痹证专辑》一书而了解到史先生。

我母亲患有类风湿关节炎，病始于 20 世纪 90 年初期，手指等关节逐渐变形。1999 年夏，母亲病情加剧而影响正常的生活。当时我尚在大学念书，母亲在上海某医院看诊，效果不明显。为此，我查阅了很多书籍，其中《当代名医临证精华：痹证专辑》是必读的。书中朱良春、王士福、姜春华、史鸿涛诸先生的经验，我尤为在意。我以史鸿涛先生的类风湿汤加减，自拟处方为母治疗。母亲服药三周渐渐见效，三四个月后明显好转，服至半年能操持家务，行动自如，各项检查指标也正常了。

类风湿汤的特点是重用黄芪 200g。我在方中又加用附子、生地黄、全蝎、蜈蚣、薏苡仁等。

因我母亲获效，其同学亦患类风湿关节炎，故也跑来请我治疗。我采取类似方药，她见效更快，效果也更好。

还曾治一位类风湿患者，手指与脚趾关节均严重变形，膝关节和髋关节有三个都置换过，关节疼痛，不能触碰，出汗怕风。我用桂枝汤加大剂量黄芪和附子，服药两三周后，黄芪用至200g，桂枝、白芍、附子均用至30g，病情明显缓解。

## 附：金雀根

金雀根又名锦鸡儿根。味甘，性微温，有益气活血、祛风止痛功效。金雀根传统上用于体虚乏力、气短浮肿、风湿痹痛等症。用于各种关节痛，如类风湿关节炎、强直性脊柱炎、银屑病关节炎、骨关节炎、颈椎病、腰腿痛、痛风等关节肿痛；用于各种肾病蛋白尿，如狼疮性肾炎、免疫性肾病、紫癜性肾炎等之蛋白尿；用于多肌炎、皮肌炎、硬皮病、重症肌无力等多种自身免疫病，肌酸、肌无力。

主要药理作用有免疫抑制作用，即金雀根对小鼠淋巴细胞均有明显的抑制作用，可明显抑制小鼠脾脏淋巴细胞溶血素抗体的生成和血清凝集素抗体的生成；有抗炎作用，这与抑制前列腺素合成有关；有降压作用，有降低血液黏度的作用。

金雀根是治疗红斑狼疮、类风湿关节炎、慢性肾炎等免疫病、风湿病的常用药；对关节炎、肌炎、蛋白尿有一定的治疗效果，这可能与其有免疫抑制作用有关。

金雀根用于失眠也有一定效果，金雀根传统上是一味补气活血的强壮药，作为免疫抑制药，临床有效果，既没有不良反应，而且还有强壮功效，又不苦。这在中药中是比较少见的。（沈丕安）

# 苦参善治牛皮癣

苦参是一味清热燥湿杀虫的一味良药，在治疗皮肤病中屡有运用，而且效果很好。

该药始载于《神农本草经》，是豆科多年生亚灌木植物，药用根部。味苦，性寒。归心、肝、胃、大肠、膀胱经。

我认识和使用苦参起源于消风散。消风散（陈实功《外科正宗》）是治疗皮肤病的名方，很多名老中医都喜欢用它，我也就学之。

开始用于轻症的皮肤病效果还不错，但是对复杂性，长久性的皮肤病，尤其是顽症牛皮癣（西医学称为银屑病）就效果显得不理想。我对此百思不得其解，退尔勤求古训，翻阅名贤验案，终于发现问题所在。即消风散中的苦参一味药很关键，用大用小大不一样。

我过去治疗牛皮癣时用消风散一般用苦参10g左右，这对于一般的痒疹和银屑病还可以，但重症就不行了；不管用多少剂，多长时间都无进展，后来经过学习文献，有几则医案，对我启发很大。现引录于下。

1. 张子维运用苦参一得。

1984年秋，王叟年逾古稀，居城南郭，体丰壮，于八月上旬来院就医，自云患癣疾已数月，多治少效；诊其脉浮数有力，解衣观之遍体斑癣，体无完肤，白屑纷落，痒不可忍。余认为乃因湿热淫于血脉，郁于孙络，风因热生，虫从湿化，治当清热燥湿、疏风杀虫。

方用苦参30g，玄参13g，蒲公英30g，白蒺藜17g，苍耳17g，牡丹皮12g，白鲜皮12g，乌梢蛇10g，甘草5g。3剂，水煎服，日服1剂，忌五辛。

患者服后症状小减，二次复诊苦参加至40g，服3剂后功效显著，原方续服十余剂，痒止屑脱，症状大减，共服20余剂病告痊愈。

其翁乃曰："人皆谓我病此生难愈，谁知竟如此速效，实属意外。"

《本草经集注》云"苦参味苦，寒……玄参为之使"，为治风热疮疹之良药。近数年余用苦参治顽癣、湿疹其效颇佳，若脉浮数而热胜者其效更显。因此证多因湿热之邪浸于皮肤，淫于血脉，留滞不去，郁热甚而生风，湿热蕴而生虫，风行虫动故痒而难忍也。

古人认为，风热湿虫为癣癫之主要因素，取苦参之苦寒，以其苦燥湿清热。湿气除，虫无复生之机，热气清而风自熄也。

2. 周玉朱重用苦参治疗湿疹瘙痒。

张某，男，27岁，1998年6月8日初诊。两小腿肿痒、渗液一周，红疹密布，抓痕累累，左足底长满水疱，触之灼热，渗液较舌红苔黄腻，脉弦滑。证属湿热下注。法当清热利湿。

方用苦参50g，黄柏、蒲公英、豨莶草、泽漆、地肤子、冬葵子、生薏苡仁、茵陈各30g；每日煎服头剂，二煎水外洗。

一周后，患者小腿红已退，渗液明显减少。宗原方继用10剂，其足底皮损已消，干燥而愈。

**按：**周老认为清热利湿，苦参为先，临证用苦参治疗的外科疾病主要有急性皮炎、湿疹、痤疮、银屑病、脂溢性皮炎、急性胆道感染、丹毒等属湿热实证。临床表现多有患处红肿热痛，或痒，或起丘疹、红斑、水疱、渗液，或有腹痛以胁肋为甚，伴发热及身目尿黄，红苔黄腻，脉弦滑或弦滑数。常用量为10～50g，可酌情配伍黄芩、黄连、茵陈、薏苡仁等。

周老认为苦参味苦性寒，归心、肝、胃、大肠、膀胱经，临床适用范围较广；对外科病证为上中下三焦热证者皆可应用，尤对各类皮肤病有较好的疗效，可为首选之药，既可煎服，又可外用，具有清热燥湿、解毒止痒、祛风利水的功效。

3. 张林运用消风散治松皮癣。

患者尹某，于1978年12月闻余医癣，叩门求治。自述半月前劳累、出汗、受风后，周身搔痒，并见较多的红色扁平丘疹，曾服中、西药半月余均无效。

余诊：其周身有散在癣斑，肘膝关节的伸侧面为多见，胸腹及背部散在发生。境界明显，皮损直径0.5～3cm，有的融合成片，上复多层银白色鳞屑，其屑脱落后，可见有出血点。其皮损形态有的呈点状，有的呈钱币状、盘状或地图状。舌淡红，苔白腻，脉弦无力。诊为松皮癣。治宜活血疏风，清营解毒，投以消风散加减。

方用当归 25g，川芎 15g，红花 15g，川羌活 25g，独活 15g，木通 15g，荆芥 15g，防风 30g，麻黄 10g，苍术 25g，胡麻仁 15g，蝉蜕 25g，苦参 40g，白鲜皮 50g，甘草 25g，每日 1 剂，水煎，早晚空腹温服。

嘱患者服药期间及愈后百日内，忌食鱼、蛋、肥脂、辛辣、生冷。将煎剩的药渣，放入脸盆内加适量水，煎汤，趁热熏洗患处，每日 1～3 次。

内外二法同用，奏效更快。

患者遵法服用，连用十剂痒止，脱屑多，大部分丘疹消退，未见新发。患者又用五剂，皮损基本消失。共服二十四剂治愈。今已数年，多次随访未见复发。

通读以上三则医话医案，可见方中其他药均为常见用法，唯独苦参用法不同，均为重量，这也是取效的关键点之一。

通过学习领悟后我也将其经验大胆地运用于临床取得了显著的效果。现举例示之。

【验案 1】患者，女，65 岁。

病史：其患有糖尿病、高血压和严重的银屑病。患者已在其他中医机构和某专门治疗牛皮癣的老中医看过，无效；经人介绍找到我，不要求治高血压和糖尿病，专治牛皮癣，说此病已把人折磨得痛不欲生，几次寻短见，这次找到我是最后一次治疗，不效就再也不治了。我听后，感觉压力巨大。

刻诊：人中等个，略显富态身胖，舌淡红，苔薄白，脉弦滑有力，饮食二便正常。查全身牛皮癣除面部无疾，无一处好地方。尤其是双下肢、臀部、背部大面积皮癣，厚度有一个硬币之多，上面覆有白屑，基底粉红，个别地方抓挠出水，而且满头皆是皮癣，患者感觉奇痒无比。

患者自述曾在某中医处吃过大量蜈蚣、全蝎、小白花蛇等药，初期有效，后无效。现诊为重症牛皮癣，银屑病，风热郁表，湿毒浸淫。

处方：消风散合荆防败毒散加减。荆芥 12g，防风 12g，羌活 15g，独活 12g，前胡 12g，柴胡 12g，麻黄 6g，苍术 10g，当归 15g，川芎 10g，生地黄 30g，鸡血藤 50g，胡麻仁 15g，苦参 40g，白鲜皮 50g，蝉蜕 12g，金银花 30g，连翘 30g，猪牙皂 3g，土茯苓 60g，乌梢蛇 30g，生甘草 12g。

7剂，水煎服，每日3次，药渣外洗，同时外涂"一扫光皮癣净"。

一周后复诊：患者癣处已无流水，痒轻，无伤胃呕吐等不适。

效不更方，患者又服20剂，癣处迭加厚屑已退，接近正常皮肤，基本不痒，患者甚为高兴，信心大增。再续30副痊愈收功。（古道瘦马医案）

【验案2】莫某，女，35岁。

刻诊：全身红斑，皮肤不厚，脱屑，脉细数，舌质红，苔薄黄。患者自述以前用了不少药也没效果。这次在别处治了三个月无效，转治于余。

处方：当归25g，川芎15g，红花15g，川羌活25g，独活15g，苏叶40g，芦根40g，鸡血藤40g，猪牙皂3g，土茯苓40g，玄参15g，木通15g，荆芥15g，防风30g，麻黄10g，苍术25g，胡麻仁5g，蝉蜕25g，苦参40g，白鲜皮50g，甘草25g。

每日1剂，水煎，早晚空腹温服。同时外涂"一扫光皮癣净"。

嘱托患者服药期间及愈后百日内，忌食鱼、蛋、肥脂、辛辣、生冷。

二诊：患者服用了11剂药，好了一大半，高兴无比，要求继续治疗；本着效不更方的原则，略是调整如下。

处方：当归25g，川芎15g，红花15g，苏叶40g，芦根40g，鸡血藤40g，猪牙皂3g，土茯苓40g，玄参15g，木通15g，荆芥15g，防风30g，麻黄10g，苍术25g，胡麻仁5g，蝉蜕25g，苦参40g，白鲜皮50g，甘草25g，紫草20g，茜草15g，蛇蜕9g。

7剂，每日1剂，水煎，早晚空腹温服。同时外涂"一扫光皮癣净"。

患者将7剂药吃完，彻底治愈，皮肤完好如初，大喜。（李中文）

**按**：这是我的学生李中文先生，根据我的指导独自治疗的一例成功案例。该案方中川羌活、独活、荆芥、麻黄、防风、苍术、苏叶解表疏风，宣通腠理；当归、川芎、红花、鸡血藤活血通络；苦参、白鲜皮、蝉蜕、蛇蜕、木通、胡麻仁、猪牙皂、土茯苓、芦根、甘草泻热解毒，清营润燥。故诸药可奏活血疏风、清营解毒之效。

其中既有我的经验，重用苦参，也有老中医的经验，还有学生自己的经验。中文先生将其融会贯通，据证用药，故收效较速，真乃青出于蓝胜于蓝也。

我在临床上治疗顽固的湿疹和牛皮癣，现在基本上都是采取在有效的方中加入大量的苦参（30～50g），疗效较过去大幅提高。实践证明苦参重用是治疗牛皮癣的有效药物，值得重视。

然而任何药物超剂量运用都有利有弊，苦参也一样。

宋永刚教授在《名方60首讲记》中论述消风散治疗牛皮癣时写道："笔者一朋友，医传三世，在交流经验时，谓其祖父善用本方加乌梢蛇治疗银屑病，药多在30剂左右，直到患者服用本方至全身乏力，皮损消失方可。对于本方治疗银屑病的疗效屡见杂志报端，笔者也予以肯定，但让患者吃到周身乏力之时，恐觉不当。

观其处方，用量较大，均在10g以上，特别是苦参，每剂药量达12g，败胃较甚。以如此的剂量服至30剂，很容易达到周身乏力、胃口全无的状态。

而笔者认为，治疗疾病不要只盯住局部，而要着眼于整体。药之效不效，患者服后的感觉尤为重要，只要患者药后舒适，这也是中药取效的一种反应。"

综上所述，我们既要学会大胆用苦参的经验和技巧，也要注意在临床中善于调整和避免苦参的副作用，真正做到扬长避短。

苦参在临床上除治疗皮肤病外，还可以治疗失眠、痢疾、高热、心律不齐、手脚发热、泌尿系感染等，是一味很值得发掘的中药。

### 附录一篇治疗银屑病的文章

《中医杂志》1996年第8期报道，朱树宽重用紫草90～120g，治疗银屑病50例，收效甚佳。

患者，男，32岁，农民。1992年5月2日初诊。

患者半年前无明显诱因出现头皮突发红疹，微痒。某医院诊为过敏性皮疹，给服阿司咪唑（息斯敏）及外用氟轻松（肤轻松）等，数日后，病情未减，反而周身出现大量皮疹，上覆白屑。

当地医院皮肤科诊为银屑病，治疗3个月，疗效不著，遂改投中医诊治。

现患者皮疹瘙痒，夜间尤甚，伴心烦难眠。查见皮疹色红，上覆大量白色鳞屑，经抓搔剥离后，皮损基底部色红并有筛状出血点。舌质红苔薄微腻，脉沉弦有力。

辨证为血热风盛，搏结肌肤，瘀而成病。

治用紫草四妙勇安汤：紫草120g，金银花90g，玄参60g，当归30g，生甘草30g。水煎。

患者服药3剂后，瘙痒大减，皮损明显减轻。继服10剂，皮损尽消，自我感觉良好。随访2年，未见复发。

朱树宽认为，紫草用量是治疗银屑病取效的关键。

通过临床验证，紫草用量，9～15g偏于清热透疹；15～30g偏于凉血活血；30g以上偏于解毒化斑。但用治银屑病，唯有用90～120g，其解毒化斑之力最捷。若在进行期需用120g，在静止期需用90g，方为妥当。

综上所述，可以看出，在医疗实践中，"中医不传之秘在于量"的说法是客观存在的，这一点应该引起我们的高度重视，并且要大胆地在临床中不断摸索掌握药物的最佳用量。

# 羌活新用法

说起羌活这味药，大家都比较熟悉，它辛温解表，祛风除湿，通络止痛，醒脑开窍。我临床上也是遵循古训，经常这样运用的。后来，随着读书的增多，名老中医经验的学习，发现羌活还有改善微循环的作用，此认识用于指导临床，方便简洁，效果可靠。

【验案1】患者，在校大学生，22岁，男性，开始用验方乌发丸加减治疗脱发。其药组成为生首乌、黑芝麻、女贞子、墨旱莲、桑椹、霜桑叶、生地黄、菟丝子、杜仲、金樱子、桃仁、红花、豨莶草、侧柏叶、怀牛膝等。患者服用15剂药后，仅止住脱发，生发寥寥无几，见效缓慢。我思之良久，觉得药是正确，但是输送到头顶末梢的力量不足，于是在上方加入羌活25g，患者又服10剂后，头皮已大面积长出黄绒毛，密密麻麻，甚是喜人。后继续用此方加工成蜜丸，患者又服了3个月，头发长好，又黑又密。

此案取效之快，关键就在于加入了羌活一药，有效地改善了微循环，头皮毛囊可以理解为血管末梢之地。

【验案2】张某，男，64岁。全身酸痛不已，数月不愈。患者原是一位退休西医，用多种药物治疗身痛不效，甚为懊恼。一日在书店翻阅医书，看到我写的《杏林薪传》一书，甚喜，认为我是一研究性质的中医，肯定有办法解决他的疑难病证，于是找到了我出诊的地方，请求我给予治疗。患者自述别无他证，就是全身酸痛不已，已经几个月了，房事后和遇风寒天时身体酸痛严重，出汗后略轻。吃过多种止痛药，只能解决一时，不能除根。

刻诊：脉呈浮滑中略涩，舌嫩薄白苔，饮食二便基本正常。四诊毕，我说此病易治，三五剂药，一发汗就好。

处方：桂枝汤加减。桂枝45g，白芍45g，生姜10片，甘草6g，大枣6枚，麻黄10g，苍术15g，羌活15g，当归15g。5剂，水煎服，每日3次。

嘱吃完药覆被取汗，勿再受风。结果，患者服用2剂后酸痛止，5剂服完痊愈。

　　此案治疗快速，除了用对桂枝汤外，关键一味止痛药就是羌活。可以说是专药。皮肤为末梢血液循环部位，羌活专走此处。我临床上治疗身痛，不管是风寒风热，是虚是实，一律加入羌活，收效颇速。这也是我的一点心得，其根据就来源于上述。根据羌活能有效改善微循环的认识，我临床将此药广泛地运用于中风偏瘫、冠心病、阳痿、肌无力、类风湿关节炎等病的治疗中，都取得很好的效果。

# 薏苡仁化痰疗疾

薏苡仁，既能煮稀饭美容，又是一味疗效多的药物。先看一则引起我重视薏苡仁的医话。

钟新渊在"薏苡仁清痰"一文中说："1983年9月末，我得了一次感冒，初愈后，每日清晨仍咳黄色浊痰，历时1周，有增无减。我担心痰浊不清，引起他病。暗自思量，找一味善药来清除痰源，黄色浊痰是湿热酿成，我就选用薏苡仁清化。每日取薏苡仁50g煮粥，连吃3日。果然，咯痰逐日减少，尿量增多，湿热从下泄去。我素来脾肾不足，薏苡仁淡渗寒滑，虽然有利于清化痰热，但却使我溲时余沥点滴，有时自流而难于约束，可见善药也非十全。于是，在薏苡仁米粥中加入10枚红枣，连吃4日，痰浊尽去。从此以后，我对肺热痰浊重者，常用薏苡仁治之，效果多佳。"（《长江医话》）

无独有偶。一日，我刚好感冒，因此引发了支气管炎（系先天遗传，拍胸片发现肺纹理较粗乱），发高热、咳嗽、吐浓痰、浑身无力、脉浮滑数、舌淡苔白。同时，我母亲也患感冒，发热，咳嗽气喘（因有慢性肺心病兼肺气肿）大口吐痰。为了试验薏苡仁化痰的作用，我决定让母亲住院，我在家用薏苡仁治疗。由于印象较深，现在还记得当时治疗情景。

我用生薏苡仁500g，高压锅压熬半小时，煮了3大碗，每1小时喝250ml左右。该米汤微酸微涩，喝下去以后，半小时多就要小便一次。从上午喝起，一直到下午5时左右，高热开始退却，痰大量减少（其前高热一直不退，家人曾劝我去输液，我执意不去）。结果又服2日薏苡仁汤，完全治愈。既神速又省钱。而我母亲整整在医院住了半个月，其间用进口头孢类药物，1周后才控制住气管炎。

没有比较就没有鉴别，没有实践就没有真知。从此以后，我对薏苡仁这味药，情有独钟。在治疗各种上呼吸道感染引起的气管炎、肺炎、肺脓肿等以痰多而黏稠为主的各种证候时，首选之药就是薏苡仁。这里要强调的是，须生用大剂量薏苡仁（不得低于50g）。为了防止小便滴沥不畅，伤了阴气，用薏苡仁应中病即止，或配入大量大枣，取葶苈大枣汤之意。

另外，谈点题外之话。我引用上述医话，并不完全是为了佐证我的观点，还是想告诉青年学子学中医，不要光研究理论（不是不学中医理论），要多看具有临床经验的中医之医话医案，并尽量记在脑子里，这比多记方子、多记药实用得多。理论是抽象的，医案是具体的。医案是活生生的"模特"，人的大脑很容易记住鲜活的形象的东西。如果有大量的医话医案在脑，一旦遇到疑难病证就会与之迅速建立起联系，做到胸有成竹，泰然处方。这就是古人说的"博涉知病"。多年来，我一直以这样的思路和方法学习临证，受益匪浅，现整理出来供大家思考。

### 群贤见智录

1. 程广里治疗坐骨神经痛，常在方中重用薏苡仁60～100g，取得良好疗效。[中医杂志，1982（7）：45]

2. 马骥教授曾治愈1例患痢疾后经常凌晨腹痛且腹泻10余年之患者，证属湿热停滞，方用白头翁、黄连、黄柏、秦皮、薏苡仁、木香、白芍、甘草，方中重用薏苡仁100g。（《马骥临证经验辑萃》）

3. 陈景和教授认为，薏苡仁健脾祛湿，缓急止痛，治湿痹之要药，但须重用方能收效显著，少用则效果不明显。每剂用量为100～200g。（《古今名医临证金鉴：痹证卷》）

4. 钱远铭教授擅用清热化痰、排脓祛瘀之千金苇茎汤（芦根、冬瓜子、薏苡仁、桃仁）治疗急、慢性肺部感染性疾病。本方由于性味清淡，故剂量宜大，小则无效。特别在急症重症中尤应如此。一般薏苡仁可用50～200g。（《古今名医临证金鉴：咳喘肺胀卷》）

5. 谢远明教授常用生薏苡仁治疗各种痈（肺痈、肠痈等），疮疡，急、慢性肾炎，膀胱炎，水肿，湿，泄泻，消化道肿瘤，扁平疣等。应用指征为腹泻，水肿，痈肿，舌质淡，舌体胖或有齿痕，苔厚腻，脉弦滑。薏苡仁用量为30～120g。临床配伍芦根、冬瓜子、桃仁，治肺痛；配伍桃仁、牡丹皮、赤芍、红藤，治急性阑尾炎；配伍制附子、败酱草、红藤，治慢性阑尾炎；配伍川芎、麻黄、桂枝、羌活、独活、苍术、制川乌、黄柏、甘草、生姜，治湿痹。(《方药传真》)

6.黄和医师认为，薏苡仁健脾和中、祛湿浊、疏经脉、利关节、止疼痛、安心神。临证常配伍萆薢治痛风；配伍土茯苓治湿滞头痛；配伍板蓝根治扁平疣；配伍半夏治失眠；配伍伸筋草治筋脉拘挛疼痛；配伍败酱草治乳腺炎；配伍天南星、半夏治关节肿痛；配伍苍术、茯苓治浮肿；配伍白芷、白花蛇舌草治痤疮。薏苡仁用量为30～500g。

# 严重腹泻用桃花石

桃花石又名赤石脂，一般中医不太了解，也不太使用。实际上它是一味很好用的止泻收涩药，可以和西药蒙脱石散相媲美。

《伤寒杂病论》中著名的桃花汤就是以此药为主的止利方。"少阴病，下利便脓血者，桃花汤主之。""少阴病，二三日至四五日，腹痛，小便不利，下利不止，便脓血者，桃花汤主之"。

桃花汤组方：赤石脂（一半全用，一半筛末）一斤，干姜一两，粳米一升。上三味，以水七升，煮米令熟，去滓，温服七合，纳赤石脂末方寸匕，日三服。若一服愈，余勿服。

赤石脂也称高岭土。色赤、质滑腻，如膏脂而名。易碎，用舌舔之黏者为佳。味甘、涩、平，性温。入脾、胃、大肠经。能涩肠止泻、收敛止血。治腹痛下痢脓血，腹冷喜温、舌淡脉迟者相宜。

赤石脂甘温重坠入下焦血分，其质细腻，分子颗粒有吸附作用，能吸收肠道有毒物质，保护胃肠黏膜，止胃肠出血，可用它来治急慢性结肠炎、红白痢疾、虚寒腹痛、腹泻等。

我在临床上主要在两个方面用赤石脂，一是腹泻，二是制酸。这里举一例长期腹泻（慢性结肠炎）的病案。

【验案】乔某，男，42岁。

病史：腹泻10多年，面色枯黄，人极度消瘦无力，走几步路就微喘，进食后紧接着就腹泻。辗转多地，求诊多医，治疗无效。西医诊断为慢性结肠炎，患者已近崩溃之态。慕名前来求治。

刻诊：脉沉弱无力兼数，舌淡苔薄白。

辨证：脾肾阳虚，下焦失固。

处方：桃花汤加减。赤石脂200g（其中10g研末冲服），怀山药100g，炮干姜各15g，仙鹤草100g，补骨脂30g，煅牡蛎50g，黄连30g，生地榆30g，羌活 10g，防风 10g，甘草 10g。

15 剂，水煎服，日分多次，少量频服，每日 1 剂。

一周后患者打电话告知腹泻已止，大喜。余告曰：坚持把药服完。半月后，患者多年腹泻基本止住。后以中成药附子理中丸和四神丸善后，3 个月后痊愈。

**按：**此方为桃花汤加减而来，临床运用多年效果显著。如果有腹痛可以加炒白芍 60g，取痛泻要方之意。此案用大量赤石脂温肾收涩，止住多年腹泻，效果显著。运用桃花汤时赤石脂量必须大，这是《伤寒杂病论》的原意，杯水车薪不解决问题。

# 獾油善治烧烫伤

獾油（市售成品药）主治烧烫伤，皮肤皲裂。清热解毒，生肌消肿。使用前应将创面清洗干净，稍干后将獾油均匀地涂布在创面。然后用干净无菌的纱布、绷带将创面简单的包扎即可。每隔48小时换药一次。

獾要在冬季捕捉，此时脂肪最厚。取其皮下脂肪及肠网膜上脂肪，入锅中熬炼成淡黄色的脂油，滤去油渣即成。

李时珍在《本草纲目》中写到獾油"有起死回生之功效"。从临床上观察，獾油治疗烫伤烧伤效果明显(伤口愈合得快，瘢痕不明显)来分析，"愈合得快"说明其有杀菌、消毒功能；"瘢痕不明显"说明其能促进细胞再生。

谈起治疗烧烫伤大家都不太陌生，治疗方药成百上千，耳熟能详，诸如黄柏、地榆、大黄、冰片，都是常用有效之药，但是我觉得最神奇的还要属獾油。獾油在治疗烧烫伤方面具有其他药所不具备的优点，不仅清热解毒，生肌止痛，还能愈后不留瘢痕。我几十年来，验案积累甚多，但獾油疗效之好，令我久久不能忘怀，不得不感叹中医太伟大了。还是说一个典型例子吧。

那还是20世纪70年代初，我刚接触医学。一日晚上，我家刚做好一锅汤面条，端上来放在过去的大方桌上待吃。因我家人口多，有七口人，所以锅也大，饭也多。我三岁的小弟弟沿床扶着桌子，一不小心扶空栽了下来，一手插到了到刚出锅的面条中，一声惊叫，全家人都慌乱了，我父亲一下抱起小弟，不假思索地就用手把小弟胳膊连手上沾的面条带汤往下将。那时家人对烫伤没有太多经验，加之着急，结果小弟胳膊连皮带少量的肉一块儿被将了下来。当时小弟痛得已无哭声，我们在旁边也都惊呆了，全家乱作一团。随后父亲抱起小弟直奔医院。

到了医院紧急做了清创，敷上了什么西药，我现在也记不清了，两天后医生告知父亲，小弟的手可能保不住了，皮肤肌肉二度烫伤，需要植皮，即使好了，五个手指也会长在一起，要进行两次手术切割分离。闻听此言，一家人伤心不已，不知如何是好。好在天无绝人之路，此时有一位老医生建议，说东北的獾油可以治疗烧烫伤，愈合快，不留疤，我父亲一听说就四处寻找此药。

现在的年轻人可能不知道新中国成立初期，那时缺医少药，想找点好药，是很难的。

好在我父亲认识一位药剂室主任，那位医生帮忙找到了两瓶獾油。父亲将獾油交给烫伤科大夫，大夫每天给小弟按时涂上，奇迹真出现了。自从用上獾油，我小弟也不哭了，也不闹了。一个月后，患手全部治愈，五个手指也没有长在一起，而且皮肤竟然和原来皮肤一模一样，浑然一体，毫无一丝瘢痕，仅是颜色粉红鲜嫩。

几十年过去，小弟两手无异，不管是皮肤颜色，还是手指功能，唯一不同的是，小弟变成了左撇子，可能是当时烫伤的右手不常用的缘故。

自从獾油治好我小弟的烫伤后，獾油的神奇作用就深深地刻在了我心中。这致使我从医之后，凡是重度烧烫伤，以及电击灼伤等，首先想到用的就是獾油。除了它的清热解毒止痛效果突出外，我最看中的是它生肌不留瘢痕的作用。在这一点上，恐怕其他治疗烧烫伤的药物与之不能相比。

我因看到现在很少人用到獾油治疗烧烫伤，故撰文推之。在这里，特别要强调一点，要想效果好，最好用野生獾的油。

# 浅谈不良反应两则

我们可以看到，讲用中药临床好处的经验文章较多，讲其弊处的文章较少，这是一个遗憾和不足。为此，我想通过几个案例谈一谈这个问题，以引起诸位同道的注意。

【验案1】患者乳腺癌术后来诊，中等身高，微胖，45 岁。

刻诊：患者手足心发热，心悸，出汗，心烦易怒，大便略干。舌淡苔白，脉双关滑数、尺部不足。月经不调，时有时无，大约 3 个月 1 次。

辨证：肝肾阴虚，虚阳外露。

处方：丹栀逍遥散合二仙汤。7 剂。

二诊：除手足心发热外，其余症状均减。改方用二仙汤合三物黄芩汤。

处方：淫羊藿 30g，仙茅 10g，巴戟天 10g，黄柏 12g，知母 12g，当归 10g，黄芩 30g，苦参 10g，生地黄 15g，地骨皮 30g。7 剂，水煎服。

用药第二日，患者就打电话给我说药不能喝，一喝就吐。

我问是饭前喝的还是饭后喝的。患者答饭后。我告之，再喝时先嚼 2 片生姜。患者听之，再服。

晚上电话又打来告知，还是不行，刚喝下去就吐出来了。

我告其停服，将剩余几剂药提来，我将其中的苦参捡出，又放入姜半夏再服，患者未再发生呕吐现象。

**按：** 此案之所以发生呕吐现象，实为苦参所为。我临床多年，深有感受。苦参苦寒燥湿，清热杀毒效果很好，但其不良反应也甚为明显。我所用的苦参案例中大约有 1/3 的患者发生呕吐，只要取掉苦参即好。有时必须要用苦参时，不得不加入生半夏和大量生姜，但是仍不理想。患者反映服后虽说不吐了，但总有一种想吐吐不出来的难受劲。这说明苦参有刺激胃黏膜的作用。诸位同道在用苦参时要引起注意，以免引起不必要的麻烦。

【验案2】患者女，27 岁，慢性黄疸性肝炎，于 2010 年 9 月来诊。

刻诊：瘦高个子，面黄兼暗，眼珠黄，舌尖边红苔白腻，能食，大便略干，乏力，月经偏多、色黑，行经时略有少腹痛。

辨证：阳黄，肝胆湿热兼瘀。

病史：患者化验结果显示，转氨酶和胆红素均高于正常值许多，西医诊断为黄疸性肝炎，即中医学中的阳黄证。辨证和诊断均不复杂，然而此病拖了1年之久，缘于患者曾在西安某中医专家处治疗半年，按气血不和治疗，没做一次相关的化验；后又在某中医教授处治疗四五个月，亦无效，期间也未做化验确诊。我随即令其肝功能化验后再来诊治，四诊如上所述。

此例患者根据辨证，我首先用了茵陈蒿汤合桃红四物汤加丹参，10剂，水煎服。

二诊时，患者面色和眼珠黄均减，继续用清湿热、活气血之法。

处方：茵陈蒿汤合血府逐瘀汤加丹参、黄芪、太子参。桃仁10g，红花10g，当归10g，赤芍15g，川芎10g，生地黄15g，桔梗10g，柴胡10g，枳壳10g，生甘草10g，怀牛膝10g，茵陈30g，栀子10g，酒大黄10g，生黄芪30g，丹参30g，太子参30g。10剂，水煎服。

谁知患者服了2剂后，打电话告知，吃药后呕吐，吐得连饭都不想吃了。我告诉患者先停服，把剩余药拿来，我调整一下。而后我反复检看药方，没有发现哪味药能致呕。

思之良久，我突然想起自己有一次嗓子痛，就随手泡了一些桔梗和生甘草喝，结果发现很难喝，直想吐。后来也曾经给其他人用过桔梗，均反映不好喝。

回头再翻看《伤寒论》《金匮要略》等书，发现桔梗汤、排脓汤中的桔梗其主要作用是祛痰排脓，引药上行，现代药理研究也证实其量大易致呕吐。看来问题是出在桔梗了，于是将前方中的桔梗去掉再服，结果未再出现呕吐。

**按：**此案给人的启示是，桔梗有载药上行的作用，不利于清利湿热，此其一误也；桔梗的主要作用是祛痰排脓，这里无须排脓祛痰，此其二误也；桔梗有刺激气管和食管胃黏膜的不良反应，对于脾胃虚弱的患者不适用，此其三误也。实际上在临床上会经常碰到服桔梗呕吐的现象，所以诸位在用桔梗时还是注意其不良反应。

# 补阳还五汤黄芪用量及用法

张志远教授族伯父张瑞麒是一位伤寒名家，钻研《伤寒论》《金匮要略》五十余年，有许多心得体会及独到见解，张志远先生年轻时曾跟随其学习。

瑞麒公云："要将《金匮要略》中之胸痹与心痹区别开。"

胸痹病并不完全属于心脏方面之疾病；心痹则百分之八十是冠心病，是由心脏冠状动脉粥样硬化引起之供血不足、缺血缺氧，故出现胸闷、憋气等症状。

胸痹病，不一定用活血化瘀之法，可用瓜蒌薤白白酒汤，效果不错；但心痹病，重点在活血化瘀，温通经脉。如此才是治根、治本，若用治标之法，则难以解决问题。

瑞麒公常用补阳还五汤活血化瘀、补气通络，指出黄芪用量较为重要，瑞麒公再三告知张志远先生黄芪之用量最少要达到100g。

其时张先生年纪尚轻，虽遵从瑞麒公之教导，在临床上，对于冠状动脉粥样硬化供血不足引起的冠心病，以胸闷疼痛为主者，或是心绞痛、心肌梗死，均用补阳还五汤，但在黄芪之用量上，尚不敢多用，亦遇到让其记忆深刻之案例。

张先生治一冠心病患者，依经验给以补阳还五汤，患者未服药之前心脏收缩压在120～130mmHg左右，服药以后，血压升到180mmHg，张先生不敢继用此方。

后先生就此病例请教瑞麒公，瑞麒公开口即问先生黄芪之用量，先生云："该患者看起来较虚弱，体重又轻，故没敢多用，用了30g。"

瑞麒公云："黄芪少量能升血压，大量能降血压。此为用黄芪药量不够所致。改开120g吧。"先生后于原方中改用120g黄芪，患者血压很快降了下来。

**按**：补阳还五汤首见于王清任《医林改错》，原用于治疗中风及中风后遗症，今瑞麒公及张先生用此方治冠心病属气虚血瘀者，效果良好。

现代许多学者对黄芪升血压与降血压的作用机制进行了研究，有人报道，无论中药还是针剂，黄芪一次剂量在30g以内均具有升血压的作用，60g以上则可扩张血管，具有降低血压的作用。

瑞麒公之语在实验研究方面亦得到验证。

# 柴胡量大可通经

张志远先生云，应用柴胡时应注意，若是柴胡量达 30g，对女性能通经，且可致月经早至。

张先生曾跟随一位老先生学习，曾见其诊治一少阳病患者，给以小柴胡汤，其中柴胡用到一两。柴胡用至 30g，即便对北方人来说，亦是大量。

张先生云当时其年方弱冠，经验较少，不敢用如此大量。老先生开完方之后，交代患者曰："你吃药以后，很可能来月经。但不必顾虑，连吃三剂，病即可愈。"

该患者月经过去才 20 天，按周期来说，还不到时间，但患者却如老先生所云，出现月经来潮。

张先生遂请教老先生曰："您老人家并没用破血通经的药物，怎么患者来月经了呢？"

老先生云："这是因柴胡之用量。这是我多年经验之积累，本是保密的，因你不是我的学生，我不该传你此术，但你父亲和我是朋友，看在朋友的面子上，我可以将此秘术传给你。你要谨记，柴胡量大，就可能通月经。我在处方中用柴胡量达 30g，患者不一定来月经，也可能出现一过性出血。出血量不大则构不成月经，但也可能量较大，就会构成一次月经来潮。我先知会患者，让她思想上有准备，否则，她心中会有疑问，怎么吃了大夫一剂药，连月经也不正常了？她可能就不会接着服药，还可能会回来找你。你事先告诉她，她心里有准备，就不会有什么不安了。这次让我说中了，此女真来月经了。"

**按**：《神农本草经》载柴胡"味苦，平。主心腹，去肠胃中结气，饮食积聚，寒热邪气，推陈致新。久服轻身，明目益精"，并未提到柴胡与血分之关系。

至唐代，甄权《药性论》曰"柴胡能治热劳，骨节烦疼，热气，肩背疼痛，宣畅血气"，首次提出柴胡能宣畅血气。

金元时期张元素认为柴胡为少阳厥阴经引经药，其曰："苦，阴中之阳，去往来寒热，胆痹，非柴胡梢子不能除……少阳厥阴行经药也。"

王好古《汤液本草》中进一步阐释曰"能去脏腑内外俱乏，既能引清气上行而顺阳道，又入足少阳"，又引《本草》"在经主气，在脏主血……若佐以三棱、广茂、巴豆之类，故能消坚积，是主血也。妇人经水适来适断，伤寒杂病，易老俱用小柴胡汤主之，加以四物之类，并秦艽、牡丹皮辈，同为调经之剂"，指出柴胡在脏主血，但须佐以他药。

至秦伯未《谦斋医学讲稿》认为柴胡为气分药，其谓："我认为柴胡毕竟是表药、气分药、胆经药，其能走里、走血分、走肝经，全赖他药协助。"其又指出，若治疗肝阴不足等证时，大量应用柴胡会引起出血，其谓："柴胡虽然升散，因气味俱薄，未必有伤阴劫液的严重危害。然遇肝阴不足，肝气肝火上逆，如头胀、耳鸣、眩晕、呕吐、胁痛等证，大量使用柴胡，能使症状加剧，引起出血，慎之。"

至张志远老师承袭老中医之经验，明确指出，柴胡量大，可致女性月经来潮。

# 瓜蒂散的方义及服法

张志远先生曰："同样的方剂，咱开不效，别人开就有效。或是别人开方不效，咱们开同样的方就有效，区别在于一个'巧'字。"如《伤寒论》瓜蒂散可催吐，凡是痰饮、食物、水液、中毒，都可用此方催吐。但若仅开瓜蒂散，却不告知患者服药后如何呕吐的方法，患者便往往呕吐不出。

有时患者会来问大夫："为何服药后仅有恶心的感觉，但不呕吐呢？"故要告知欲催吐患者服后五六分钟应趴下，再以物探吐，可用鸡毛向口中探，轻扫咽喉（此举会引起恶心呕吐）。鸡毛较软，不会戳伤患者咽喉。

需要注意的是，鸡毛洗一遍干净没土即可，不可反复洗，因鸡毛有恶味，此种味道亦有刺激性，可致呕吐。若是无鸡毛，可用葱白代替。以葱白顶住患者上颚，亦能催吐。此外，一定要注意患者的体位，要让患者采取俯卧位，用物体顶住患者腹部，才有利于呕吐。

张先生云，此经验得之于一清代医话。该医话提到叶天士应用瓜蒂散之方法。

有一大商自浙江乘船沿大运河北上，其间食物中毒。此时，船行至苏州枫桥，于是上岸找大夫诊治。大夫诊病后，令服瓜蒂散，大商服药后仅有恶心之感觉，但呕吐不出。无奈，只好另请大夫。此次请的是鼎鼎大名的叶天士。叶天士诊病之后云，仍开瓜蒂散，不换药。唯一不同的是嘱咐了服后的注意事项，即服药之后，多喝水，让患者趴在床上，让他人抵住患者头部，用鸡毛反复探咽喉。患者照做后果然吐了出来。

张先生总结，此方应用之巧有二：一是采取俯卧位，低着头，以便于探吐；二是用鸡毛里面的恶味来刺激患者。

汪昂《医方集解》曾谈到此方服药后的注意事项，曰："吐时须令闭目，紧束肚皮。吐不止者，葱白汤解之。良久不出者，含砂糖一块，即吐。"

今举出在此，可与张先生之法参考应用。

## 群英见智录

关于瓜蒂散之方义，诸位医家从不同的角度做了解释，如成无己《伤寒明理论》曰："瓜蒂味苦寒，《内经》曰：湿气在上，以苦吐之，寒湿之气，留于胸中，以苦为主，是以瓜蒂为君。赤小豆味酸温，《内经》曰：酸苦涌泻为阴，分涌膈实，必以酸为使，是以赤小豆为臣。香豉味苦寒，苦以涌泻，寒以胜热，去上膈之热，必以苦寒为辅，是以香豉为使。酸苦相合，则胸中痰热涌吐而出矣。"

《医方考》曰："瓜蒂苦而善涌，赤小豆平而解热，淡豆豉腐而胜燥，此古人之宣剂也。"

《绛雪园古方选注》言："瓜蒂性升，味苦而涌，豆性酸敛，味苦而泄，恐其未必即能宣越，故复以香豉汤陈腐之性，开发实邪，定当越上而吐矣。"

张先生的解释另辟蹊径，其谓："瓜蒂即甜瓜把，味道很苦，不可多服。若多服，会引起头晕目眩、恶心，甚至中毒。若是单用瓜蒂，量太少，不能够遍布整个胃部；若是加上赤小豆或者豆豉，均加工成面状，与瓜蒂调和在一起，总体药量增多，如此即可遍布胃黏膜，起到刺激胃黏膜、引起呕吐之目的。"

# 通阳运输黄芪功

说起黄芪，中医人士或稍懂中医的人，恐怕没有不知道的。甘温补中，益气托表，一言以蔽之曰"补气"。君不见补中益气汤、当归补血汤、玉屏风散、十全大补丸，哪一个方子不是黄芪为君，诸书名贤哪一个不解释为补气。我习医多年也是这样认为的。然而一日读书时猛然醒悟，此论偏也。

黄芪故有补气作用，这一点不可否定，但这并不是其主要功能；其主要作用应该是通阳气，跑运输。看到这，我想很多人可能会说我胡言乱语，标新立异，且莫先下定语，听我娓娓道来。

黄芪首载于《神农本草经》上品，云："黄芪，味甘微温，主痈疽，久败疮，排脓止痛，大风癞疾，五痔，鼠瘘，补虚，小儿百病。"《本草汇言》载："黄芪，补肺健脾，卫实敛汗，驱风运毒之药也……"从现存最早文献可以看出，补气不是黄芪的主要作用，甚明。再看医圣张仲景和后人的运用。

《金匮要略》云："风湿，脉浮，身重，汗出，恶风者，防己黄芪汤主之。"此为风湿痹兼表虚自汗证。防己黄芪汤用黄芪，一是益气固表，治其自汗；二是助防己、白术健脾祛湿通痹。实际上就是用的黄芪载药走表的功能，玉屏风散亦是此意。黄芪和人参的区别就在于一走表一实里。同为补气药，在固表止汗这方面鲜有人用人参，都是用黄芪。这是明证。在治疗疮疡方面所谓的托表排毒，也是利用黄芪的走表作用，将清热解毒药运到肌表。我在临床上经常就是这样用的，黄芪加五味消毒饮。黄芪本身不具备消炎杀毒的作用，想必大家是心知肚明的。

《金匮要略》云："病历节不可屈伸，疼痛，乌头汤主之。乌头汤方治脚气疼痛，不可屈伸。"乌头汤证是典型的寒湿痹证，方用麻黄、乌头温经止痛，芍药、甘草缓急舒筋，其配黄芪的目的，主要是通阳气，运热药达经络。《验方新编》中的四神煎（生黄芪半斤，远志肉、牛膝各三两，石斛四两，金银花一两）主治鹤膝风，黄芪用半斤就是此意。祛风湿药众多要想发挥作用全靠黄

151

芪来运通。这是治疗痹证的一个关键，诸位不可轻之。

《金匮要略》云："血痹，阴阳俱微，寸关上微，尺中小紧，外证身体不仁，如风痹状，黄芪桂枝五物汤主之。"此血痹乃气血两虚，复受外邪所致。此方用黄芪，一方面取其主"大风"之功，配合姜桂驱邪外出，如张锡纯所说"《神农本草经》谓主大风者，以其发表药同用，能祛外风"；一方面取其逐"恶血"之功，协助桂芍温经和血通痹。仲景云黄芪"大气一转，其气乃散"正此之谓也。说白了，还是用黄芪的通阳气、运精微的作用。

血痹造成的血虚是营气不济，肌体缺乏营养，其根本原因是经络不通。虽然临床上半身不遂的人并不缺乏营养，尤其是当代，但还是营养不良，就是其经络不通。医圣张仲景早已看到这一点，所以用黄芪治之，打通经络，生发阳气，送补血药与病体。

后世的王清任心有灵犀一点通，更是把这一点发挥到极致，他创的补阳还五汤就是典型。《医林改错》卷下瘫痿论方中补阳还五汤组成为黄芪四两（生），归尾二钱，赤芍一钱半，地龙一钱（去土），川芎一钱，桃仁一钱，红花一钱。水煎服。黄芪初用一二两，以后渐加至四两。至微效时，日服两剂，两剂服至五六日，每日仍服一剂。主治半身不遂，口眼歪斜，语言謇涩，口角流涎，小便频数或漏尿不止，舌暗淡，苔白，脉缓。其理论就是气行则血行，补血先通气。通气就是通阳气，就是用黄芪首先打通道路。大量的实践证明这样的理解是正确的。同理当归补血汤亦是此理。血虚用当归，必用黄芪来运载。

通过上面论述，可见黄芪的主要作用应是通阳运载。至于其他方面的作用，应该是次要的。不管怎么说，我这些年一直是坚持用这样的思路运用黄芪，收效颇著。下面举两例示之。

【验案1】李某，男，48岁。

病史：就诊前一周，肚脐左上5cm处长一个热痛，开始有鸡蛋大小肿块，红肿热痛，随便找了一点消炎药吃了，又用了拔毒膏，未能控制住病情发展，红肿继续增大。本应等脓熟透后切开引流就行了，无奈患者自视懂点医学常识，未等熟透，自行挤压，结果引起扩散感染，高热灼身，险些酿成败血症。经医院连续注射大量抗生素，才得以未继续发展。一周后出院，伤口留了一个红枣大的窟窿，久不收口，故来就诊。检视伤口不红发暗，塞有雷夫奴尔黄纱条，创面直径约 2cm，深入腹腔，不愈合。舌淡苔白腻，脉浮大而芤。饮食二便一般。

诊断：腹痛，时间已久，气血虚耗。

处方：大剂益气托表兼清热解毒方。生黄芪 150g，当归 30g，川芎 10g，赤芍 12g，熟地黄 30g，太子参 15g，茯苓 12g，白术 10g，甘草 10g，蒲公英 15g，野菊花 30g，金银花 15g，连翘 15g，紫花地丁 50g。7 剂，水煎服。

此案重用黄芪载药于表，以大剂温补为主。因病为后期，伤口不敛，以虚为主，兼以清热解毒。蒲公英散结力大宜小量，因感染未尽故加大量紫花地丁解毒。主次分明，重点突出。一周后复诊，患者伤口已近收敛，无有脓水流出，创面发红不再发暗。前方去蒲公英、连翘、野菊花，再续 7 剂，痊愈。

【验案 2】2007 年 6 月间，某研究所刘工，经人介绍找到我，请我出诊给其父亲看病。我问什么病？答曰脉管炎。随后，我坐车到患者家中，见到一位七十多岁的老人。

刻诊：患者身高 175cm 左右，身材魁梧，声音洪亮，一见面就对我说，你快给我想个办法，疼死我了。当年在朝鲜战场上，子弹打到身上都没这疼，都能忍受。我查看了患者伤口，在左脚背外侧，有一硬币大溃疡，已发黑，微量脓液，脉弦滑，舌红苔厚白，余无其他症状。根据以往我治此病的经验，需托表益气，解毒活血。

处方：生黄芪 180g，当归 30g，玄参 60g，金银花 120g，生甘草 15g，怀牛膝 15g，丹参 30g，制乳香、制没药各 10g。10 剂，水煎服。10 天后二诊，患者疮面已收小为黄豆大小，色红不黑，上方去制乳香、制没药，因患者已不疼，况此二药伤胃难咽。1 个月后痊愈，患者感激不尽。

此案亦是重用黄芪达 180g，目的就是打通经络，运药至足部。

# 岳美中新解黄芪

著名中医学家岳美中对黄芪颇多研究，他曾指出："黄芪虽是今日应用最广泛的一种补药，但正因它应用最广泛，所以有的人在临床上应用得漫无标准，超出了它的应用范围，这是不能发挥黄芪本来的长处的。"为此，岳氏专门撰文，根据古代翔实可信的文献记载，结合自己的临床实践归纳了黄芪的适应证。

黄芪善治慢性衰弱证。中医之圣张仲景在《伤寒论》的113方中均不用黄芪，但在《金匮要略》中却不少用，岳氏认为其中必有奥妙。自后，经反复研究《伤寒论》《金匮要略》，发现"仲景在《伤寒论》则决不用黄芪，在《金匮要略》则罕用四逆，是因为黄芪必须多服久服，才能见效。可是就仲景的用药趋向上看，可以肯定地说，黄芪对于急性衰弱病，决无救亡于顷刻之力，而对衰弱性病则有它一定的疗效。"

黄芪主治衰弱性肌表病。岳氏从《金匮要略》用黄芪的七方中，除黄芪建中汤治里虚，其余六方如黄芪桂枝五物汤、防己黄芪汤、防己茯苓汤、乌头汤、黄芪芍药桂枝苦酒汤、桂枝加黄芪汤，皆治肌表水湿之证。加之黄芪建中汤，其主治"虚劳里急诸不足"，足证黄芪非专治里虚之品，日本汉方医学家吉益东洞《药征》谓："黄芪，主治肌表之水也。"此说未必尽然。岳老的解释为："肌表组织之能力恢复，则停水自去，而东洞谓主治肌表之水，乃倒果为因，他只看到了仲景用黄芪的诀窍，未能说明黄芪的真实。"

再如古方善用黄芪治瘫痪，也是属于主治衰弱性肌表病变。如《神农本草经》黄芪主治大风，《金匮要略》血痹篇中黄芪桂枝五物汤主治外证身体不仁如风痹状，《千金翼方》中风篇之大八风汤主治手足不遂、身体偏枯，黄芪酒治八风十二痹等，皆是黄芪治瘫痪之明证。根据岳氏经验，得知"黄芪之于神经系统疾患之瘫痪、麻木、消削肌肉等确有效。且大症必须从数钱至数两，为一日量，持久服之，其效乃显"。

对于黄芪治疗中气下陷，岳氏颇赞赏东垣之说，与张锡纯见解亦颇相同。岳氏曾说："脾胃内伤，谷气不旺，中气虚馁，体力为之不足，东垣补中益气汤补脾胃的虚馁，乃方中参术的职事，黄芪则是负责鼓荡谷气以充肌表力量之职责者。"中气下陷的患者，常有小腹重坠感，在劳作时更显，且同时表现呼吸短促，这时投以补中益气汤或张锡纯之升陷汤，颇有捷效。

# 重用黄芪敛创口

用黄芪治疗伤口、溃疡久不收敛，疗效是可靠的，我一生用黄芪治疗此症二三百例，包括二十年不愈的糖尿病足溃疡，无有不收效的。但是黄芪一定是要大量使用，我常用黄芪100～250g，小于此量效差。切记！

现分享何绍奇《读书析疑与临证得失》中的一则医案。

【验案】宋某，男，28岁，北京西苑医院小卖部家属。1983年春某日，患者在工作中砸伤左脚大趾，在东直门医院缝合后（共缝9针）感染化脓，外科乃切除大趾二分之一。四个月来，切口一直不愈合。

我院外科主张再次手术，患者不愿，遂求我诊治。患者精神抖擞，谈笑自若，饮食远逾常人，体重约80kg，殊无病态。

检视创面清洁，无脓血，不臭，不疼，创口骨痂稍稍突出，如婴儿初生齿状，周围肉芽色淡。

以我的经验，此人就全身情况而论，无任何虚证可言；而创口不敛，肉芽生长迟缓，则仍当归诸气血不足。非必以面色苍白、疲乏、自汗、食少、脉弱、舌淡始可判断为虚证。

处方用黄芪125g，当归45g，老母鸡1只，炖烂，吃肉喝汤，每2日1鸡，连用2周。患者颇以已大大超重为虑，我许以愈后再议减肥，相视莞尔。

一周间，其肉芽渐由淡红而嫩红，生长迅速，已将骨痂全部包裹，再一周，欣欣然上班去矣。

我以大量黄芪为主药，治疗创口不敛，20年间，约有十余病例。

去年春天，我由荷兰返四川梓潼，偕携家兄、杨定基医师会诊一位下肢外伤患者，其亦创口久不收敛。患者当晚服药，次日晨，主管史医师即来叩门，亟道："怪事，怪事，一夜之间，就开始长肉愈合了！"

此亦出我意料之外者，然确是事实。附志于此，谨供同道参考。

### 黄芪长久服用可导致腹胀，陈皮可解

临床上我很喜欢大量使用黄芪，该药补气托表力峻效宏，这是其长。但是该药用之不当，也能产生不少不良反应。

我曾治一位中年妇女，胃溃疡，用黄芪建中汤加减，半个月后胃痛胃酸均好转，但新增脘腹胀闷一症。我就在其方中加入厚朴、砂仁、枳壳、木香一类行气导滞之药，结果效果仍然不理想，患者说还是腹胀。

听后，我思之良久，突然想起已故老中医岳美中的一则医话，其中讲到黄芪长久服用能产生腹胀，而且只有陈皮能解，其他行气宽中之药无效。

我心中一亮，于是提笔在原方中加入陈皮30g，干姜10g。服3剂后腹胀消失。岳老不欺我也。

古道瘦马悟：此案给我的启示，一是平时多读书有益于临床，二是即使补药也有弊端，所以用药时要心思缜密，有规有度，方为上乘用药之法。

# 国医大师张志远活用瓜蒌经验

张志远教授重于辨证，精于用药，尤其善用瓜蒌。在遣方用药上，张老强调一定要突出瓜蒌的用量，通过将其与诸药灵活配伍，可以更好地发挥瓜蒌清热化痰、宽胸散结、润肠通便的功效。

在临证治疗中，张老常以瓜蒌挂帅配合清热散结药治疗乳痈，以小陷胸汤加味治疗结胸证，以瓜蒌薤白半夏汤加味治疗胸痹。

此外，张老还创制了新方瓜蒌汤治疗结胸证，瓜蒌承气汤治疗便秘，临证治疗效果显著。

瓜蒌，甘、微苦，寒。关于其功效的记载，《神农本草经》言："瓜蒌，味苦寒，主消渴，身热，烦满，大热，补虚安中，续绝伤。"

《本草纲目》言："润肺燥，降火，治咳嗽，涤痰结，利咽喉，止消渴，利大肠消痈肿疮毒。"

张老言瓜蒌分两种：一是糖瓜蒌，种子少，瓤多，兼润肺止咳；二是仁瓜蒌，种子多，瓤少，濡燥利肠，可治疗便秘。

瓜蒌皮、仁、瓤、根、全瓜蒌皆可入药，皮宽中开胸，瓤润肺祛燥，仁通利大便，根（天花粉）润肺生津，全瓜蒌综合运用可发挥全部功效，《伤寒论》《金匮要略》处方均投全瓜蒌，具有清热豁痰、宽中散结、开胸理气的功效。

张老临床通过将瓜蒌灵活合方入药，可有效地用于治疗乳痈、便秘、结胸证和胸痹等疾病。

其中一个特点，便是突出瓜蒌的用量。

仲景先师组方，小陷胸汤、瓜蒌薤白半夏汤、枳实薤白桂枝汤，均投瓜蒌1枚，后世所用量一般在15～30g。

张老指出在用量上，无论开胸、散结、破积、行痹，用量轻为30g，用量重则100g，才能符合《伤寒论》《金匮要略》原书瓜蒌小、大一枚的用量要求。若药量达不到，则很难发挥功效。

张老在瓜蒌的用量上，一般剂量 40～60g，无不良反应。

对于慢性支气管炎、冠心病、间质性肺炎干咳无痰，常用剂量为 30g，以助水生津，润泽华盖；对于习惯性便秘，肠道燥结，常用剂量为 40g，数日一行者，可用至 100g，以开胸通肠；对于妇女急性乳腺炎，红肿胀痛，常用剂量为 50g，以清热散结；对于调理气、食、痰所致的结胸证，如硬满、堵塞、疼痛、胸闷、纳呆、停食、内积，常用剂量为 40g，以宽中散结，最大量可开到 1 枚，约 250g，无异常反应。

张老运用瓜蒌治疗时，还注重配伍。在药对配伍上，张老常将瓜蒌与枳壳、薤白配伍。

瓜蒌与枳壳，一红一黑，伤寒家谓之"两药佛"，张老指出，两者配伍可行气开结，对上焦痞闷、胸内胀满、大便不畅，凡气、火、痰、食、燥邪停聚，皆能应用，被称为小小承气汤。

瓜蒌与薤白，一可宽中破结，二可开滞通阳，二味组合，可调理胸痹喘息、咳嗽、短气、胸中疼痛。

另一个特点，张老运用瓜蒌常据证合方用药。

若胸内满闷，则投瓜蒌 60g，加枳壳 20g，半夏 10g；心痹绞痛投瓜蒌 50g，加砂仁 15g，丹参 30g，三七 10g，薤白 15g，郁金 15g；腹胀、纳呆、停食、胃有停积消化不良，投瓜蒌 70g，加炒神曲 15g，炒山楂 15g，炒槟榔 20g，枳壳 15g，炒麦芽 20g；肺热口干、咳嗽，投瓜蒌 50g，加玉竹 15g，麦冬 20g，桑叶 15g，贝母 15g；肠道障碍，大便秘结，投瓜蒌 40g，加生地黄 15g，玄参 15g，麻仁 15g，大黄 6g，玄明粉 6g；急性乳腺炎，红肿胀痛，投瓜蒌 50g，加蒲公英 30g，败酱草 20g，连翘 15g，紫花地丁 30g。

此外，对于热证阴虚水亏、津液匮乏口干舌燥者，张老常在麦门冬汤中加入瓜蒌；对于外感发热余邪未退者，常在竹叶石膏汤中添入本品，皆有效果。

1. 张老自创的瓜蒌承气汤治疗便秘效果颇好。

便秘乃粪便在肠内滞留过久，秘结不通或粪质干结引起的排便不畅的一种病证。《黄帝内经·素问》言"大肠者，传导之官，变化出焉"，即指出了大肠为传导糟粕的重要器官。

造成便秘的因素很多，其中大肠传导功能异常是导致便秘的关键，若津液不足，肠道干燥失于濡润，则糟粕会积滞于肠道，日久则坚硬干涩，难出于魄门，发为便秘。

对津液不足，肠道干燥而引起的便秘，张老常用瓜蒌治之，取其润燥滑肠之功。

对于习惯性便秘，大便数日一行者，张老常开30～90g的量，并据证增入枳壳、厚朴、生地黄、玄参、麦冬、海蜇、当归、肉苁蓉、何首乌、玄明粉（极少量），药效甚佳。

**【验案1】**1970年张老曾于山东济宁诊一老妇，患者身体虚弱，因肠梗阻大便燥结七日未下，胸闷、腹胀严重，喝鲜牛奶、蜂蜜、香油均无作用。

张老遂嘱其购枳壳10g，厚朴10g，瓜蒌（打碎）1枚，水煎分4次饮之。患者饮了1剂后，排出奇臭粪块半盆，腹胀消除，大呼轻松，又服了2剂，便秘完全消除。

**按：**张老指出此患者年长，且身体虚弱，故不可再用迅猛攻下之药，当用缓和之品以润下，且其肠道梗阻，大便燥结，故选用瓜蒌来润肠生津，实属对症用药。

瓜蒌与大黄泻火攻积直达肛门不同，其功在缓通，不属泻药。

此外，患者数日大便不下，腹胀严重，故又佐入枳壳、厚朴理气宽中、行滞消积。张老将枳壳、厚朴、瓜蒌三味组成处方，名曰"瓜蒌承气汤"，以用于治疗肠燥津亏型便秘。

张老指出："瓜蒌治疗，一言以蔽之，以开结为主，宜于上、中二焦。大黄虽然通利居优，但对胸闷、胀满、梗阻，用瓜蒌效果较好。"

故张老临床常用瓜蒌滑润肠道、缓解便秘，凡习惯性更衣不爽，胸闷胀满，外排困难，其则将小承气汤中大黄改瓜蒌以治之，疗效颇佳。

2. 瓜蒌挂帅治疗乳痈。

《圣济总录·乳痈》云："……乳汁蓄结，气血蕴结，即为乳痈。"指出了乳汁郁积，积而生热，热盛肉腐是形成乳痈的重要病因。

《丹溪治法心要》云："……乳子之母，或厚味，或忿怒，以致气不流行，而窍不得通，汁不得出，阳明之血，热而化脓。"指出情志不畅、饮食不节可导致肝郁胃热，气血不通，乳汁蕴结化热，热盛成脓而形成乳痈。

张老认为乳痈多因气血流通不畅，蓄结生热而成，治疗当行气活血、清热散结。其临床治疗乳痈重用瓜蒌，取其清热散结之效，再据证佐入他药，助力运化。此法对治疗妇女乳痈、乳腺小叶增生尚未溃破化脓者，效果显著。

【验案2】1970年张老于山东宁阳诊一位30岁乳腺炎女子，患者左侧乳房红肿、灼热、坚硬、胀大、疼痛，日夜嚎叫，注射大量抗生素亦无效果，遂转中医调理。

张老即授以瓜蒌90g，蒲公英30g，紫花地丁30g，败酱草20g，金银花20g，连翘15g，野菊花15g，大黄2g。水煎分4次服，每6小时1次，连用3天，患者病情大减，将原方剂量减至一半，患者又饮4剂，则邪去而安。

**按：** 根据患者乳房红肿、灼热、坚硬、胀大、疼痛等症状，可推断其属热毒，气血壅滞，不通则痛，故当以清热解毒为根本治法。

张老以瓜蒌挂帅清热散结，又佐以蒲公英、紫花地丁、败酱草、金银花、连翘、野菊花、大黄等大量清热解毒、祛瘀排脓之药。

张老指出，此方的灵魂在于突出瓜蒌之量，量小则无效，且因方含大量寒性药物，故不可久服，病情减则减量，症除即停服。

张老临证经验：调理乳痈初起，红肿胀痛者，常投瓜蒌50g，薤白10g，乳香10g，没药10g，蒲公英50g，紫花地丁50g，大黄2g，水煎分4次服，每5小时1次，连用5天便可消散，能防止化脓；严重者，则投瓜蒌60g，金银花15g，蒲公英30g，柴胡15g，浙贝母10g，青皮10g，制乳香6g，炒没药6g，大青叶15g，每日1剂，水煎分3次服，连用5～7天，红肿痛热便会自消。

对于乳癖，乳房内出现硬结，呈块状，有隐胀、痛感，月经来潮前逐渐加重，过后缓解者，投瓜蒌30g，薤白10g，柴胡15g，川楝子15g，香附10g，木香10g，王不留行15g，橘叶30g，红花10g。每日1剂，水煎分3次服，7天可愈。

3. 两方均重用瓜蒌治疗结胸证。

结胸证是以胸胁部的痛、硬、满为主，上连及头项颈部，下累及心、胃脘、腹及少腹。

关于病因病机，《伤寒来苏集》中指出"热入是结胸之因，而水结是结胸之本"，即"热入"和"水结在胸胁"是引发本病的关键因素。

张仲景在《伤寒论》中指出："小结胸病，正在心下，按之则痛，脉浮滑者，小陷胸汤主之。"

张老认为结胸证多因气郁、热聚、痰饮所致，临床治疗时当以泻热逐水为治疗原则，常在小陷胸汤的基础上进行加味，突出瓜蒌清热涤痰、宽胸散结的作用。

对于因食积所致胸闷、痞满、胀痛、压之硬痛、脉象弦滑，表现内实的结胸证，则用其新创的瓜蒌汤治之，以瓜蒌 60g，厚朴 20g，枳壳 20g，半夏 15g，薤白 30g，水煎，分 3 次饮之，每日 1 剂。

诸药配伍不仅医上、中二焦阻塞，亦可通畅攻秘、解除疼痛、降逆止呕、行气破滞、宽中利膈。

【验案3】1995 年张老于山东德州诊一位 40 岁男子，症状为胸痛、胀满，如物堵塞，呼吸不畅，排便困难。

询诸近况，言日前参加朋友婚事，喝酒吃菜较多。医院诊断其为胃扩张、胸腔积水、恶性肿瘤，考虑手术，家属恐惧万分，遂邀张老设方救治。

张老据症，诊断患者为结胸证，给予小陷胸汤加味，药用瓜蒌 80g，半夏 10g，黄连 15g，加入枳壳 15g，砂仁 15g，大黄 2g。水煎分 4 次服，每 5 小时饮药 120ml，日夜不停，进行观察。

1 剂药后，患者感觉舒适，连用 3 天，从肠道排痰、食、秽物半盆，立即感觉畅快，症状消失，随即而愈。

**按：**张老根据患者胸痛、胀满，如物堵塞，呼吸困难等症状以及医院的诊断，辨证患者为结胸证，故以小陷胸汤为基础进行加味治疗。

患者是因饮食过量，水谷不化，聚而生痰，日久生热，胸中痰火郁结而诱发结胸证，故用小陷胸汤。方中瓜蒌清热涤痰，宽胸散结；半夏燥湿化痰，降逆止呕；黄连清热燥湿，泻火除痞。

张老指出此三药投量，以瓜蒌为主，一般用量 50～100g，与所载"大者一枚"相吻合，少则不易见效；半夏、黄连亦发挥重要作用，在量上一般为瓜蒌的三分之一。

此外，张老又佐入枳壳理气宽中，行滞消胀；佐入砂仁行气调中，和胃醒脾，以助运化；佐入大黄以增通利之效。

诸药调和，可从上、中、下三焦多管齐下，同时调理诸证。

4. 瓜蒌薤白半夏汤加味治疗胸痹。

中医认为胸痹是以胸部闷痛，甚则胸痛彻背，喘息不得卧为主症的一种疾病，与现代医学中的冠心病、心绞痛、心肌梗死等病相似。

关于胸痹的病因病机，《灵枢·本脏》云"肺大则多饮，善病胸痹喉痹逆气"，其指出胸痹多与痰饮有关。

《素问·至真要大论》提出"太阳之胜寒厥之胃，则内生心痛"，指出胸痹与"寒凝"和"脾胃不和"有关。

张仲景在《金匮要略》中进一步明确了胸痹的关键病机为阳虚阴盛，并确立了辛温通阳、化痰祛饮的治疗大法。

张老认为胸痹多由痰盛瘀阻所致，因平素饮食失调，损伤脾胃，使运化失司，聚湿生痰，上犯心胸，心脉闭阻所致；或情志不畅，使肝失疏泄而导致气血运行不畅，脉络不利，痰瘀交阻，胸阳不运，心脉闭阻所致，治疗上主张通阳散结，祛痰宽胸。

瓜蒌薤白半夏汤出自《金匮要略》，主要用来治疗痰盛瘀阻之胸痹证，张老常临证根据此方灵活加味以治疗胸痹，效果显著。

【验案 4】1992 年张老于山东济南诊一位老干部，其患冠心病供血不足已有 10 年，常胸闷，憋气，痰多气喘，呼吸困难，纳呆便溏，舌有瘀斑、齿痕，脉滑。

常感上腹左侧阵发性疼痛，牵及肩胛，近来日渐加剧，药物食化已不能制止。

张老遂开瓜蒌薤白半夏汤加味治之，方用瓜蒌 40g，薤白 20g，清半夏 15g，加丹参 30g，郁金 15g，三七 10g，嘱其每日 1 剂，分 3 次用。患者连饮 15 剂后，心电图改善，症状大减，将上方药量减一半，患者又服 20 天，大便通利，睡眠转好，症状基本消失。

5 个月后，其女儿来济南，告知健康状况恢复如昔，且感冒小恙也很少。

**按：**此患者病证十分明确，有 10 年的冠心病史，且近日来疼痛加剧，已牵及肩胛，心痛彻背，此乃心气塞而不和也。再根据其痰多、纳呆便溏、舌有齿痕、脉滑等症状，可诊断其为痰盛瘀阻、胸阳失运、气机闭阻、脉络阻滞而形成的胸痹，故以瓜蒌薤白半夏汤治之，瓜蒌润下通阴，薤白滑利通阳，可通经活络而使痹自开，清半夏则可清化痰热。

张老指出痰浊与瘀血往往同时出现，此患者舌有瘀斑，故又佐以丹参、郁金、三七行气活血，祛瘀止痛。

张老言凡需开胸、降气、祛痰，医气短、喘息、咳嗽、胸痹疼痛放射到肩背皆可用此方，功效颇佳。

> 附：近代名医施今墨先生早在20年代就常用软坚法治疗胸痹，每每取得良好效果。软坚汤：瓦楞子30g，海浮石12g，杭白芍30g，柴胡9g，广陈皮9g，枳壳9g，桔梗6g，香附9g。水煎服，方中瓦楞子与海浮石同用能软坚磨积散结，同为消顽痰软坚之要药。应用时须用醋同煅。

（潘琳琳　王　淞　孙君艺　孙海洋　刘桂荣）

# 治喘妙药蛤蚧

我曾听一位四川籍的老人讲过，过去云贵川地区的富贵人家上山求神拜佛，常常是坐滑竿（即竹轿子）上去。

抬滑竿的人都是穷苦人，吃不饱穿不暖，上山本来就够费劲了，还要再抬个成年人，肯定是气喘吁吁，但为了生计还是要做的，怎么办？

劳动人民是聪明的，知道蛤蚧有补气定喘的功能，于是抬滑竿的人就把蛤蚧尾含在嘴里，巧妙地就解决了气喘吁吁、肺气不足的问题。

生活中蛤蚧解决气喘吁吁的问题，实际上是来源于临床上治疗哮喘的广泛运用。

蛤蚧主产于我国广西、云南，广东亦产。全年均可捕捉。剖开除去内脏，拭去血液（不可用水洗），以竹片先从横面撑开，再用长竹一条撑住下胯延至尾末端，用微火焙干，两只合成一对。

蛤蚧味咸，性平。归肺肾经。补肺益肾，纳气平喘，助阳益精。蛤蚧入药部位为除去内脏的干燥体。

"自古即得仙蟾名，形影相随蛤蚧声。补肺滋肾治咳喘，赴汤蹈火结伴行。"这是一首描述中医虫类药蛤蚧的名称、习性、主治和入药特点的本草诗。

蛤蚧是守宫科动物，又名仙蟾、大壁虎，属于爬行类壁虎科。

它性喜雌雄相伴，常常相随而行。雄性的鸣叫声似"蛤"，雌性的鸣叫声似"蚧"，一唱一和，故称之为"蛤蚧"。

蛤蚧头略呈三角形，口内有细齿，尾圆而细长，遇危险时尾部有自断性，以断尾保身。足有吸盘，善在石缝或树洞中爬行，动作敏捷，昼伏夜出，以昆虫为主食，有时也捕食壁虎等小动物。

冬季藏于洞穴中，春暖花开时四出活动。

有趣的是小小蛤蚧一旦"结婚"，就一夫一妻制，如同鸳鸯形影不离，情丝连绵，"爱情"坚如磐石。如一方被捕，另一方将不顾一切扑上前去，紧紧抱着"伴侣"不放，因此常双双被擒。

故中药店出售的蛤蚧均为成对包装。中医学认为，配对蛤蚧疗效尤佳，且蛤蚧药力在尾，所以药用蛤蚧多保留其尾部。

蛤蚧为名贵中药，药效显著。李时珍在《本草纲目》中说："蛤蚧补肺气，定喘止渴，功同人参；益阴血，助精扶羸，功同羊肉。"

中医药理认为，其具有补肺滋肾、止咳平喘的功效。常用于虚劳、咯血、消渴、阳痿、早泄、久泻、尿频、漏尿等证。

对于此药，我常常用于虚喘中，每每起效迅急，力挽狂澜，是我特别偏爱的一味药。

蛤蚧的功效很多，我仅举在哮喘中运用的几例以示之。

【验案1】张某，女，28岁。

病史：整日胸闷，气短，乏力，喘不上气来。曾在多家医院治疗，效果不佳。也看过不少中医，吃过很多中药，如补中益气丸、六味地黄丸、气血和胶囊和阿胶补血露一类药物，药效平平。经人介绍来诊。

刻诊：面色泛黄，说话有气无力，舌淡苔薄白，脉沉濡细无力，饮食一般，二便正常，无咳嗽痰饮；月经基本准时，但量偏少偏淡。突出症状就是动则喘憋，平时疲惫不堪。

辨证：肺肾两虚，气血不足。

处方：生黄芪30g，太子参15g，茯苓12g，白术10g，当归12g，川芎10g，熟地黄60g，白芍10g，炙甘草10g，蛤蚧1对。5剂，水煎服。

当我在写处方时，患者插话说："你这些药我都吃过，别的中医也都是开这些药。"我说："你别着急，我还没有写完呢。"当我写下蛤蚧1对时，问患者吃过这药么？患者说没有。又问熟地黄60g，用过这么大的量么？患者哑口无言，一笑了之。

一周后复诊：患者说吃了2剂药后就不喘不憋了，现在已不太困乏，请求继续治疗，同时问需要吃多长时间。

我回答大约需40天。以麦味地黄汤加蛤蚧和八珍汤加蛤蚧，一周一交替让患者服用。患者服药50天左右，停汤药，喘憋、乏力痊愈。

后以麦味地黄丸补中益气丸令其隔日交替服用2个月善后。

**【验案2】**常某，75岁，患有高血压、糖尿病、肺心病等。其肺心病是由慢性支气管炎发展而来。气管炎乃几辈遗传，其外祖父及上辈均系此病引起呼吸衰竭于五十多岁去世。虽说这和医疗条件有关，但寿命短是不争的事实。基于此，我在治疗该患者的疾病时，均配以大量蛤蚧为主的胶囊给其服用。几年来，患者除高血压和糖尿病住过几次医院外，肺气肿、气管炎、哮喘冬春季几无为患。我认为，这也是蛤蚧的功劳。

**【验案3】**芦某，女，65岁。患者慢性气管炎兼肺气肿哮喘十多年，每年一入冬，遇外感即引发哮喘，胸闷，气短，咳嗽，痰多。急性期我用射干麻黄汤加减治之，一周后即诸症平息，转入散剂服之；其方为蛤蚧300g，配伍紫河车粉、生水蛭、川贝母、蜈蚣、甘草，桔梗、陈皮等。还是重用蛤蚧。

一个冬天过去，患者也未再复发。第二年秋末患者再次服药一段时间，之后未见再犯旧疾。老人甚是高兴。

**【验案4】**周某，男，42岁。

主诉：自幼患支气管哮喘，多方寻医，久治不愈。

刻诊：中等个子，面略黑泛油，人胖。胸闷，气短，咳嗽，痰中带血，西医诊断支气管扩张性哮喘，观舌暗红，苔厚腻，饮食二便尚可。

辨证：痰热阻肺，湿热蕴结。

处甘露消毒丹加白及，10剂，诸症平息。后转入散剂，其方为蛤蚧300g，配伍紫河车粉、牛黄粉、生水蛭、川贝母、蜈蚣、甘草、桔梗、陈皮等。重用蛤蚧制成胶囊令患者服用一冬，后支扩哮喘痊愈。追访以后未见再犯。

**按：**这些年在临床上我用蛤蚧治虚喘患者比较多，而且疗效也比较显著，比起冬虫夏草类药物，可以说物美价廉，功效不差。特此为它写上一笔。

# 治疗头痛的效方

关于治疗头痛一证的方药很多，其中有一味药是很多名老中医都爱用的，即川芎。我在临床上也爱用，但是用量不同，有用量小的，有用量大的。到底用哪个量有效呢？我的体会是大量，30～50g，效果明显，有时简直真如古人形容的"一剂知，二剂已，效如桴鼓"。这方面治疗成功的例子很多，现转载两则医案，以供欣赏。

【验案1】偏头痛：患者张某，男，20余岁，工人，患偏头痛数年，二三月辄一发，发则疼痛难忍，必以头频频用力触墙，始可稍缓。数年间遍尝中西药不效。刻下正值发作，患者不断以拳击其头，坐立不安，呻吟不已，汗下涔涔，脉沉伏，舌质正常，苔薄白，余无异常。我想头痛如此剧烈，必因气血瘀滞，发作时得撞击而暂舒者，气血暂得通行故也，通其瘀滞，其痛或可速止。乃用《辨证录》之散偏汤出入：川芎15g，柴胡10g，赤芍12g，香附6g，白芥子6g，郁李仁10g，荆芥、防风各10g，白芷6g，甘草3g。3剂，每日1剂。原方川芎用一两（30g），嫌其过重，故减其半。数日后邂逅于途，彼欣喜见告云："当天服一煎后，其痛更剧，几不欲生，一气之下，乃将三剂药合为一罐煎之，连服二次，不意其痛若失，目前已无任何不适。"川芎为血中气药，气味辛温，善行血中瘀滞，疏通经隧，而一剂中用至45g之多，得效又如此之捷，实阅历所未及者。我之用大剂量川芎治偏头痛，即自此案始。偏头痛多属实证，但有寒热之辨。川芎辛温善走，只可用于寒凝气滞、气滞血瘀之证；用于热证，则不啻火上加油矣。阴虚有火，阳虚气弱，用之不当，亦有劫阴耗气之弊。（何绍奇）

【验案2】血管性头痛一验方：血管性头痛临床较多见，我的学友于宝锋大夫，在王清任的活血通窍剂通气散基础上加味而组成颅痛宁煎剂一方，曾经做过5年临床（及实验）研究，结果显示总有效率达96.3%，我多年来将该方验之临床也基本可谓屡用屡效，故现将他对该病的认识及该方的组成、用法等摘录有关部分，介绍给大家，供同道们临床参考。

血管性头痛是由于发作性血管舒缩功能不稳定，以及某些体液物质暂时性改变所引起的疼痛，其病因尚未明了。近年来研究发现该病与内分泌失调或水盐代谢障碍以及精神紧张等因素有关。血浆 5- 羟色胺（5-HT）含量下降，引起脑血管扩张及动脉血管壁内缓激肽的蓄积，使血管壁中痛觉受体的痛阈降低而致疼痛。可见，脑血管扩张及动脉血管壁内痛阈降低是血管性头痛的主要机制。

血管性头痛属中医之头痛，其病因不外六淫、七情、劳倦所伤，而致脏腑功能失调，产生气滞、痰浊、血瘀等病理产物，阻于脉络。由于脑络痹阻、清窍不利而致头痛，故设以通窍散结、行气活血之法，使其脑络清窍通利则痛自止。

颅痛宁一方取柴胡、香附、川芎组成通气散以其通关开窍、行气解郁之妙，再加葛根、白芷、蔓荆子、羌活疏风止痛，荜茇散寒止痛，䗪虫、全蝎逐瘀息风，通络止痛。以上诸药共奏疏风通窍、行气活血、逐瘀止痛之效。本研究临床及实验结果（本文略之）均提示，颅痛宁能调节脑血管舒缩功能，明显改善脑血流，从而起到镇痛作用。

颅痛宁方药组成及服法：柴胡 20g，香附 25g，川芎 50g，葛根 50g，䗪虫 20g，全蝎 10g，蔓荆子 25g，荜茇 25g，白芷 20g，羌活 15g。每剂煎取 300ml，每日 2 次，早晚分服。7 天为 1 个疗程。据病情可连续服用 3～5 个疗程。

需要注意的是，临床应用时一定要结合患者具体情况灵活加减。

关于治疗血管性头痛的补充在我发的"血管性头痛一验方"中，介绍了我的学友于宝锋所研制的颅痛宁煎剂，其实在临床上还有一个方我也常用，那就是散偏汤，该方出自清代陈士铎的《辨证录》，其组成为川芎 30g，白芍 20g，白芷 10g，白芥子 5g，柴胡 10g，制香附 10g，郁李仁 10g，生甘草 5g。这几味药的量是我常用的剂量，仅供参考。

用散偏汤有两点体会。

1. 散偏汤因方中之川芎能上行头目，下行血海，为治疗头痛之要药，走而不守，性善疏通，为血中气药，能化瘀通络、止痛。因方中不仅川芎具辛香走窜之性；白芍润养；柴胡、香附等舒肝理气，还有白芷、白芥子亦有辛散作

169

用，故能舒通气之郁滞，而调整血行之不畅，因此非常适合于因忧思恼怒、气郁不舒、血行不畅致瘀痰内生、阻滞脑络所引发的血管性头痛。

2. 因其方中合有芍药甘草汤，所以该方缓急解痉止痛为其所长，故临床灵活加减用之于神经痛头痛，如三叉神经、枕神经痛等效果也不错。当然，临床无论治疗血管性头痛还是神经痛头痛，都要注意灵活加减如。气虚加黄芪，血虚血瘀加丹参，痛久不愈加虫类药，如搜风解痉加蜈蚣、全蝎等。总之要依据患者具体情况斟酌用药。

其实临床上还有很多方剂都是可用于血管性头痛的，如龚廷贤的"清上蠲痛汤"和王清任的"通窍活血汤"等，其关键还是在于方药要对证才能有效，即无论选用哪个方剂也要结合患者具体情况灵活加减才行。最后再说一下，现在市面上常见的正天丸、复方羊角冲剂，虽然比不上汤药疗效快，其效果也不错，我家夫人就有血管性头痛，且常因受风、劳累或睡眠不好时发作，而她嫌服汤药太苦太麻烦，所以这两样中成药就成了我家药箱里的常备之品。

（杨福民）

# 单味川芎治头痛

王某，男，56岁。此人就是我自己，前些天骑车，因下雨路滑，连人带车摔倒在地，头右侧着地，当时就感觉头懵不清，十余分钟后才站起来。事后除了外伤疼痛，没其他不适，就用了一些红花油之类的外涂用品，内服了一些跌打损伤的药，满以为过几天就会好了。

谁知几天后，外伤疼痛好了，白天也没有明显不适，但是出现了新问题。我每天晚上后半夜噩梦纷纭，直至到清晨4～5点，右侧头痛难忍而醒，无法再睡，起床后持续3～4小时后转缓。这就导致白天记忆力下降，心情不好。连续近一周，我被折腾得痛苦不堪。

原想是跌打损伤，多吃点活血化瘀的三七、土鳖虫之类的药物就行了，谁知越吃越不管用，这才认真思考起来，应是轻微的脑震荡。

怎么办？曾想用一个复方加减，如通窍活血汤，健脑开窍，活血通瘀，但又觉得太复杂，不如先用单味药看看，省事。

我分析此证，除了噩梦纷纭，记忆力下降，突出症状是头痛致醒，也是最痛苦之处，理应擒贼先擒王，抓主症。于是用治杂病之法，用治头痛专药川芎大刀阔斧单刀直入。

我将川芎颗粒6袋（相当饮片60g）一次冲服，服药一小时内头部胀憋，血压上升，尔后诸证消退，头脑清醒，再无噩梦头痛。川芎治头痛真乃快捷，一次解决问题。

**按：**此案给我的启示，对于病证单纯，病因简单，主症突出的，可以考虑，抓住一点，不及其余，重用单方，或者专药，直捣黄龙，也许是一个好方法和快捷有效的思路，临床上我经常这样用，常收佳效。

# 肺癌专药泽漆

泽漆，是我们不应该生疏却生疏了的一味好药。

在《金匮要略》肺痿肺痈咳嗽上气病脉证治篇中的泽漆汤是治疗水积肺痿的主方，据考证，此证类似现代的肺癌，为难治也。由于张仲景"咳而脉沉者，泽漆汤主之"这一条论述的太简略，所以这个方剂没有受到应有的重视。就连泽漆这味药也不为中医所熟知。还以为泽漆是一味难于寻找的药，其实不然。

泽漆，俗称五朵云，猫眼草，为大戟科植物泽漆的全草，生于山沟、路旁、荒野及湿地。我国除西藏外，各地均有分布。味辛、苦，性微寒。有行水消肿、化痰止咳、解毒杀虫之功。

《神农本草经》谓："主皮肤热，大腹水气，四肢面目浮肿，丈夫阴气不足。"

《名医别录》谓："利大小肠，明目轻身。"

《医林纂要》谓："泻肺降气，行水去热。"这说明泽漆是一味泻肺降气行水而略具补性的药。

《本草汇言》谓："主治功力与大戟同，较之大戟，泽漆稍和缓而不甚伤元气也。"

现代药理研究证实，泽漆不仅有镇咳祛痰作用，而且有抗癌作用。临床上常有用泽漆治疗淋巴肉瘤和宫颈癌的经验报道。对于正虚邪实的恶性肿瘤引起的胸腔积液来说，泽漆汤中，泻肺降气、行水去热的泽漆以高出桂枝16倍的用量（3斤：3两）作为主药，实在是千古妙用。虽然书称有毒，实际上"毒性较小，小鼠灌胃125g/kg亦未致死"。(《现代中药学大辞典》)

我在临床上治疗肺癌咳嗽、恶性胸腹水时每每用之，既能强力利水，又能抗癌止咳而不伤正。泽漆剂量以30～60g为宜，长期服用未见不良反应，效果颇佳。可以说是一味易得效宏的治疗肺癌之专药，用得好，用得及时，确实能使肺癌患者达到柳暗花明，起死回生。下面举一例示之。

【验案】2006年4月间，我在西郊某药店坐诊，一日来了一对中年夫妇，男子肥胖滚圆，女子身高瘦削皮包骨，反差很大。两口子见了我愁眉苦脸，拿出病历和CT等检查报告给我看。女子带着哭腔，流着眼泪，说刚从医院出来，医生让她回家自己养。医院诊断肺癌，胸腔积液。听说我用中医药治疗效果好，就找我来了。我一看是个棘手的病，就委婉地说，这类疾病没把握。患者说："我相信你，我们也没办法了，你就死马当作活马医。死了我也不后悔。"看到患者的信任和执着，我只好应诊。

吴某，女，38岁，家住响塘村，已育两子。

刻诊：身高170cm左右，瘦削，面蜡黄，舌质淡，苔白腻，舌两边有齿痕，脉沉细无力，X线检查反映胸部积水严重，右肺中心型肺癌伴纵膈淋巴结肿大，表现为咳嗽，胸痛，憋闷，浑身无力，血红蛋白低，好在饮食二便还正常，辨为悬饮证。

处方：香附旋覆花合五苓散。生香附、旋覆花、苏子、桂枝、白晒参、广陈皮、茯苓各15g，猪苓30g，泽泻30g，生半夏30g，生薏苡仁60g，泽漆100g。15剂，水煎服。

二诊，胸闷咳嗽好转，人稍有劲。效不更方，2个月后，患者胸积水消尽。之后患者用十全大补汤常服，又令其父从陕南老家采来泽漆两大麻袋，每日100g煎水当茶喝。一年后患者肺癌痊愈，体重增加，高兴得不得了。后追访其身体一直健康，未见复发，但为保险，期间泽漆当茶饮一直未间断。

**按：**此为重用泽漆治肺癌成功案例，虽并不是所有肺癌都能治愈，但我用泽漆治疗多例肺癌患者，大多数都得到了有效地控制，延长了生命周期，还有两例患者病情基本稳定，仍在观察中。应该说，通过临床实践验证泽漆是一味有前景，有显著效果的好药，诸位同道可以试用。

**附：泽漆汤方（《金匮要略》）**

半夏半升，紫参五两（一作紫菀），泽漆（以东流水五斗，煮取一斗五升）三斤，生姜五两，白前五两，甘草、黄芩、人参、桂枝各三两。

上九味，㕮咀，纳泽漆汁中煮取五升，温服五合，至夜尽。

# 痛风专药土茯苓

土茯苓为百合科植物光叶菝葜的干燥根茎，主产于广东、浙江、安徽、湖南、四川等地。

该植物蔓生如莼，被称为过山龙、过岗龙者，乃言其藤藤相接，攀缘而至满山之意；其根茎呈块状而不规则，其结节状隆起如盏连缀，大若鸡卵，半在土中，皮如茯苓，故得名。

土茯苓味甘、淡，性平，归肝、胃经。功能除湿，解毒，通利关节。用于湿热淋浊、带下、痈肿、瘰疬、疥癣、梅毒及汞中毒所致的肢体拘挛、筋骨疼痛。

由于该药入药较晚，如张山雷曰："自濒湖《本草纲目》，始以药入本草。"宋代苏颂《本草图经》始有"施州土人用以敷疮颇效"。临床上应用的人并不多，且不广泛。实际上该药的作用是很强大的，用得好，往往起沉疴，疗大病。

要想用好土茯苓这味药，一定要掌握好两个特点：一是祛湿，二是解毒。尤其是第二个特性。

前贤在这方面论述的特别突出，即土茯苓利湿导热、凉血解毒，历来为治梅毒要药。

明兰茂《滇南本草》中有一专治杨梅毒疮的单方，即用"土茯苓一两或五钱水酒浓煎服"。

明代汪机《本草会编》亦用以治疗杨梅毒疮。

李时珍在《本草纲目》中对土茯苓治疗梅毒有较详细的记载："今医家有搜风解毒汤，治杨梅疮，不犯轻粉。病深者月余，浅者半月即愈。服轻粉药筋骨挛痛、瘫痪不能动履者，服之亦效。"若因服轻粉导致肢体拘急者，可重用土茯苓，配猪牙皂、牵牛子各 3g。

名医张山雷善用土茯苓治疗杨梅毒疮，其独特之处为大剂量久服。"专用大剂，采用鲜根，熬膏长服"，"多服此药，永无后患"。

现代临床用土茯苓为主药，配合金银花，或苍耳子，或蒲公英、忍冬藤等清热解毒药组成复方，治疗早期梅毒或隐性梅毒，其血清转阴率在90%左右，而中晚期梅毒治愈率在50%左右。

梅毒在中医学中可以划归于湿毒的范围。

我在临床上常用土茯苓治疗湿疹、牛皮癣、头痛、带证及痛风等。凡是湿热瘀久，化毒伤正，湿毒邪盛者，都可以重用土茯苓来治疗，往往应手起效。

【验案】霍某，男，62岁，西安民航管理处退休职工。

主诉：患顽固性痛风3年，经医院查血尿酸925μmol/L，病理活检确诊为痛风石，X线检查提示右足趾跖关节第5跖骨头外缘有半圆形掌齿状小透亮区，诊断为痛风。服西药别嘌醇片治疗，因胃肠道反应停药。后经多处治疗不效。

刻诊：平素怯冷，面白无华，形肥神疲，走路一瘸一拐，声称痛极了。舌淡苔白厚，脉滑大。

辨证：湿毒留滞经脉，痹闭不利。

治则：化湿毒，通经络，蠲痹着。

处方：生黄芪30g，当归10g，土茯苓120g，川草薢30g，生薏苡仁50g，泽泻30g，猪苓15g，苍术15g，滑石30g，阿胶10g（烊化），僵蚕10g，全蝎15g，威灵仙30g。

基本上以上方为主，每服7剂调一次处方。重用土茯苓90~120g，患者共服60余剂药。经检查，血尿酸恢复到正常值，右足疼痛消失，人也有精神了。嘱戒海鲜肥肉半年。

按：痛风乃嘌呤代谢紊乱所引起，中医学认为痛风系湿浊瘀阻、停着经隧而致骨节肿痛、时流脂膏之证；应予搜别湿热蕴毒，故取土茯苓健胃、祛风湿之功。

脾胃健则营卫从，风湿去则筋骨利。此证确以湿毒为主因，但往往兼夹风痰、死血为患。治疗此证，恒以土茯苓为主药，在用量上突破常规，一般每日用60~120g，参用虫蚁搜别、化痰消瘀之品，坚持守方，定收佳效。

# 九香虫善治胃腹痛

中药的命名丰富多彩，蕴含了多学科的文化内容。有的是根据药用部位和四气五味来命名的，如菊花、葛根、木香等；有的则与历史典故和民间传说相结合，如刘寄奴、何首乌、徐长卿等。

"九"，在中国传统文化是极数，九香有极香、最香之含义。但实际上，活的九香虫不但不香，反而臭烘烘的，古人是反其义而命名之。

九香虫又名打屁虫、黑兜虫，产于云南、贵州、广西、四川等地，以贵州所产为道地药材。

别看它不太讨人亲近，但是在中药王国里，它却是一味很好的药。说起它的作用，还有一段故事。

【验案】2006 年我在某中医诊所上班时，曾治一樊姓老妇人，时年 70 岁。

主诉：患慢性浅表性胃炎，不想吃饭，稍吃点就饱了，小腹有点痛，大小便正常，别无他症。

刻诊：舌淡苔薄白，脉弦濡无力。

处方：开胃进食汤，即四君汤合二陈汤加藿香、木香、丁香、砂仁、厚朴、生麦芽、生谷芽、神曲，5 剂。

1 周后，患者基本解除了不想吃饭和脘胀症状，仅留下了小腹胀痛一症。我又给开了 5 剂加味导气汤。满以为药到病除，谁知 1 周后患者又找到我说还是痛。我思之良久，又开出了 5 剂逍遥散加天台乌药散，以为这回肯定能痊愈。岂知 1 周后患者又来，说还是痛。

这一下我有点不敢大意了，急忙要求其到某医院做 B 超等检查。检查完，拿了报告单给我看，也没发现什么问题。我只好又开了些疏肝理气止痛的药，还是无济于事。

恰好那周我有点事回郑州了，等我回来，患者又来找我，说是感冒了，叫我给开 3 剂中药。我很纳闷，患者怎么就没有说肚子痛的事呢？开完药，我忍不住问了一句，肚子不痛了？老太太告诉我治好了。说我回郑州期间她也回了趟老家临潼，在那里找了一位70多岁的老中医，老中医开的方子吃完就好了，已经不痛了。

我吃了一惊，连问有方子么？答有，病历里夹着。

我拿出来一看，也没什么稀奇的药，跟我前一段开的药大同小异。怪哉！又细看了几遍，发现了九香虫这味我从未用过的药，而且用量还挺大（30g）。肯定是这味药起作用了。

我回去急忙翻书查阅，书中记载：九香虫味咸，性温，归脾、肾、肝经，有补肾助阳、理气止痛之功效。《本草纲目》云九香虫"治膈脘滞气，脾肾亏损"。

现代药理研究认为，九香虫对脾胃虚寒、肝气郁滞所致的胃脘疼痛、胸胁胀满、气滞腹痛，女性痛经、宫寒不孕等病证有捷效。

九香虫配伍香附、延胡索、木香、全蝎等理气止痛药，多用于慢性胃炎、慢性结肠炎等肝郁气滞型者。（《虫类药证治拾遗》）

俞慎初等重用九香虫治疗肝胃气痛，疗效良好。药物组成为九香虫（半生半焙）30g，车前子（微炒）、陈皮各12g，白术（焙）15g，杜仲（酥炙）24g。研末，蜜炼为丸，梧桐子大，每服5g，以盐汤或酒送服，早、晚各1次。（《虫类药物临床应用》）

周志林说："九香虫咸温无毒，观其以香命名，其虫之香气可知。故能理滞宣胸膈。咸能入肾，温可壮阳，气香归脾，故为脾肾之药。蠕动气香，咸味之物，似又能流通血脉耳。"（《本草用法研究》）

看完这些记载，我恍然大悟，感叹老中医临证经验丰富，让我又学了一招。

九香虫善理气止痛、温中助阳，性走窜，能温通利膈而行气止痛，远远胜过一般草草棒棒。从此以后，我在临床上治气滞类胃脘、少腹之痛，每每加入九香虫，取效甚捷。

自此案以后，我就更加留意同行的用药经验，一有机会就虚心请教，增长见识。孔子云："三人行必有我师。"天外有天，人外有人，故学无止境。

# 关于活血化瘀药物用量问题体会

我们在长期临床实践当中，逐渐认识到活血化瘀药物用量的大小，对其疗效具有重要意义。临证运用活血化瘀药物，其量的大小，应视邪正盛衰的情况而定，因证情的不同而有所差别。

活血化瘀法则的最早文献记载当属《黄帝内经·素问》。《神农本草经》收载的 365 种药物中，有活血化瘀作用的就达 83 种。张仲景在《伤寒论》与《金匮要略》中，总结并发展了活血化瘀法则，创立了具有活血化瘀作用的方剂 10 余首，至今仍沿用不衰。后世医家，对活血化瘀疗法则有不同程度的发挥，尤值得一提的是清代医家王清任，他在《医林改错》一书中，提出 50 余种瘀血病证的治疗原则，并自创方剂 33 首，其中具有活血化瘀作用的就有 22 首。

桃核承气汤、大黄牡丹皮汤、抵当汤、桂枝茯苓丸及下瘀血汤，各方内均有破血散瘀之桃仁，据原书所述，前三方证均为瘀血实热，治坠马等一切筋骨损伤，且前两方中桃仁用 50 个，抵当汤虽用桃仁 20 个，但配伍有水蛭、虻虫等有较强活血化瘀作用的药物。筋骨损伤如是新病外伤，一般说来当属实证。从桂枝茯苓丸所主的证候来看，当非实证热证，故用丸药，其活血化瘀药物的用量，较以上实证热证之用量要明显小得多。且系为孕妇而设，故难与常人相比。下瘀血汤，所主证候系产后，一般当属虚证，虽也配伍䗪虫等，用桃仁 20 个，但分四次服，故较用于实热证的桃核承气汤等的用量也明显小得多。

再从《医林改错》中的方剂来看，通窍活血汤、少腹逐瘀汤、急救回阳汤等属辛温活血通瘀法，观所主病证，以寒凝血瘀为主，其用川芎、赤芍仅 3～6g，用桃仁、红花仅 6～9g，可谓小量；解毒活血汤、身痛逐瘀汤、会厌逐瘀汤、癫狂梦醒汤等所主证，均以实证热证为主，方中赤芍用 9g，减去辛热之川芎，而桃仁用量为 15～24g，红花用量为 12～15g，此量较辛温活血通瘀法明显增大；还有补阳还五汤、助阳止痒汤、助卫和荣汤等方剂均为补气活血通瘀之剂，观其主证均由气虚血瘀所致，方中桃仁、红花用量为3～6g，川芎、赤芍量均为3g，其量较实热证之量明显偏小，而与辛温活血通瘀法相差无几。

上文献中活血化瘀药物的用量规律，运用于临床实践颇有指导意义。

我们在临床当中，最初运用活血化瘀方剂时，是按原方之剂量使用的，如常用的冠心2号方，方中每味药均用15g。我们选择已确诊的冠心病患者，根据中医四诊所见，经辨证其确属有瘀血者，与服冠心2号方，每味药均为15g，每日一剂。经我们观察分析，其证属瘀血而偏实证者往往效果较好，若证属瘀血而偏虚偏寒者则效果较差，即使配伍相应的药物，也往往效果不理想，或初用一二剂有效，再服则效果不佳，但若把原量减少则效果反而好一些。举一病例进一步说明之。

【验案】杨某，男，57岁。

主诉：胸背掣痛已数年，多在睡眠及休息时发作，兼见心慌、气短，腹胀不适，大便每日2～3次。

刻诊：面色及口唇暗黑，舌苔薄白，脉沉细。

辨证：属心脾气虚，心血瘀阻。

治则：健脾益气，兼活血化瘀。

处方：党参10g，白术10g，茯苓10g，炙甘草6g，陈皮6g，桂枝3g，丹参15g，赤芍15g，红花15g，川芎15g，降香15g。6剂，水煎服。

复诊：患者服上方2剂后，其心前区疼痛略有减轻，服至第5剂时，其心痛掣背复重如初，且心慌气短症状明显加重，复查心电图SP-P段改变也较上次稍重。复与原方，仅将以下药物减量为丹参10g，赤芍10g，红花5g，川芎3g，降香8g。3剂，水煎服。

患者服上方3剂后，诸证略有减轻，上方继服30余剂，心前区疼痛明显减轻，发作次数也显著减少。复查心电图大致正常。

根据我们在长期临证中运用活血化瘀药物的体会，特别是在学习了《伤寒论》《金匮要略》以及《医林改错》等有关运用活血化瘀药物用量的著述后，逐渐认识到活血化瘀药物的用量大小的客观依据有以下几点。

1. 凡瘀血属实证、热证及阴虚火旺者，当用大剂量，酌情参考抵当汤、桃核承气汤、解毒活血汤等之用。

2.凡瘀血属虚证，包括气虚、阳虚以及寒证者当用小量，斟酌参考下瘀血汤、补阳还五汤、少腹逐瘀汤等方剂中活血化瘀药物的用量。

3.凡瘀血而见证乎两者之间者，则用量亦取乎其中。

（韩胜保）

# 两味止血药

## 一、断血流

断血流，顾名思义就是一味止血药，能凉血止血，引血归经，止血调经。妇女月经过多，崩漏下血，男女便血，鼻衄。单味用量为60～120g，水煎服。

断血流，生旷野河边，路旁田缘。夏秋采收，药用全草，切段晒干备用。味微辛性平。此药止血不留邪，故能调经止痛。既可止血治崩，又可引血归经。且无任何毒副作用，亦良药也。若与红药子同用，则止血调经之效更佳。故余拟"断红汤"，即断血流与红药子（朱砂莲）。此药十分易得，而且价廉。我用此药治多例功能失调性子宫出血者，无论轻重，其效俱佳。今小记之，以示记耳。

小诗曰：易得价廉断血流，崩漏下血勿用愁。夏秋沟边去割取，调治还须听医嘱。

《中国药典》记载：微苦、涩，凉。归肝经。临床多用于崩漏，尿血，鼻衄，牙龈出血，创伤出血，子宫肌瘤出血等。然而中医对此药一般用得很少，原因是不熟悉，不了解。其止血功效到底如何？实际上，仅从药名上就可以看出一二来，止血是其强项，断血流嘛。我在临床上用了多年，效果超过一般止血药，名不虚传。

【验案1】我曾治过一例崩漏的患者，32岁，月经10天不绝，而且还有越来越多的趋势，医院用了黄体酮也止不住，患者已有头昏、乏力、心慌等贫血症状，无奈寻求中医治疗。开始我用了专方崩漏灵，加黄芪、人参、仙鹤草等药，患者服用两天后血量仅减少，但仍然止不住，后又加了中成药宫血宁也不行。后来我突然想起断血流这味药，急忙大剂量用上，患者服用第二天就止住了，真乃神奇，断血流，伟哉！

这个案例引起了我对断血流这味药的注意。由于这个案例我用的是断血流胶囊，不知用中药饮片如何。实践是检验疗效的标准。文献记载，断血流清热解毒，凉血止血，性偏凉，于是我又在鼻衄的患者身上验证，结果仍然是效如桴鼓，药到血止。

**【验案2】**患者于2019年11月12日来复诊。

病史：上次开的药，吃到第3剂崩漏就止住了，剩余的2剂就没有继续服用了；自两天前早上起来开始又有点出血，于是把剩下的2剂药服完，现在还有点血丝，这次不敢耽搁，赶紧前来看诊。

刻诊：偶有崩漏，项背不舒怕冷，左沉弱右弦滑，舌胖大苔白。

处方：老年血崩汤合定经汤加减（因脉沉弱，有肾虚之象，以定经汤补肾）。生黄芪60g，当归30g，桑叶30g，生地黄30g，断血流45g，生龙骨30g，生牡蛎60g，仙鹤草45g，柴葛根30g，白芍30g，柴胡10g，荆芥穗6g，菟丝子30g，怀山药30g，茯苓15g，苍术30g，羌活10g，天麻片15g，制首乌15g。7剂，水煎服。

2019年11月28日三诊：上次药服完，没有再出血；停药2周，偶有出血。患者称患病已经十几年了，以前不严重也没有在意，2个月前到处治疗不效，才开始心慌着急，在我处调理两次，效果很明显。患者想多吃一段时间药，好好补一补，巩固治疗。

刻诊：主要是怕冷，尤其是后背、腿脚怕冷，疲乏、腰膝酸软。舌苔淡，尺脉不足。

处方：生黄芪60g，当归15g，断血流45g，生龙骨30g，生牡蛎60g，仙鹤草60g，柴葛根30g，熟地黄30g，红参15g，焦杜仲30g，白芍60g，桑叶30g。7剂，水煎服。

**按：**由以上两案可知，崩漏日久可致气血俱虚，虽仙鹤草大量使用可迅速补气止崩，但也有特殊案例，如案1、案2中，患者因崩漏已久，脾肾俱虚，崩漏严重，首先要解决崩漏的问题，用验方老年血崩汤加仙鹤草、断血流等固崩止涩药，3剂药崩漏即止。患者因肾气虚，需坚持服药一段时间方能巩固疗效，但患者急于求成，一旦见效即着急停药，不能坚持巩固治疗，导致病情反复。三诊将仙鹤草加至60g，以增强补气固涩之力，另加熟地黄、杜仲等补肾固肾，以巩固疗效。

【验案3】李某，男，10岁，陕南人，其父母来西安打工。一日患者母亲将其领来，说孩子最近老流鼻血，有时多得吓人，请求给予治疗。我看小孩发育基本正常，饮食二便无恙，据中医理论阳常有余，阴常不足。

诊断：肺胃火盛。

处方：黄芩10g，枇杷叶15g，玄参30g，藕节15g，断血流30g，生甘草10g。7剂，水煎服，每日3次。之后无音讯。3个月后其母来诊其他病时，告知我，上回给孩子开的止鼻血的药真灵，7剂药吃完后再未出现流鼻血的现象。我听后，安然一笑。我想那是必然的，因为断血流是民间止血的立效药，我已经屡用屡验了。

## 二、益母草

益母草调经活血，理产逐瘀，含有大量雌激素。因其性味甘寒，有消瘀化水之功。产母必有恶露瘀浊留滞，用之以期收缩子宫，使瘀血排出而子宫收缩原状。瘀去则母益，故名益母草，又名坤草，取其坤为地、为母也。其草叶腋轮生小花。凡花皆散，故可走表以祛风水。其子（茺蔚子）又能补肝，以明目睛。然一本之物，因全棵与子的禀赋不同，而其性味功能则各有特异。

益母草适用于月经不调，产后血滞腹痛及崩漏下血等证。《医学入门》的益母丸（配伍当归、赤芍、木香）用之治经水不调，腹有瘤瘕。《证治准绳》的益母丸，治崩漏及产妇下血。益母草还可治脱发，配伍大量丹参、侧柏叶。益母草还可以活血去斑。

师弟刘初学介绍给我一个验方，得自山东单县名医，专治功能性子宫出血。余曾多次使用，屡试不爽，疗效超过一般的所谓引血归经及补血药，因此，为了赞颂此方之疗效，随笔书四言以韵之：功能出血无专方，多用归脾补血汤，不如四两益母草，归芍甘草佐木香。原方即益母草120g，当归12g，白芍9g，甘草6g，木香3g。水煎服。

此方适用于功能性子宫出血久不愈者，特别是曾服过归脾汤、补中益气汤、当归补血汤等无效者更为明显，且此方即从益母丸化裁而来。分娩后，益母草汤冲红糖，排恶漏。

# 三味妙药治崩漏

妇科崩漏证，是一种常见的出血性疾患，严重影响身体健康，崩出不止能转化为漏，漏下失治也可大出成崩。临床所见以气虚不摄、血失故道、血热妄行者为多，特别是因于热邪迫血妄行而致的，更属屡见不鲜。

数十年来，笔者处理此证，曾将重点放在血热妄行这一类型上，根据病情需要，选用具有针对性药物，遵照先师经验，第一不用炭类止血，防其留瘀，且易复发，无调整月经周期之功；第二除槐米火炒，大都遵用未经炮制的生用之品。

我在实践当中，一方面采用历代文献收录之方，一方面也注重作用较强、疗效明显的药物，如田三七、蒲黄、小蓟、紫草、墨旱莲、阿胶、生地黄、黄芩、侧柏叶、牡丹皮、鸡冠花、赤芍、茜草。但从事医学活动半个世纪，最富有心得而效果十分彰著者，则首推地榆、贯众、白头翁。

这三味药物，皆为苦寒之品，有凉血作用，《神农本草经》《名医别录》《日华子本草》《本草纲目》言其都有治崩漏之力，事实证明，的确其效甚伟。

它们在止血方面的区别是，地榆味酸偏于收敛；贯众促进宫缩，侧重于清解热毒；白头翁祛瘀生新，兼消积聚。三药配伍一起，不仅能清热泄火，还有涩以固脱和祛瘀生新相辅相成的特殊功能。投量要按照人与病二者具体情况，分别拟定。一般是用15～30g，最大量可开到50g，每日1剂，连服5剂。出血若停，减去二分之一量，再服3～5剂以巩固之。而后则改用四物加减为基础，增入养肝益肾调理冲任之品来恢复月经周期，常选药物如淫羊藿、肉苁蓉、紫石英、枸杞子、首乌、桑寄生、黄精、杜仲、狗脊、胡桃、补骨脂、鹿衔草、龙眼肉、红糖、益智仁等。除紫石英、首乌、桑寄生、黄精、红糖外，均以小量配伍，每味药不能超过10g。

回忆1958年笔者在山东中医进修学校执教时，曾见一位三十余岁妇女，患崩漏四年，西医诊为功能性子宫出血，经多法医治，时止时发，终未获痊，此次大出血不止，血随腿流，乃给以黄连解毒汤加地榆30g，贯众36g，白头翁36g，患者服3剂后血流即止，复诊更方减半，善后用补益冲任药物收功。过了十年于泰安相遇，彼云已彻底治愈，月经也表现正常，周期按时来潮了。

经验告诉我，地榆、贯众、白头翁对血热妄行之崩漏证，不只治标，也可疗本，主要是取其凉血作用使血行遇寒则凝，火去妄出自息，而获得治愈目的，通过多年临床观察，实际效果常超越其他同类药物，且符合验、便、廉的应用标准，值得予以重点研究，向医界推广。

笔者曾以之和《证治准绳》的子芩丸（改黄芩生用）相配，各等分，水煎浓缩制成片剂，名妇女良友"崩漏丹"，每次3～5g，日服2～3次，方便患者，甚受欢迎。另外，我的老师传授，必须结合食物疗法，从用药之日起，每日以黑木耳15g佐餐，根据复发次数多少，连吃1～6个月，最易收到良效。（《张志远医论探骊》）

---

**附：特效验方崩漏**

主方：黄芪30g，当归30g，生地黄30g，霜桑叶30g，三七粉9g（现可用云南白药胶囊代替），加生地榆60g，生贯众60g，白头翁60g，桑白皮30g，益母草120g。

出血严重时加红参30g和龟甲30g，多年运用疗效在90%以上。

此方来源于《傅青主女科》一书，是我早年读《医学衷中参西录》时看到的，但它当时并未引起我的注意。引起我重视此方的是四川乐山名医余国俊先生，其多次发表文章推荐此方治崩漏证，并言乃高效专方也。因此，我在临床开始有意大量验证该方，从实践的结果来看，对于轻度宫血还可以，基本上是高效的，但对重症虚证疗效较差，不能令人满意。后在看到山东名医张志远先生的文章"地榆贯众白头翁汤治崩漏"，感觉效果亦很好，考虑可以把二方合用。在读《李风翔临证经验集》时，我又发现了治疗宫血的验方；益母草120g，当归12g，白芍

9g，甘草 6g，木香 3g。据李云此方屡用不爽，疗效超过一般的所谓引血归经及补血药。至此，从集中兵力打歼灭战的思想出发，将三方合在一起，并根据青年多热，中年多瘀，老年多虚的原则加减用药，在治疗崩漏症时，几无失手，百打百中，也成为了我自己的有效方。现公布于众，希望同道一用。

# 白芍巧治重症崩漏

"书有未曾经我读，事无未可对人言。"这是宋代欧阳修的一副对联。意思是说天下书很多，总有我没有读到的；我光明磊落，任何事都可以开诚布公地说出来。

现在，我就说一说最近接诊的一位青春期崩漏的小患者。她来我这里求诊的时候月经已经淋漓不断好几个月了，辗转许多家医院，做了不少检查。她母亲一边拿检查单给我看，一边跟我描述着这阶段她们不间断的就医历程。当我询问她们用药情况，孩子母亲气愤地跟我说："最后一次就诊是在一家私立医院看的，当天做彩超看子宫内膜厚度是 0.8cm，说给用 3 天黄体酮肯定能好。结果不但没好，月经量反而加大了，子宫内膜增厚到 1.4cm。这次去医院，说得用雌孕激素序贯疗法了。我一问才知道是吃避孕药。孩子这么小就用这种药，将来能不能影响孩子生育呢？所以，就没敢用！"孩子母亲焦急的神情，无形中给我带来了莫大的诊疗压力。

通过对话，我知道孩子是月经期受到惊吓，从而引起经血逆乱。这几个月她吃的药都是各种各样的止血药，不但没有一点儿效果，而且有病势加重的趋势了。

乍一看就知道孩子是贫血了，根本不用看血常规。孩子的舌有瘀斑，脉沉、弦、涩。我感觉这是典型的"血瘀崩漏"。她以前的治疗基本都是背道而驰。但是，在治疗前，我一定要跟孩子母亲交代清楚。我说"这次吃的药不是让月经马上没有，我们必须用一些活血化瘀疏肝理气之类的药，把厚厚的子宫内膜做一次清理，就好像刷锅一样，把内膜清理干净了，月经自然就干净了……"

孩子母亲很遵从我的诊疗思路，表示配合治疗。于是，我给孩子开了一周的中药。这期间，孩子母亲跟我不断联系，我深知她对孩子的病情是何等焦虑。

一周很快就过去了，孩子月经果真没有干净，她母亲依旧担忧着。我给孩子做了彩超，子宫内膜厚度已经是 0.6cm。原方继续服用 5 天，结果月经不但没有干净，反而量大了。孩子母亲更是担忧。我又给她做了一个彩超，显示内膜花剥，似有脱落，但还有没脱落的。详细询问才知道，应该赶上月经期了。此次月经血色鲜红，没有血块，肚子也不疼了。嘱其停药观察两天。结果，月经还是没有走的意思，而且脉象转为弦数了，这是瘀久化热。

这时，我忽然想起最近在看王幸福老师的书，里面有用大量白芍止血的经验。我又到百度查了一下，确实有许多这方面的报道，比如罗止园的《止园医话》和《岳美中医学文集》等。于是，我在原方的基础上加大了白芍的用量。5 天后，孩子母亲带着孩子喜笑颜开地来找我了。一进门就说吃了 2 天，月经就干净了。

我真的太感恩王老师，诚不我欺也！虽然"书有未曾经我读"，但是，我认为王老师的书我必须读。

（王书灵）

# 寻常五味子用处多

寻常五味子用处多，可止咳、敛汗、治漏尿、止呃、安神……

《伤寒论》多处提到遇咳嗽症，用五味子、干姜。我认为干姜能温脾肺二经，是治咳嗽的来路，来路一清，则咳嗽自然绝迹了；五味子能使肺气下归于肾，是开咳嗽的去路，出路一清，则气分自然肃降了。

这两味药实则一开一阖，开而反阖，阖而反开，是为了避免津液消亡，代表方为小青龙汤。还可随证加减，如四逆散治兼有咳嗽症状者，去人参加五味子、干姜；小柴胡汤证若咳者，去人参、大枣加五味子，去生姜加干姜。

干姜是热药，仲景已有明文。倘若外感暑燥火，内伤而与阴亏有关者，虽有五味子为辅佐，终不宜用。

考《金匮要略》五味子、干姜同用者七方，都有咳满证。另有射干麻黄汤，也见咳而上气，虽然不用干姜而用生姜，它的方义，仍在治肺。

唯独桂苓味甘汤方治气冲，它的方义是治在肾，治肾即可以治肺，二者一也。黑地黄丸中五味子、干姜并用，此方是治脾湿肾燥，一刚一柔，一润一燥，熟地黄、五味子治肾燥，苍术、干姜治脾湿，此为分头治法。

熟地黄、苍术补肾阴而又能运脾，苍术、五味子疏脾湿，即所以润肾燥，为交流治法。

临床上用五味子或五味子、干姜同用获效有以下六点。

1. 老年肾亏，突然呃逆，用沉香五分拌捣五味子一钱，胡桃夹三钱，公丁香八分，柿蒂五个，服后呃逆即止。

细审此方，归功于五味子、沉香二味。五味子能肃肺气纳肾气，沉香行气不伤气，温中不助火，能扶脾纳肾摄火归原。

2. 治男子夜梦纷纭，遗精屡泄，女子梦多与鬼交，带下绵多。这两种病主要心肾不交，下元空虚，用补肾安神方中加五味子。

3. 治盗汗或自汗，在敛汗方中加五味子。

4. 小儿漏尿症方中加五味子 5～7 粒。

5. 痰饮证有关于肺肾者，三子养亲汤加五味子、干姜，有关于肺脾肾者，麻杏石甘汤加五味子、干姜。

6. 上为咳逆气冲，下为腹痛便溏方中加五味子、干姜。

# 黄芩救治李时珍

想成为一名好的中医，最重要的是做到什么？大多数人可能认为是辨证论治的水平，诚然，中医的特长就是辨证论治。但是，辨证论治的前提是对每味药的药性、用法的深度了解和掌握，唯有这样，临床才能取得好的疗效。

跟诊王幸福老师期间，老师经常说："学中医要先学药，一味一味地学，而且不能停留在表面，要深入地了解这味药；学习过程中，如果觉得教科书太枯燥，不好记忆，可以通过故事来记住这味药的作用，记忆会更深刻。"

老师在以往的著作中也举了一些例子，比如通过抬滑竿的故事记住蛤蚧补气的功能等，令人耳目一新。

笔者平时在读关于中药的书时，也喜欢读一些有故事情节的书，一方面读书兴趣比较高，另一方面记忆也比较深刻；故将一些好文摘录于此，与中医同道以及喜欢中医的朋友共同学习。

李时珍20岁那年夏天，因患感冒咳嗽，日久不愈，渐至发热肤如火燎每日吐痰碗许，烦躁口渴多饮，寝食几废，六脉浮洪。

当时他服了柴胡、麦门冬、荆芥、竹沥等清热滋阴的药物月余，均无效果，病情越加严重，都认为必死无疑。

危急之下，其父李言闻根据金元时期名医李东垣的经验，治肺热如火燎、烦躁口渴多饮，白天热盛者，其病当为气分发热，宜用一味黄芩汤，泻肺经之火。

于是只用黄芩一两，加水两杯，煎至一杯后，将药汤给李时珍一次服下。次日李时珍即身热尽退，随后吐痰、咳嗽皆愈。

李时珍在《本草纲目》中"黄芩"条下详尽地记录了这件事，并感慨："药中肯綮，如鼓应桴，医中之妙，有如此哉。"

一味黄芩治好了李时珍严重的肺部疾患（据其症状分析当属现代医学之肺部感染一类疾病），正是由于黄芩具有苦寒之性，能泻实火，也就是发挥了黄芩抗菌消炎，退热的药理作用。故对壮热烦渴、肺热咳嗽有良好的疗效。

**张大夫按：**黄芩治肺热大家都知道，但仅用一味黄芩治好了李时珍被认为"必死无疑"的重症，实在令人称奇！通过这则故事，也让我们对于黄芩清肺热的强大功效记忆深刻了不少！

本人跟诊王幸福老师期间，学习王老师治疗肺热咳嗽的"三板斧"，用于临床效如桴鼓。

三板斧为"黄芩、金荞麦、鱼腥草"，为方便记忆，称为"黄金鱼"，有兴趣的朋友可以重读王老师著作中关于肺热咳嗽运用三板斧的临床经验。

> **附：**李时珍《本草纲目》原文一段。
>
> 予年二十时，因感冒咳嗽既久，且犯戒，遂病骨蒸发热，肤如火燎，每日吐痰碗许，署月烦渴，寝食几废，六脉浮洪，遍服柴胡、麦门冬、荆沥诸药，月余益剧，皆以为必死矣。先君偶思李东垣治肺热如火燎，烦躁引饮而昼盛者，气分热者，宜一味黄芩汤，以泻肺经气分之火，遂按方用片芩一两，水二钟，煎一钟顿服，次日身热尽退，而痰嗽皆愈。药中肯綮，如鼓应桴，医中之妙，有如此哉。

# 仙鹤草补气强体

仙鹤草味苦涩（辛），性平，入肺、脾、肝经。具有止血、凉血、强壮、消肿、止泻等作用。

大多数医生在临床上将仙鹤草用于止血，尤其用于妇科疾病。

我也不例外，在治崩漏症时大多数也要添加这味药，而且用量很大，最少用100g，这是常事。

但是如果仅局限于这个方面，那就太委屈这味药了。为了不埋没"药才"，现根据我多年临床经验谈点运用仙鹤草其他方面的认识。

对仙鹤草这味药，我在临床上主要用其两个方面的作用。

一是用于强身，替代党参、太子参及部分人参作用；二是用于止泻、止咳、止带，特别是止泻。

我经常爱用小柴胡汤治疗免疫力低下的慢性感冒，其中的党参一药常用仙鹤草替代，轻则60g，重则100~150g，效果奇佳，一般3~5剂药即可治愈，比党参效好。

在用附子理中汤时，方中的党参也用仙鹤草代替。

在治疗一些人的亚健康状态，即别无他病，整日头昏脑胀，疲乏无力，常用老中医干祖望之方，干老戏称它为"中医小激素"。组方为仙鹤草150g，淫羊藿50g，仙茅10g。

我运用该方时又加上五味子和大枣，既好喝又实用，一般3~5天就可以改善患者的亚健康症状，疗效很好，胜过西洋参片和人参，还不上火。

这几味药我还习惯当作药对使用，加在补益气虚之方中。在止泻处方中更是方方不离，第一味必是仙鹤草，充分发挥其强壮和收敛作用。

【验案】2005年5月，我的一个朋友高某找到我，说他的一个亲戚现已病危，想请我去看一看是否还有救，以尽人事。

我坐车到患者家一看，是位女性老人，76岁，躺在床上。

病史：家属介绍老人刚从医院出来，前几天因肺炎住院，高热，咳嗽，吐痰，在医院输液1周，肺炎倒是好了，却患了腹泻，饮食喝水都泄泻，已不能站立和坐稳。在医院又治疗了1周，用了多种药，腹泻未能止住。医院已无良方，嘱家属接回家准备后事。

刻诊：患者极度消瘦，两眼塌陷但有神。问话时对答清楚，舌质淡白，舌苔厚腻，脉象沉细无力。一派寒湿伤阳、气阴两虚之象。从精、气、神来看，我认为还有救，因为神未散。故对其家人说试试看。

处方：仙鹤草200g，怀山药150g，生牡蛎150g，高丽参50g，山茱萸60g。

1剂，浓煎，1日内不断喂服，每次喂3～5匙，直至药尽。

第2天其子兴奋地给我打电话讲述，老人腹泻明显好转，能坐起来了。请求开第二方。我随即告之，其他都不要吃，光用山药熬浓粥稍加些米油连吃3日。并处以下方。

处方：仙鹤草150g，高丽参30g，生牡蛎120g，干姜20g，苍术30g，茯苓30g，甘草15g。3剂。慢火浓煎，每日分5次喝完。

服药3日后，患者腹泻基本痊愈。随后按常法健脾益气，调理半个多月，彻底痊愈。

**按：**我在临床上用仙鹤草治疗腹泻，包括慢性肠炎，都是重剂投用，无不很快痊愈，几无失手。我的体会是，用仙鹤草必须要大量，少量则效差。最初剂量30g以上。

仙鹤草的止泻作用，我认为主要是通过强补而达到收涩，而不是通过收涩而达到强壮。

仙鹤草除了有强大的补益和止泻效用，还可用于强心、止血、止咳、止白带和杀虫及一些以气虚为主的疾病，诸位切不可等闲视之。切记，大量是关键！

# 益母草降压显功效

益母草有活血调经、行气消肿的作用，这一点学中医的都知道。但是，它还有治疗高血压的作用，知道的人就恐怕不多了。

益母草味辛、微苦，性微寒，入心、肝二经；长于活血祛瘀，为妇女经事不调、产后瘀阻腹痛诸疾之要药。其子名茺蔚子，又名小胡麻、三角胡麻，主治与益母草略同，尤擅解郁平肝、活血祛风之长。

至于两者区别，李杲谓："根茎花叶专于行，子则行中有补也。"朱良春则认为："二味活血祛瘀之功近似，若论利水，则益母草为胜。"

临床上经常见到用大量的益母草活血利水治水肿的报道，我想，既然能利水活血，那么用于高血压应该也可以。

西医治高血压经常配用利尿药，以减少血容量来达到降压。参考西医医理，用益母草一能活血，二能利水，何乐而不为？

且近代医者早有指出，益母草具有平肝潜阳治产后高血压之作用。再说益母草的活血作用可替代丹参，利水作用可替代车前子，一药二用，省钱省药。

根据此想法，我在临床上有意把益母草加入方中治高血压，果然收到预期的效果。

从此，我常把它作为治疗高血压病的有效药来使用。

【验案1】刘某，男，54岁。2008年5月来诊。身高180cm，身材魁梧，面黑红，耳赤，声音洪亮。患高血压。

病史：头晕且胀，腿软，睡眠不好，记忆力下降，小腿肿胀，一按一个坑，饮食、二便正常。血压190/100mmHg。

刻诊：舌微红，苔白厚，脉弦滑大。

辨证：肝肾阴虚，肝阳上亢。

治法：滋补肝肾，平肝潜阳，活血利水。

处方：白蒺藜30g，钩藤50g，菊花30g，墨旱莲30g，女贞子15g，益母草 150g，川芎 10g，怀牛膝 12g，磁石 30g（包煎）。3 剂，水煎服。

3 日后复诊：血压 140/90mmHg，头已不昏胀，腿部肿胀消失，余症略有改变。

效不更方，患者又续服 7 剂，兼送服杞菊地黄丸。

患者 1 个月后停药，血压平稳为 130/80mmHg，上述症状不复存在。嘱再服杞菊地黄丸 3 个月。

**按：** 益母草治疗高血压，实践证明是可行的，但要注意用量一定要大。我临床上常用益母草 100～150g。

量小仅有活血作用，利水的作用不明显，这一点要注意。另外，用不用益母草的一个指征是小腿肿胀，肿即为必用之症，不肿可考虑用其他具有降压作用的药。

益母草之降压作用，已为现代药理实验所证实，但绝非泛泛使用，它主要适用于肝阳偏亢之高血压。

《杂病证治新义》之天麻钩藤饮（天麻、钩藤、生石决明、栀子、黄芩、川牛膝、杜仲、益母草、桑寄生、首乌藤、朱砂、茯神）有平肝阳、降血压之作用。

分析此方，除用潜阳、泻火、平肝诸品外，尤妙用牛膝、益母草之活血和血、降逆下行，使肝木柔顺，妄动之风阳得以收敛，其"新义"殆在于斯。

朱老指出："益母草有显著的清肝降逆作用，对产后高血压尤验，但用量必须增至 60g，药效始宏。"

当肝阳肆虐，化风上翔，出现血压增高、头晕肢麻时，或久病夹有痰湿、瘀血，伴见面浮肢肿、身痛拘急者，均可适用。

朱老曾制益母降压汤，药用益母草 60g，杜仲 12g，桑寄生 20g，甘草 5g。头痛甚者，加夏枯草、生白芍各 12g，钩藤 20g，生牡蛎 30g；阴伤较著者，加女贞子 12g，川石斛、生地黄各 15g。

**【验案 2】** 周某，女，93 岁。

病史：夙患高血压，长期服用降压片。今测血压为 178/106mmHg，经常头昏脑胀，肢麻身痛。近半个月来，又增腹中隐痛，腹泻日三四行，更觉疲乏难支。

刻诊：舌苔薄，脉弦劲。

辨证：风阳偏亢，脾土受戕。

治则：潜阳息风，抑木安中。

处方：益母草、生牡蛎（先煎）各30g，桑寄生、钩藤（后下）各20g，白芍12g，乌梅肉6g，木瓜10g，甘草5g。

患者连进8剂。血压下降至150/88mmHg，腹泻已止。仍从原方出入，调理而安。

# 治癌效药重壁虎

壁虎也叫守宫，我小的时候伙伴们都叫它四脚蛇。据书上介绍，壁虎是一种益虫，夏季专门吞吃蚊子。就是这么一个小动物却成为我治疗癌症的一种利药。在我学医的过程中，我仅知道它是治疗瘰疬和食道癌的药物，后来它成了我治各种癌症的一味好药。

先说一个病例吧。2007年11月，我在藻露堂瑞和大药房坐诊，一日遇到一对六十余岁的夫妇买药，问我灵芝孢子粉能否治疗癌症，我就多问了一句，谁得了癌症，什么癌？老两口一脸悲伤，带着哭腔说到，是他们的大女儿，刚28岁，检查出一个神经肿瘤，已连续两年做了手术，做完不到一年又长出来，医院说是神经上的恶性瘤，现在还没有转移，一旦转移恶化也就没有什么办法。老两口听后悲伤不已，到处找药试图一治。

听到这里，我告诉他们恐怕灵芝孢子粉救不了他们的女儿，不妨带来我看看，也许别的中药还有办法。老两口听后不胜感激，连忙回家把病历及各种检查治疗资料拿来。看完病历和资料知悉，该女右腰侧长一个红枣大小的肿瘤，省肿瘤医院经过切片活检诊断为神经瘤（时间长了，我也记不起来具体名字，但不是纤维瘤），恶性的。2005年做了第一次手术切除，一年后又在原发处再次长出，又做了第二次手术，医院告之，预后不良，老两口听人说灵芝孢子粉能治疗此病，故而到处打听购买。恰好我们相遇，也算有缘吧。

根据我以往的经验，我觉得可以控制病情，令其隔天将女儿带来，辨证施治。第3天老人如约将大女儿领来。

刻诊：张某，28岁，中等个子，面色灰暗，舌质略红，苔薄白，脉寸关浮濡，双尺沉弱，饮食二便正常，月经略少，腰酸腿困，整日乏力，未婚。右腰刀口平整，有褐色肉芽瘢痕一寸余长。

辨证：肝气郁结，肾气不足。

处方：柴胡疏肝散合阳和汤30剂，另配守宫散胶囊（西洋参100g，海马

60g，壁虎 250g，全蝎 60g，蜈蚣 10 条，鹿角胶 60g）一药，每次 5 粒，每日 3 次，同汤药同服。3 个月后，患者腰酸腿困乏力均消失，停服汤药，继续服胶囊 1 年，腰部恶性神经瘤未再复发。一家人喜笑颜开。我说不要高兴太早，一年不复发还说明不了问题，至少要在 3 年以上。患者以后又服守宫散胶囊 2 年，至今未复发。我认为基本痊愈。此病主要得益于壁虎之功。

壁虎作为中药又称"天龙"。其体扁平，长达 12 厘米左右，背面暗灰色，有黑色带状斑纹。全身密披小鳞，枕部有较大的圆鳞。其四肢，指、趾的下面有横褶襞，用如吸盘，所以能在墙壁上自由爬行而从不失足。其头扁，舌幅广，伸展灵活，善捕食蜘蛛、蚊、蝇等小动物。平时栖于壁间、檐下等隐僻处，夜间才沿壁活动和捕食，故名"壁虎"。是人类的益虫。壁虎细长的尾巴遇险时有自断性，以摆脱天敌的继续追捕。不久以后壁虎的断尾部位会重新生出新的尾巴。

壁虎性味咸寒，有小毒，具祛风定惊、止痛散结、解毒之功。主治癫痫、破伤风、风湿性关节炎、中风瘫痪、瘰疬结核以及癌肿。

民间早有将壁虎用于癌症的治疗，下列我所知的几个偏方如下。

1. 食管癌民间秘方。白酒 600g 内浸壁虎（最好是活壁虎）20 条。浸泡 1 周后可饮用，用法为每日服 3 次，每次 1 匙。

2. 治疗脑肿瘤。处方为壁虎粉 1.5g，蜈蚣粉 1.5g，山羊角粉 1.5g，牛黄粉 0.6g，吞服。

3. 治疗瘰疬。将壁虎焙干研末，装入胶囊，每日 3 次，每次 3 粒，用黄酒送服。已溃破的患处可用壁虎干燥粉掺于创口上，外用普通膏药贴敷。临床治疗 4 例，均获痊愈。

现代药理研究表明，壁虎含铝、铁、钙、镁、钡、铍、镉、钴、铬、铜、锰、镍、铅、磷、锌、锆等 17 种微量元素，以锌含量最高；无机元素以钠为主。此外壁虎含脂肪油，甘氨酸、谷氨酸等 14 种氨基酸，并含有蜂毒样的有毒物质及组胺等。抗癌体外试验发现，壁虎水溶液可抑制人体癌细胞的呼吸，提示其有抗肿瘤作用。

我在临床上体会到壁虎有消痰软坚，活血散瘀之功，是治疗有形肿块的特效药。

元代以前少人药用，自李时珍首倡以壁虎炒焦入药为噎膈之主药后，《本经逢原》在发明条下谓壁虎："犹蜈蚣之性能透经络也，且入血分，故又治血病、疮疡，以毒攻毒，皆取其尾善动之义。"并有《青囊秘诀》说"血积成块，用壁虎一枚，白面和一鸭子大，包裹研烂，做烙饼熟食之，当下血块，不过三五次即愈，甚验"，以及《丹溪摘玄》用壁虎等治疗反胃膈气的方剂。

自20世纪80年代，壁虎就成了治疗食管癌的主药之一。如湖北医学院附属二院用壁虎酒，安徽中医学院李修何教授用壁虎散治疗重症的报道，其特点是取效快。

笔者常将壁虎用于食管癌、脑胶质瘤、脊髓瘤、乳腺癌等病证多能收效，并延长患者的生命周期。临床上治疗癌症早期将壁虎配合汤药服用，一旦病情稳定下来就坚持服守宫散胶囊，实践证明此药作用非凡，用与不用大不一样，诸位切莫等闲轻视之。

# 紫菀止咳视二便

紫菀，味辛，苦，性温，有润肺下气，止咳化痰之功。这是大家都知道的。但是在临床上有时有效，有时疗效欠佳。为什么呢？这实际上是没有很好掌握此药的特性。

紫菀味辛而润，专长开泄肺郁，宣通二便，且肺与大肠相表里，两者关联很大。肺通大便通，反之大便通，肺亦通。小便亦然。此理最早我还是从古人医话悟出。

蔡元长苦大肠秘固，医不能通，盖元长不肯服大黄等药故也，时史载元，未知名，往谒之，阍者龃龉久之，乃得见，已诊脉，史欲示奇，曰："请求二十钱"长曰："何为？"曰："欲市紫菀耳！"史遂市紫菀二十文，末之以进，须臾遂通，元长大惊，问其况，曰："大肠肺之传送，今之秘无他，以肺气浊耳。紫菀清肺，此所以通也。"此古今所未闻。（《北窗炙輠录》）

李士才治王郡守，痰火喘盛，咳正甚时，忽然小便不通，自服车前、木通、茯苓、泽泻等药，小腹胀满点滴不出。李曰："右寸数大，是金燥不能生水之故，惟用紫菀五钱，麦冬三钱，五味子十粒，人参三钱。"一剂而小便涌出如泉，则咳亦止。（《续名医类案》）

从上述两医话，我悟出了紫菀一药，止咳如伴大小便不利，用之最效，也为合理。事实如何呢？实践是检验真理的标准。

【验案1】我曾治新疆一位82岁老夫人，其子电话告诉我，母亲咳嗽半年之久不愈，痰不多，吃了不少中西药均无效，特请我予以治疗。我问饮食二便如何？答曰吃饭尚可，但是大便艰难，干结，一周难解一次。闻之，心中有数，此肠中不通，肺气郁结上逆而咳，易治耳。

处方：紫菀100g，款冬花30g，白前15g，前胡15g，杏仁15g，桃仁15g，厚朴30g，桔梗10g，生甘草10g。3剂，水煎服，每日3次。

3日后其子复电，大便通，每日1次，咳嗽顿止，仅余微痰。又开方紫菀

50g 合千金苇茎汤 5 剂，患者服后半年咳嗽治愈。

【验案 2】患者，2 岁，男，咳嗽 1 个月，有痰，中西药服用不愈，求治于余。仅问大便通否，家长告曰大便 4～5 天 1 次，又干又臭，我答好治。此乃大肠不通，肺气不降而咳。通大便，开肺气。

处方：麻黄 6g，杏仁 12g，桃仁 10g，生石膏 30g，生甘草 10g，紫菀 60g，鱼腥草 30g，3 剂。患者服药后，便通咳止。

实践证明，用紫菀止咳兼顾二便不通，最有效，临床不可不知。作为一位中医，不仅要知道药物的一般特性，更要熟悉其特长，扬长避短，将其发挥到淋漓尽致，方为用药高手。

咳喘加便秘 5 天，重用紫菀 120g，一剂咳止便通。

附：今天上班时，王老师收到一位同行发来的消息，称自己的一名患者 5 天没有大便，同时又咳嗽，用润肠通便药无效。这位中医按照老师书中经验，用紫菀 120g 加红藤，只用了 1 剂，患者便通咳止，感觉很神奇，特意发微信来感谢老师。王幸福老师曾在《杏林薪传》一书中介绍过紫菀治疗兼有便秘的咳嗽，疗效很好。同理，便秘突出兼有咳嗽，同样可以运用这个经验。

# 通络解毒忍冬藤

曾撰文写过一篇有关金银花使用的文章，大家在赞扬之余又提出了一些问题，金银花好是好，就是太贵了，你动辄一用就是上百克，价格上患者接受不了。这确属事实。好在中药成千上万种，可以找替代品。圣经曰，上帝为你关闭一扇门时，肯定会为你打开另一扇门。此文就是打开金银花的另一扇门，谈谈金银花的有效替代品忍冬藤。物美价廉。

忍冬藤就是金银花的茎枝，又名银花藤、金银藤、银花秧、大薛荔、水杨藤、千金藤，多年生半常绿缠绕灌木，茎中空，幼枝密生短柔毛。质脆，易折断，断面黄白色，中空。无臭，老枝味微苦，嫩枝味淡。

忍冬藤具有清热解毒，疏风通络的疗效。可用于温病发热，疮痈肿毒，热毒血痢，风湿热痹。《本草纲目》言它"治一切风湿气及诸肿痛，痈疽疥癣，杨梅恶疮，散热解毒"。

我在临床上很喜欢用金银花，只要患者经济条件较好，金银花还是首选。但是对于经济条件一般或拮据者就用忍冬藤，不过量要大些，初始剂量为30g，我经常用到120～150g，效果才能不亚于金银花，笑曰本是同根生，相煎一样用嘛。二者区别不大，花散性偏大一些，藤通性偏强一些，解毒清热的作用是一致的。我除了将忍冬藤用于一般的疮疡痈肿上，更多的是将其用在热痹（类似西医讲的关节炎和类风湿性关节炎）治疗中，效果特好，既能清热解毒，又能通络散结，一药二用。现举例示之。

【验案】柳某，男，62岁。

主诉：患类风湿关节炎已六载，手如鸡爪，紧缩不伸，关节疼痛，行动不便，倍觉痛楚。

刻诊：脉滑实有力，察其舌质红绛，苔厚腻，饮食一般，小便黄，大便稍溏。手关节疼痛难忍，化验显示血沉偏高。

患者自述吃了一周西药痛势未减，故求助中医。几天前吃了一位老中医的三剂药不但未见痛减，反而加剧。我见前医处方里有川乌、草乌、附子、细辛、蜈蚣、全蝎、小白花蛇等大热药物，知是药用反的原因。患者为湿热郁积，毒气浸骨。

处方：三妙散合犀角地黄汤加减。黄柏 30g，苍术 15g，生薏苡仁 60g，牡丹皮 15g，赤芍 30g，威灵仙 30g，忍冬藤 90g，蒲公英 30g，桑枝 30g，海桐皮 15g，生甘草 30g。7 剂，水煎服，每日 3 次。

一周后，患者复诊痛减，肿退，血沉降至正常，效不更方，守法加减又服 30 剂病愈。因患者手指变形，于是配朱良春老中医的益肾蠲痹丸善后，半年后，患者十指屈伸自如，恢复正常功能。

**按**：此医案是我治疗众多痹证中的一案，方中未用一味虫类药，抓住病机热毒郁积，重用忍冬藤一药，清热解毒，活血通络，故收效颇著。三妙散清热利湿，牡丹皮、赤芍、生地黄凉血除痹，威灵仙舒筋止痛，桑枝、海桐皮祛湿利窍，甘草、蒲公英、忍冬藤清热消炎，解毒通络，共奏一体，击中病灶，完成治疗。

我在临床上除了用忍冬藤治疗各种痹证，还经常大剂量用它治疗痤疮、痔疮、肺痈、肠痈、红斑狼疮和银屑病等，无不屡屡见功，故推荐同道不妨一试，以发挥此药的作用。

---

**附**：益肾蠲痹丸组方。熟地黄、当归、淫羊藿、鹿衔草各 120g，炙全蝎、炙蜈蚣各 24g，炙乌梢蛇、炙蜂房、炙土鳖虫、炙僵蚕、炙蟪螂虫各 90g，甘草 30g，共研细末，另用生地黄、鸡血藤、老鹳草、寻骨风、虎杖各 120g，煎取浓汁，泛丸如绿豆大小，每服 6g，日 2 次，食后服。主治类风湿关节炎和增生脊柱炎，疗效显著。

# 活用酸枣仁治失眠

提起酸枣仁这味药，一般中医都知道它能安神养血治失眠，但是将其用好的医生却不多。

我曾在医院工作过一段时间，有一次我的同事兼大师姐治一位妇女失眠，辨证正确，用药也不错，开的酸枣仁汤，患者吃了一周仍不见效，就问我方子有什么问题。我看后说，辨证用药都不错，但是主药酸枣仁量用得不够。

她原先用酸枣仁10g，我觉得太少。师姐问我用多少合适，我说在后面加个"0"吧，她吃一惊，100g也太多了吧，会不会出问题？我说不会的，出了问题我负责。她于是又给患者开了3剂药，以观疗效。

结果3天后患者复诊，进门就说，这回的药对症，第1剂药吃完就睡着了，真好！师姐听后会心一笑。

我说这个故事，就是强调酸枣仁使用一定要大量，否则疗效不佳。

对于该问题已故山东名老中医刘惠民和重庆名老中医马有度均有撰文论述。

马老在《感悟中医》中的一篇文章谈酸枣仁的运用，写得相当好，经临床验证也确实是这回事，所以我也就不再劳神絮叨了，直接转录推荐给大家，希望大家一读。

酸枣仁，是治疗虚烦惊悸、夜不安眠的良药。

历来认为，炒枣仁才能治失眠，生枣仁只能治多眠，如《本草图经》指出："睡多，生使；不得睡，炒熟。"

究竟是不是这样？

以往，我用酸枣仁治失眠，一向遵照惯例用炒制品，或入汤剂，或单用粉剂睡前吞服，均有效果。后来亲自到中药房参加配方工作，才发现中药房屡次所配酸枣仁，都是生品，因而悟出生枣仁也能安眠。

我素来夜寐欠安，于是自用生品酸枣仁粉6g睡前吞服，果然奏效。

后来在编著《医方新解》过程中，又见《中华医学杂志》和《药学通报》所载动物实验报告，证明炒枣仁和生枣仁均有镇静作用，因而对生枣仁也安眠，更加深信不疑。

那么，用酸枣仁安眠，究竟生枣仁与炒枣仁何者为优？古今许多医家的经验都提示熟者为优。

例如，李时珍说："熟用，疗胆虚不得眠。"当代中医焦树德也说："我治失眠是用炒枣仁，最好是新炒的。"

于是我又自用炒枣仁粉 6g 睡前吞服，安神效果确实较生品为优。

动物实验也证明，炒枣仁的镇静作用优于生枣仁。说明古人用炒枣仁配入归脾丸、天王补心丸等传统名方，确有道理。

我一向以为城市人容易失眠，1959 年下乡，才知道农村干部中的失眠患者也甚多。

边远农村，缺医少药，连我这个未出茅庐的"娃娃医生"竟也有人上门求治，我首先想到的方子，自然是医圣的名方"酸枣仁汤"。

但汤剂价格较贵，便将其主药酸枣仁炒香研粉，并嘱患者自采首乌藤、鸡血藤煎汤送服，果然获效。

初战小胜，心大喜，便自称为"枣仁双藤方"。以后每遇虚烦不得眠者，或用此方，或酌情配伍，大多获效。

1969 年带领学生下乡巡回医疗，发现农村痛证甚多。

仓促之间，每用醋炒延胡索粉 6g，开水送服，日服 2～3 次，多有良效。有些患者求效心切，往往倍用顿服，不仅疼痛迅速缓解，而且昏昏入睡，因而悟出延胡素似有安神之效。

为了弄个明白，于是查阅历代本草文献，但均未见延胡索有安神功效的记载；又查古今医案，也无用来治疗失眠的报道。

后来，我从一份内部资料中得知有人将延胡索的有效成分试用于失眠患者，确有一定效果。此后，每遇烦不得眠者，便在"枣仁双藤方"的基础上，再加延胡索粉，果然收效更捷，而且患者头昏、头痛的症状也迅速缓解。

欣喜之中，又改称为"双粉双藤方"。有的患者，无法煎药，便减去双藤，仅用双粉，同样获得良好安神效果。对于其他类型的失眠，在对症处方之中，加入双粉，疗效更佳。

这些零散的经验提示我酸枣仁和延胡索在安神方面似有协同作用，便约请四川省中药研究所药理研究室进行药理实验。

果然，酸枣仁的浓煎液和延胡索的有效成分，在镇静催眠方面确有协同作用，随着酸枣仁剂量的增加，其协同增效尤其明显。实践和科学分析酸枣仁安神不虚传。

# 养血安神夜交藤

每当我提笔在处方上写下夜交藤这几个字时，就感叹中国的国医前辈先生太聪明和实际了。不但发明了中药，而且还将其主要功能直接体现在药名上，方便后人。

在治疗失眠证中，夜交藤是我使用的几大王牌药之一，每每使用，即出佳效，失眠者在服用后都会迅速改变不能入睡的痛苦状态，步入熟睡梦乡。

夜交藤即何首乌之藤茎或带叶的藤茎。味甘，性平。归心、肝经。养心安神，祛风通络。

在诸多安神药中，夜交藤催眠作用尤佳。

盖阳入阴则寐，夜交藤入心肝二经血分，功擅引阳入阴，养血安神，故用于血虚所致失眠者，最为合适。此药比起酸枣仁一点也不逊色，且价格便宜，易于得到。

由于酸枣仁的价格昂贵，我在临床上已逐渐用夜交藤取代酸枣仁来治疗失眠症多年，并深感其作用强大。用得好，常常能取得一剂知，二剂已之效。

但是怎样才能用得好，起效快？其中一个诀窍就是使用量要大！夜交藤用量少则 30g，多则 150g。否则难以取得理想的效果。

我临床用它最少 50g，加在对证方中无有不收到速效。且此药无毒性，很安全，诸位同道不妨大胆一试。现举一例示之。

【验案】郭某，男，39 岁。有乙肝家族病史，患者为小三阳，无肝硬化，经常因肝区不适在我处中药调理。

一日患者告知最近睡眠特别不好，入睡困难，半夜 2 点还睡不着，勉强睡着噩梦纷纭，第二天乏困无力，心情烦躁。请求我帮忙调理睡眠。

我说不妨先吃两片安定，患者说不想吃，怕对肝不好。让我给他开几剂中药。

刻诊：患者高大魁梧，面色红暗，色泽光润，舌红苔黄厚腻，小便黄，大便不干，饮食正常，脉弦滑大，肝区微胀痛。

辨证：肝胆湿热，热盛神伤。

处方：甘露消毒丹加减。藿香10g，白豆蔻6g，石菖蒲10g，滑石粉30g，茵陈30g，川木通12g，连翘30g，黄芩30g，射干10g，浙贝母15g，薄荷10g，丹参50g，炒枣仁30g，珍珠母50g。3剂，水煎服。

3日后复诊：对失眠效果不大，但小便利些，肝区疼痛减轻。请求我想想办法，尽快解决失眠多梦问题。

重审上方，我认为基本对证，只是安神药不效。于是，将上方中炒枣仁去掉，换上夜交藤60g，再加白薇30g，与之再服3剂。

结果，患者后告之当晚10点就睡着了，一夜未醒至早晨6点，噩梦已大为减少。效不更方，又服5剂平安。

**按**：此案中甘露消毒丹是清热利湿的名方效方，我常用于临床中治疗湿热证，不分病种，故不再解释。

要特别指出的是前方用炒枣仁不效，及时换上夜交藤、白薇就立即起效，且夜交藤要大量。这是关键点，望注意。白薇能止梦，这一点是我向已故医家祝谌予先生学习的经验，祝老说多梦加白薇。

很多的患者特别是肝炎患者，症见乱梦纷纭，就可以用白薇清肝热的。实践证明白薇这味药对多梦的患者非常管用（可参考《祝谌予》）。

临床治疗失眠症，我常用半夏、茯神、酸枣仁、黄精、夜交藤、五味子等药，其中半夏和夜交藤最多，效果也最显著，所以不厌其烦地推荐给大家，希望诸位同道用之。

---

**群贤见智录**

1. 朱良春教授常重用夜交藤30～60g治疗失眠，每每应手。朱教授认为夜交藤入心肝二经血分，功擅引阳入阴，且善于养血，对血虚所致之失眠最为适宜。其他各种原因所致的失眠，亦可用为佐使之药。在诸多安神药中，以夜交藤催眠作用最佳，唯其用量宜大，少则不效。（《朱良春用药经验集》）

---

2.浙江省精神病院重用夜交藤90g治疗精神分裂症95例，效佳。药用何首乌、夜交藤、大枣，每日1剂，水煎分2次服。(《医学研究通讯》)

3.黄和医师认为夜交藤功擅通补心肝之血而交合阴阳，舒活经络，故常用以治疗头痛、头晕、失眠、烦悸、身痛肢痛、痹证、疲劳综合征、纤维肌痛综合征、皮肤瘙痒等病证，为"安神三药"之一，用量为30～150g。

# 半夏治失眠

半夏味辛性温，体滑而燥，其除湿化痰，和胃健脾，消痞散结，降逆止呕，人皆知之。

然其作用远不止此，恐世人埋没，失去一味功效甚好的药，现将自己临床多年在其他方面运用半夏的体会公布于众。

半夏治失眠比得上酸枣仁、首乌藤、合欢花之类。

我在临床治疗严重失眠或经常服用大量地西泮（安定）类患者，为了使患者服药当晚见效，增加治病的信心，一般都是启用特效方"半夏秫米汤"，患者服完即可以熟睡。

说到这里大家也许不信，用此方治失眠古往今来验案无数，但是能否达到百试百验恐不好说。

这里用半夏有个诀窍，不妨告诉大家。一是大量，二是晚服。大量是半夏少则90g，多则120g，量少则疗效不佳；晚服是白天不服用，晚饭时服用1次，临睡前1小时再服1次。

临床上很多医师不讲究方法，开了镇静安神药，不交待服法，仍然叫患者按传统服法，每日服2次，上午1次，下午1次；结果很多患者上午服药后昏昏欲睡或者干脆中午又睡一觉，这样到晚上就很难入睡。以下分享验案一则。

【验案】兰某，男，67岁，住西安大学习巷，回民，2010年3月慕名来诊。

病史：失眠几年了，总是睡不踏实，一夜睡2～3小时后即再难入睡，辗转反侧，心烦意乱，第二天头昏脑胀，无精打采，苦恼极了。吃过脑白金、褪黑色素、枣仁安神等一大堆药，都不管用，现在只能靠地西泮睡几个小时。

刻诊：面容憔悴，舌红苔黄厚腻，脉弦滑迟缓，心动过缓，其余均好，能吃能喝。

辨证：痰火郁积，热盛扰神。

对于这类久治不愈的患者，如果还用常规药物，开3～5剂药，绝对不会有效，患者肯定会一走了之，不再回头，而且还会对中医治疗丧失希望。所以我一开始就用半夏秫米汤合黄连温胆汤。

处方：清半夏、法半夏各60g，薏苡仁30g，天竺黄30g，枳实15g，陈皮15g，茯神30g，黄连10g，桂枝、甘草各10g（考虑心动过缓加入桂枝、甘草）。3剂。

用法：每日晚饭时吃1次，少量（煎液的1/3）；临睡前1小时将余药饮下，排空小便。

患者一听药的吃法和别人不一样，而且药量很大，又没有酸枣仁类，就提出了提问。

我说先试试看，不行我再想办法。患者半信半疑持药而去。

一天过去没消息，两天过去仍然没有回音，第三天，患者来了，满面春风，一见我就翘起大拇指，说道："您开的药效果真不错，第一天晚上我不放心还吃了2片地西泮，睡了6个小时。第二天晚上大胆不吃地西泮，光服您的药，仍然睡了6个小时。今天来，一是报告好消息，二是因为知道您明天不上班，我来提前把药开了。"此患者之后又连续用药1个月余，基本治愈。

这其中还有个插曲，该患者吃了十余天，效果挺好，夜夜入睡，突然中间有一周未来。我曾许他一个多月治好，怎么他吃了十来天就不来了呢？真好了么？

正在纳闷，患者又来了，一进门，脸先红了，冲着我直道歉："不好意思，这周没来，我动了个歪脑筋，嫌您这药贵，就又到其他诊所去看了。"患者一边把方子拿出来，一边又说："吃了几剂药一点作用都没有，只好又来麻烦你，别见怪。"

我把方子接过来一看，仍是套方，酸枣仁汤加减方。我说不要紧，我原先之所以让你多吃一段时间，是为了形成一个习惯，以便克服顽疾。患者心服口服，说一定听大夫的话，坚持到底。

**按**：临床上治失眠，我看大多数大夫都是用酸枣仁汤加减，改换其他方子的很少，于是我将我用大量半夏治失眠的经验写出来，给大家提供一个思路。

关于半夏有毒之说，我谈一下自己的认识。《中国药典》和大多数同道都认为半夏有毒，很多名医案也是一再谈到，那么半夏真的有毒吗？

实践是检验真理的唯一标准。我临床几十年用半夏（包括生半夏），不管用多大量（最大量用过 250g，自己尝试），从未发现有中毒现象。有的大夫为了解毒，加同等量的生姜，我认为加不加都一样。

从《黄帝内经》到医圣张仲景的《伤寒论》，记载用半夏都是成升的用，而且很普遍，从未见有中毒的记载，这又是为何？

问题究竟出在哪里了呢？实际上半夏和山药、芋头是一类的，仔细观察，它们皮下都有一层黏液类的东西。

经常做饭的人都知道，在刮山药、芋头的皮之后，手都会发痒，双手拿到火上一烤就好了；二物煮熟后都不辣口，而且很面、甜。实际上半夏也是这样的，皮下有黏液。

君不见《伤寒论》用半夏条下都注一"洗"字么？

洗去黏液就是为了除去其刺激皮肤黏膜的副作用。因该黏液物质能刺激喉头，使人喉头水肿而引起窒息死亡。这就是半夏有毒之说的缘由。

但是该黏液物质一经高温就不存在刺激性了。所以要注意，半夏一定要高温先煮！

如果还不放心，不妨自己先从 15g 吃起，按 15g 依次递增试一试，要知梨子的味道，先自己尝一尝嘛！

我一生尝过的中药达百种，别有一番滋味，也更正了书上很多不正确的记载，以后我还会谈到。

除了用半夏治失眠，我还常用半夏治疗无名肿块、癌症及部分皮肤病，屡建奇功，所以希望同道不可小觑半夏之作用。

# 止血妙药仙鹤草

## 一、抗癌止血神药仙鹤草

【验案 1】王某，男 27 岁，湖北浠水人，2018 年 8 月 12 日来诊。

病史：诊断为结肠癌已半年，便血不止住院治疗 20 天，每天输血，但仍然流血不止，严重贫血。住院期间，经北京的朋友介绍，请我通过网诊诊断。在医院控制饮食，大便出血每天十来次，腹痛、乏力。不求治愈，但求能够止血。家在农村，自幼没有父母，由大姑收养，家境贫寒，已经不能担负医疗费。

刻诊：舌淡白，苔白腻。

辨证：病程日久，标实本虚。

治则：扶正祛邪，抗癌止血。

处方：仙鹤草 200g，黄芪 30g，党参 15g，炒白术 15g，当归 6g，桂枝 30g，茯苓 30g，白芍 15g，牡丹皮 12g，白花蛇舌草 25g，泽兰 15g，益母草 25g，甘草 15g，大枣 12 枚。3 剂，煎服，每日 1 剂，分 3 次空腹服用。并婉拒诊费。

患者 3 剂药服完，打电话说，第 1 剂服完，便血和大便次数减少，3 剂药服用完，便血止，大便次数明显减少，仅流黄色液体。办理出院手续，回家养病。后来随访，患者断断续续服药半年，服药期间，没有出现大便带血，因姑去东北带孙子，没人照顾生活，病情恶化病逝。

【验案 2】患者刘某，女，48 岁，山西运城人。直肠癌造瘘术后半年，因其丈夫同在"王幸福老中医经验传承讲习班群"里，患者于 2018 年 6 月 26 日请我诊治。因为不能坐车面诊，通过网诊，丈夫代述，放化疗出院后不久，胃纳差，进饮食即吐，不能排便，生活不能自理，面色苍白，舌淡白，苔薄白，只求能进饮食，延长生存时间。

诊断：肿瘤晚期，经手术和放化疗治疗，正气衰微，胃气亏虚。

治则：当益气健脾，扶正抗癌。

处方：黄芪 30g，当归 10g，陈皮 15g，党参 15g，茯苓 25g，生半夏 15g，炒白术 15g，炒山药 15g，桂枝 30g，柴胡 12g，升麻 6g，制附子 6g，炒枳实 10g，焦三仙各 15g，泽漆 50g，炙甘草 10g。7 剂，水煎服，煎两次合一起，分 3 次服。

二诊：患者服下第 1 剂药，饮食已经不吐，服完 7 剂药，饮食增加，可以吃半个馒头，一小碗汤，气色转红润，精神较前好转。守方续服用 1 周，饮食基本正常，大便排泄顺利，原方去焦三仙，加藤梨根 25g，石韦 15g，穿破石 15g，巩固治疗。

2018 年 9 月的一天，凌晨两点多，患者丈夫突然打来电话，说患者造瘘位置大量出血，我听后惊心动魄，随即嘱咐马上去医院止血，输血，防止失血休克。

在医院止血，输血，仍然血流不止，无奈只好与主治医师商量中医介入，再次请我医治，急则先治其标，当下先止血，方能转危为安。

处方：仙鹤草 200g，黄芪 60g，当归 10g，鹿衔草 25g，石韦 25g，白茅根 30g，党参 20g。3 剂。水煎服，每日 1 剂。

药尽而血止，起死回生。随访，3 个月后患者突发脑梗，并发肺部感染，医治无效，故去。这两个验案，都是学习王幸福老师经验，重用仙鹤草 200g 为主药抗癌止血，见效快，起死回生。仙鹤草疗效显著，价格便宜，对于各种出血性疾病，值得研究推广应用。（周厚田）

## 二、止血神药仙鹤草，大便出血一剂除

【验案 3】许某，男，74 岁，河南虞城县人，因为大便出血，每日 6～7 次，在我县几家医院治疗不效，经郑州人民医院做的肠镜和病理检查。报告单提示结肠直肠溃疡出血，疑是克罗恩病，服用美沙拉嗪肠溶片等几种药物半月，疗效甚微。在中秋节串亲戚期间，患者经其侄儿（患者侄儿夫妻都是我治愈的患

者）介绍，于 2019 年 9 月 12 日，由子女陪同，到我诊所医治。

诊断：脉弦滑有力，舌质暗红，苔腻微黄，证属赤白下痢。

处方：仙鹤草 60g，白头翁 25g，黄芩 12g，黄连 6g，黄柏 15g，秦皮 10g，苦参 15g，党参 15g，半夏 15g，干姜 10g，生姜 5 片，大枣 6 个。3 剂，水煎服，每日 1 剂，分早晚空腹服用。

2019 年 9 月 16 日复诊，患者坐下就说真神奇，1 剂药就止血了，3 剂药服完，大便每日 3 次，无脓血。原方加木香 6g，砂仁 6g，3 剂。

此患者湿热下痢脓血，处方白头翁汤合泻心汤，均出自《伤寒论》。白头翁汤具有清热解毒、凉血止痢之功，泻心汤治疗腹中雷鸣，虚水寒热夹杂之痢，使之胃中和，下痢消，加上大剂量仙鹤草收敛止血，涩肠止泻。苦参清热燥湿杀菌止痢疾，方中干姜、大枣、木香、砂仁温中和胃，以防大剂量苦寒药伤胃。该患者于 10 月 3 日复诊，大便已成型，每日 1 次，并高兴地说，多年的痔疮竟然消了。异病同治，也是出乎意料！特将此验案补录于后，可作为参考之用。

---

**用药体会**

仙鹤草苦、涩，平。归肺、肝、脾经，功效为收敛止血，止痢，杀虫。

关于这味药的用法，还是王幸福老师主动微信联系教授于我。一开始我对这味药理解不深刻，老师讲只要是脾胃虚弱都可以用，于是我在小儿脾胃调理、小儿脾虚荨麻疹和小儿体虚易感方面，用仙鹤草均取得很好的疗效。

小儿反复性外感可把参苏散略加减，用仙鹤草 5g 代替党参，不但可以规避党参补中腻脾（略微）的弊端，而且这味药比较便宜，家长更易接受。我运用仙鹤草较多的是在治疗妇科崩漏上，其中一位跟诊多年的女性患者，因长期在外出差，熬夜伴随思虑较多，生理期长期就是缠绵不尽，一次她和我联系说月经量又增多，极度虚弱。因为当时我在忙，没空问特别详细，所以直接告知她用 250g 仙鹤草煮水加白糖，结果患者以我告知的方法行事后有效止住出血，甚是高兴。以后我在很多表现为劳累、脾虚、乏力的患者身上，只要符合脾虚的病机，不管任何病将仙鹤草拿来大量使用，效果确非同凡响。

# 积雪草、泽漆妙用

积雪草又叫铜钱草、雷公根，能清热利湿，解毒消肿。泽漆又名五朵云，能利水消肿，化痰散结，杀虫。下面讲讲两味药合用消肿止痛之功，以一例示之。

**【验案】**林某，女，12岁，虞城县人；10月2日因腹痛在某医院诊治，麦氏压痛点反跳痛，医生说阑尾发炎但如果不脓肿，彩超检查无异常。最后仍按阑尾炎制订治疗方案，输液5天，没有疗效，反而加重。

10月7日患者打电话求助于我，因我出门办事不在家，不能面诊，也按阑尾炎治疗，开方红藤薏仁败酱散和大黄牡丹汤加减，5剂，分早晚2次空腹煎服。服药期间没有再电话联系。

10月16日母女俩来我诊所，患者说共服用9剂药，还有点拉肚子，没有疗效，我一听，说那就不是阑尾炎。患者拿出刚从医院做的CT，报告单显示肠系膜淋巴结炎。用手触诊，拒按，拍打如鼓音，脉弦有力，舌淡苔白。

诊断：气机不畅，痞满，治疗以通为用。

处方：柴胡疏肝散加减。柴胡12g，白芍15g，制香附15g，陈皮15g，炒枳壳12g，青皮10g，佛手10g，香橼10g，玫瑰花5g，荔枝核15g，川芎15g，五灵脂15g，牡丹皮10g，赤芍15g，泽漆25g，积雪草25g。3剂水煎服，分早晚2次空腹服用。

10月18日，母女两个又来了，我心想坏了，药才喝两天，肯定没效果。没料想她们喜笑颜开，说这次效果很好，服药当天下午就轻多了，现在腹痛消失，刚好来附近办点事，想再取几天药。

这时候我心里一块石头才算落了地，于是就按原方开药4剂，服法如前。

**按：**此案我首先犯了经验主义错误，人云亦云，没有深思熟虑，按前医诊断方向治疗，延误医治。临床阑尾炎和肠系膜淋巴炎症状相似，临床一定结合四诊或借助彩超和CT检查进行鉴别。

方解：柴胡疏肝散理气消痞止痛，加五灵脂、赤芍、牡丹皮、泽漆、积雪草活血散结止痛。其中积雪草、泽漆可作为淋巴结疾病专药。

泽漆具有行水消肿，化痰止咳，解毒散结功效，临床用于瘰疬结核。积雪草有消肿解毒之功，可用于治疗丹毒、瘰疬、恶疮肿毒。

这两味药合用，增长解毒散结功效，用于淋巴结类疾病，包括一些腺性疾病，都有很好的疗效。由于临床案例不算太多，还需继续临床验证总结，希望同行多指导交流。

【小贴士】

松节，抗血栓，抗炎症。移植后用松节，避免抗体产生，血栓形成。松节预防不育，流产，减少压力，有助睡眠，与阿司匹林一起用，能减少阿司匹林的不良反应。

# 浅谈细辛的运用

说起细辛这味药，我真是爱恨交加。

每当我读到名医妙案中用重剂细辛治大病疗顽疾时，心中总是拍案叫绝，爱得手中发痒，总想跃跃欲试。然而又每每受到谚语"细辛不过钱，过钱命相连"的掣肘，不敢重用而遗憾不已。

细辛能不能重用并为我所使？

经过几十年临证，我可以负责地说，细辛可以重用，而且掌握好没有什么毒性和危险。

细辛并非是陈承、李时珍等人所言那样危险多多。其所言缺乏实践依据，人云亦云危言耸听。

对于细辛的重剂使用，我经历了一个很长的认识和实践的过程。

我早年在学习中医时受教科书和细辛谚语的影响和束缚，不敢越雷池一步，细辛从未超过一钱（约3g）。

后来又读到伤寒大家刘渡舟先生用小青龙汤的医案，其中谈到一位男性患者咳喘用其他药不效，刘老三剂小青龙汤就搞定，该患者奉此方为神方，连续服用一冬，结果引起心衰住院，险些丧命。对此，刘老特别告诫细辛不可重用、长用、轻易用。

因我早年学医时特别崇拜刘老，所以也就把他的话当作了圣经。而后一直不敢重用、长用细辛，没能早早就掌握细辛的正确运用，实为遗憾。

然而，因为我读书较多也杂，每每看到重用细辛的医案和报道，加之名医刘沛然的《细辛与临床》一书的冲击，使我想重新实践重用细辛的热情又在心中燃起。

这也和我每年重温一遍《伤寒论》不无关系，每当我读到仲景先圣用细辛的方证条文时，不禁就想两千多年前，细辛常用2～5两，按一两为15g折算，仲景用的细辛远远也超过一钱。为什么都没有事呢？

既然前圣后贤都敢大量用，我为什么不能效仿之？本着胡适的大胆设想、小心求证的思想，我又开始了重用细辛的实践路线。

在治疗痰饮咳喘小青龙证时，细辛先用10g，患者服用后无不良反应。

有了初步的经验以后，我在应用细辛时通常从10g用起，然后5g逐渐递增，一直用到60g，也未见患者出现什么危险和反应。但临床效果却大不一样。

除了痰饮证我用小青龙汤一般用15～30g，对于其他重症如心动过缓，细辛一般用量都是30g起步，一直加到心率正常为止。

在治疗脉管炎、风湿痹证时，细辛用量都是30～60g，通阳驱寒作用特别显著，量小不行。

在此要说明一点，我的用法和刘沛然老中医的用法不同，刘氏是后下轻煎，我是先下久煎。因为现代药理研究发现，细辛含挥发油2.70%～3.09%，其中药用有效成分主要是甲基丁香酚（占60%），有毒成分是黄樟醚（占8%）。

如果单以细辛研末冲服，用量仅4～5g即出现胸闷、恶心、呕吐等毒副作用，这与《本草纲目》所言"单用末不可过钱，多则气闷塞不通者死"十分吻合。但若用作汤剂，因黄樟醚的挥发性胜于甲基丁香酚，所以经煎煮30分钟后，煎汁中还保存着一定量的有效成分甲基丁香酚；而有毒成分黄樟醚的含量经过久煮挥发已大大下降，不足以引起中毒。故而，在大剂量用细辛时采用先下久煎的方法。

实践证明我用此法一不影响疗效，二不产生毒性。所以这么多年从未出过事故。

自从我学会用重剂细辛后，每每在治疗一些疑难杂症中颇为有效，心中甚喜。我经常重剂使用细辛用于慢性气管炎咳喘症、过敏性鼻炎、寒性便秘、风湿疼痛、血栓性脉管炎及一些不明非热性包块等。其特征为寒疑痹阻，阳气不通，细辛用量为10～100g，据症用量。下举一例示之。

【验案】谭某，女，32岁，2006年3月，经人介绍来我处请求治疗过敏性鼻炎。已近10年病史。

刻诊：面白胖，穿戴严实，怕风，鼻塞，清涕不断，纳少，易感冒，月经偏少。舌胖大质淡，苔白腻厚，脉沉细无力。二便基本正常。

辨证：气虚感寒，肺窍不利。

处方：玉屏风散合桂枝汤合平胃散加减。生黄芪 30g，党参 30g，防风 10g，苍术 10g，桂枝 15g，白芍 15g，厚朴 12g，陈皮 12g，桔梗 6g，细辛 10g，辛夷 10g，石菖蒲 15g，生甘草 10g，生姜 6 片，大枣 3 个。5 剂，水煎服。

一周后复诊：患者吃饭稍好些，恶风症状减轻，但仍鼻塞流涕。患者再次强调主要想看鼻炎。其余症状及脉舌象变化不大。

我诊后，稍沉思一刻，认为是证对药轻。仍用上方，将其中的细辛改为 30g，与之再服 5 剂。

三诊：患者告之，这回有效，鼻子时通时不通，鼻涕也少多了，很是高兴，请求继续治疗。效不更方，细辛更改为 45g，患者又服 5 剂，效佳。后以最后一次的处方坚持用药 50 天，十年痼疾终于蠲除。

**按**：此案治疗成功，除了用方正确，关键在于重用了细辛。量小，杯水车薪，无助于蠲除十年陈寒。这一点尤为重要。通过多年运用细辛，除了要掌握我说的逐步递增和先下久煎的方法，还要注意用细辛等处方时一定要抓住的"四个不"，即患者一不口渴，二不舌红，三不苔黄，四不脉数（速）。

如有其中之一或二者出现，则表示患者阴血伤而有虚热也。阴伤有热不能用辛温之细辛，切记！

# 草果化湿除腻

中焦湿浊不化，舌苔白腻而厚，这是临床上很常见的现象。一般治疗原则是芳香化湿，常用药是砂仁、厚朴、草豆蔻、石菖蒲、佩兰、丁香之类，然而临床上使用多年，虽说都有效，但效果都不是很满意，无一味能达到立竿见影之效，常常是拖以时日方能化去。

为此，我曾翻阅大量医籍，试过多种具有芳香化湿的药品，还是不得良药。

一年夏天，我在妹妹家暂住几日，发现她每次调凉菜都用一种调料水，其中有草果、小茴香、白豆蔻、桂皮、花椒等，而且草果还较多，就问她缘由。妹亦略通中药，答曰："草果芳香化湿，杀腻去寒，夏令凉食之佳料。"我听后若有所思，颇受启发。

回家后翻书查阅草果，得知其首见于《饮膳正要》，最早是作调料用，民间煮肉时常用草果一二枚，与八角茴香、桂皮、花椒等共作调味佳品。调凉菜时将上药泡水浇之，其味香扑鼻，能增强消化，增进食欲，且食后无碍胃壅气及寒凉伤胃之弊。方药中用得相对较少。

吴有性治疗温疫的达原饮，方中用草果取其能芳香透达膜原湿浊之邪，古今皆知。且达原饮的典型舌象就是苔白厚积如粉，亦属湿郁中焦。所以不管是用作调料还是用治温疫，草果的功效应是相同的。

受其启发，之后我在内科疑难杂病中，凡见舌苔白厚湿腻，中焦寒湿壅滞难化，久治效差者，常于方中加草果6～9g，结果两三天患者的白腻舌苔就退去，取效甚捷。

【验案】曾治一中年妇女，一日患者来到我处，伸出舌头叫我看。

病史：不想吃东西，晨起口黏口臭，消化不好，身体倦重。吃了江中消食片和保和丸都没有解决问题，想重点解决一下口臭苔腻。

刻诊：舌质淡，胖大有齿印，苔白厚腻；右手沉濡，左手略滑兼浮；腹部微胀，大便稀溏。

辨证：脾虚湿滞，食积郁热。

处方：四君子汤合平胃散。党参15g，茯苓30g，苍术15g，厚朴12g，陈皮12g，草果9g，甘草10g，龙胆草3g，炒山楂、炒神曲、炒麦芽各10g。3剂，水煎服。

3天后复诊：患者白腻苔退去八九，腹已不胀，口中亦觉清爽多了。续服7剂，痊愈。

**按：**凡中焦湿浊不化，特别是舌苔白腻而厚者，多于辨证处方中加草果6～9g，收获均甚理想。于是进一步体会到，用草果作调料的真正用意，乃用其辛温芳香之性，防止油腻、生冷滞气碍胃，达到化湿醒脾之目的。

临证当选优择能，取其之长，为医道知药善任之基本功也。

# 佩兰、石菖蒲之用于舌苔厚腻

正常人的舌苔浅薄微白，不腻不燥，似有若无，乃胃气充盛，水液上潮的表现。厚腻的舌苔，属病理性，尤其是消化系统的疾患，显示得更为突出，拭之虽去，仍可再生，兼有痰湿之邪者，则很难拂掉，我的经验，若在辨证论治的基础上加入佩兰、石菖蒲二药，通过祛浊以净化厚腻的舌苔，恢复味觉，收效颇好。

佩兰疏肝郁，"除陈气"，《内经》谓其可去口中甜腻之味，对呕恶、时泛嗳腐者，用之甚至比藿香之味醇正，善于宣散蕴结。

菖蒲常见的有三种，都能辟浊逐秽、和中行滞，对湿邪中阻的口黏胸闷，很有作用，其中石菖蒲长于健胃醒脾，水菖蒲芳香较浓，侧重祛湿豁痰，阿尔泰银莲花之根茎九节菖蒲，专于开窍回苏。这三种菖蒲在净化厚腻舌苔方面，功效基本一致。但现代研究表明，九节菖蒲有一定的毒性，我们通常用的是石菖蒲。

佩兰、石菖蒲二药辛苦配伍，可助胃运活泼气机、温健脾阳，通过调畅内在的阻遏，获得化浊的治绩，解除胸闷，促进食欲，令健康得复。

我在临床实践当中，曾单独使用佩兰或石菖蒲，虽然于净化舌苔方面也能取到一定效果，但并不十分理想，如配在一起，佩兰9～18g，石菖蒲6～12g，则收效最佳。一般服用3～6剂，多则9剂，湿浊之邪得化，气机即可舒展，厚腻的舌苔便逐渐消除。若服后退去很慢，再加苍术6～15g，增强辛开苦降之力，就会解决。我从事医务工作数十年，深知佩兰、石菖蒲二药的特殊作用，故写此小文公诸同道，以资参考。(《张志远医论探骊》)

# 顽固腹胀怕阿魏

初识阿魏，缘于年轻时我的一帮钓鱼朋友，用其做鱼饵。

当时我就纳闷，这么臭的东西，怎么鱼就爱吃，没想到日后在临床上发现有些人也"爱吃"。这当然是指一些患顽固腹胀的患者。

阿魏产于我国新疆以及伊朗、阿富汗属中亚西亚一带。新疆称之为臭阿魏，为伞形科植物的树脂。具特异的强烈而持久的大蒜样特异气味，含有多种二硫化合物。其中仲丁基丙烯基二硫化物约占45%，是本品具特殊蒜臭味的原因。阿魏性味苦、辛温，归肝、脾、胃三经，能自肠道吸收，即使大用量至12g，亦无明显毒性，一般外用入膏药，内服入丸散。功能消积、杀虫、利窍、除浊气。

《本草汇言》谓："凡水果、蔬菜、米、麦、谷、豆之类，停留成积者，服此立消。"《本草经疏》谓："阿魏其气臭烈殊常，故善杀诸虫，专辟恶气，辛则走而不守，温则通而能行，故能消积利诸窍，除秽恶也。"

《唐本草》云："体性极臭，而能止臭，亦为奇物也。""主杀诸小虫，去臭气，破症积，下恶气。"朱震亨曰："消肉积。"

《新疆中草药手册》："治神经衰弱，慢性气管炎。"

综上所述可知阿魏虽然气臭难闻，但能被肠道吸收，排除肠道陈腐积滞及秽恶臭浊之气，以浊攻浊也，是一味治疗消化性腹胀的良药。

阿魏运用得当，能迅速减轻或消除患者的疾苦，尤其是难治性腹胀，用一般性消胀宽腹之药无效时可一试。

我在临床上治疗腹胀痞满之症时，一般采取理气、疏肝、通瘀这三种方法，基本上能解决。但是仍然有一些腹胀患者，在用了上述办法无效，甚是难煞。患者将能消气的药服遍了，如砂仁、木香、厚朴、陈皮、槟榔、佛手，仍不见效。

世上无难事，只怕有心人，而后我就仔细研究此类患者，终于皇天不负苦心人，发现用药不效的人群，大多是身体肥胖，养尊处优，常食肥甘厚味之人。

这类人群的症状有点类似小儿疳积症，不愁吃穿，常食荤腥，造成脾胃湿热有积滞，非一般消导药能解决。

于是我翻阅资料，参看前贤经验，终于找到了"阿魏"，且用之非常有效。下举一例示之。

【验案】徐某，男，40岁，经人介绍找我治胃病。

病史：最近几个月不能喝酒吃席，只能稍吃一点清淡之味，胃痛反酸，尤其是胃脘腹胀的厉害，大便黏腻溏泄。吃了很多中西药也未见效。

刻诊：人略黑，面油光发亮，舌红苔白腻厚，脉双关滑实。

辨证：中焦湿热，痰浊痞阻。

处方：黄连温胆汤合保和丸加败酱草、煅瓦楞，10剂。

二诊：患者说吃药后挺好，胃不反酸疼痛了，但是还是胀满。又处方，柴胡疏肝散加大量消导药，10剂。

三诊：患者说服药后，效果不明显，仍是胀满。

四诊：换方，予柴平汤加香砂养胃丸，10剂。

五诊：患者反馈仍然不效，就是胀满。这可把我难住了，吃了这么多药，竟然无效，我的面子真有些挂不住了。黔驴技穷，怎么办？我再开5剂药，将患者打发走，闭门思过，翻书研究，得一"阿魏"药。

六诊：患者5剂药吃完，如约而至，仍不效。

处方：瓜蒌45g，半夏15g，黄连10g，干姜6g，苍术10g，草果6g，砂仁6g，木香10g，炒莱菔子30g，厚朴15g，槟榔15g，炒谷芽、炒麦芽各30g，鸡内金15g，神曲15g，炒山楂15g，甘草6g。7剂。煎汤送服阿魏胶囊。

七诊：患者一进门，就喜形于色，说这回药好，胀满大减，而且睡觉也好了。效不更方，上方连服15剂，胀满彻底治愈。

**按**：此案之所以最终得以治愈，全凭"阿魏"的功劳，从上案的整个治疗过程就可以看出。

自从找到"阿魏"这一治疗难愈性胀满的神秘武器，我对治疗胃脘腹胀又有了新的认识。

这里要特别注意，"阿魏"只适用于病因为气滞食积，病位在肠腑，属实证类型的患者，即对功能性胃胀治疗效果较佳。我们临床时必须辨清腹胀的病因、病位和虚实属性，这样才能提高疗效。对于虚性胀满痞塞，不宜使用"阿魏"，因为"阿魏"的主要功效还在破癥积，下恶气。

《本草经疏》曰："脾胃虚弱之人，虽有痞块坚积，不可轻用。"

《本草求真》曰："胃虚食少人得之，入口便大吐逆，遂致夺食泄泻，因而羸瘦怯弱。"

《医林纂要》曰："多服耗气昏目。"

阿魏虽好，但也不可轻用，还是要讲究辨证施治的。

# 尿道灼热用白头翁

白头翁一药，功效清热解毒凉血，为治痢之要药，如白头翁汤就是以此药为主。历代文献均论本药治热痢，但却很少论及其他功用。近代名医冉雪峰龚姓弟子所著《医笔谈》中提出了白头翁有治尿道灼热坠痛之功效。笔者临床治疗尿道灼热坠痛时，常在辨证基础上加入白头翁，每每收到良好疗效。现将点滴体会介绍于下。

尿道灼热坠痛主要是由湿热蕴结下焦，导致膀胱气化不利所致。症见小便频急，淋漓不尽，口干口苦，舌红苔黄厚而腻，脉数。而笔者认为本病病机尚与肝木之气逆乱有关，因肝经络阴器，肝木逆乱之气与邪热郁遏迫注阴器，则可致尿道灼热坠痛。故笔者以八正散合白头翁治疗本病疗效甚好。

【验案1】患者，男，25岁。小便时尿道灼热坠痛，尿黄口苦，舌红苔厚腻，尿常规隐血，血常规正常。前医诊为尿道炎，用诺氟沙星和中药清热通淋之剂，辗转数医治疗2个月余，疗效不佳。诊断为下焦湿热之淋证。

处方：八正散合白头翁加减。白头翁10g，栀子10g，瞿麦10g，生地黄10g，甘草10g，木通10g，车前草15g，萹蓄15g，黄柏12g，滑石20g。3剂，水煎服。

患者服用3剂即愈。以上可见白头翁的功用不仅能治热痢，在临床上只要辨证准确更能治尿道灼热坠痛。(《方药妙用》)

说起白头翁一药，大家并不陌生，著名的经方白头翁汤，临床上一般用于热毒血痢，我亦不例外。但是正如上文所述，白头翁的作用不止这一个。我临床上治血热崩漏一证也常重用白头翁清热凉血，效果颇佳，山东名老中医张志远的生地榆生贯众白头翁汤就是治疗崩漏的名方。

尽管上面两方治疗的病证不同，但病机相同，同取了白头翁清热凉血的作用。临床上泌尿系感染除了尿急、尿频、尿不尽，部分患者尿道灼热疼痛亦常见，一般用八正散、导赤散解决其他症状较易，但解决尿道发热灼痛不佳，在这方面，白头翁是专药。受上文启示我常用之，可收立竿见影之效。

【验案2】龚某，中年妇女，泌尿系感染，发热，尿急、尿频、尿涩痛，尿检后诊断为急性尿道炎，在医院静脉注射治疗1周，诸症消失，唯有尿道灼热涩痛不减。

处方：四妙散加减。黄柏10g，苍术10g，生薏苡仁30g，怀牛膝30g，白头翁50g。3剂，水煎服。

患者服用1剂后痛轻热减，3剂即愈。

类似此证，只要是尿道灼热一症突出者，我即在治淋方中加入白头翁一味，屡收速效。其实临证中很多中药都有多种功效，学中医者不妨广开思路，多探索一药多能，充分发挥挖掘中药的作用。

【验案3】金某，女，57岁。近期排尿不畅，伴有尿频、尿灼热痛、肛门下坠感。西医诊断为泌尿系感染，患者觉此病羞于启齿，十分苦恼，严重影响了正常的生活，四处寻医治疗，但疗效不佳，特慕名前来就诊。询问患者先前所吃之药，得知尽是些清泻胃火、清利肝胆湿热的苦寒之药，疗效甚微，且患者的脾胃已经受损，欲呕，胃痛。

刻诊：中等身材，肤色偏白，少腹里急，伴下坠感，小便频数灼痛，口苦，睡眠差，心烦急躁，饮食不佳，便溏，寸脉浮滑尺弱，舌淡红苔白。

辨证：热淋下焦。

治则：健脾益肾，清心利水。

处方：二仙汤、导赤散、滋肾丸加减。淫羊藿30g，仙茅10g，巴戟天12g，黄柏10g，知母10g，当归12g，生地黄15g，川木通10g，淡竹叶15g，生甘草30g，干姜30g，枳实15g，白头翁30g，川牛膝15g，煅牡蛎30g，生龙骨30g。3剂，水煎服，每日2~3次。

二诊：患者反馈上述症状明显有所改善，小便已经不数，灼热感减轻，唯服药期间皮肤略感瘙痒。效不更方，嘱其继续服用，并在原方中加入黄连15g，薤白30g，地肤子25g。4剂，水煎服，每日2~3次。

# 山茱萸敛阴止汗

一部《医学衷中参西录》使我爱不释手，30 年来几乎翻烂。本书为近代著名中医张锡纯所著。其书不务虚谈，一方一药重点详之，临床践之，发前人之所未发，效前人之所未效，真乃启迪人也！山茱萸就是他极擅用的一味药，于临床上屡建奇功。

山茱萸味甘、酸，性温，主要归肝、肾经。本品甘酸温润，能补能收，不仅长于收敛固涩，还可补肝肾之阴，温补肾阳。故山茱萸为平补肝肾、收敛固涩之良药。

凡肝肾不足，精气失藏，或滑脱不禁之证，皆可运用。临床上我常用其峻补肝肾，敛阴收汗，治一些大病及难治之症。以下分享验案一则。

【验案】2003 年 4 月的一日，我在国医馆坐诊，临近下班时走来一对老年夫妇，说："听说你是中医专家，特来请你看看。"说罢，男子坐下，伸出手让我把脉。我问什么病，他说："你把脉看吧，你是老中医了嘛。"

我有点不悦，就给其号脉。完毕，我说他是非霍奇金淋巴瘤病，中医学称之为恶核、瘰疬。

听后，该夫妇一惊，说："你神了，正是这种病，我们是从武汉来的，专门来看肿瘤的。"

我暗自一笑，哪里是什么神医，把脉神了。其进门时我就见他右腮肿大甚是明显，况且附近就是肿瘤医院。这纯粹是中医的望诊法，而不靠把脉。

此时，男子说："我今天不找你看肿瘤，主要看出汗，我现在是昼夜大汗淋漓，每天要换两三次衬衣，体乏无力，动则心慌，已经吃了不少药，无济于事。"

我问都吃过什么药，他说大夫给开了大量的浮小麦、麻黄根、煅牡蛎、黄芪、人参、五味子等一些药物。

刻诊：陈某，年 60 岁，身材高大。面黄偏暗，舌质略红，苔白，脉濡滑无力。除肿瘤，其他方面均正常。

我认为患者是痰火旺盛，逼汗外出，造成的气阴两虚。而且患者急需解决的是出汗，如果套用玉屏风散之类，必无效。此时我想起张锡纯用山茱萸一味敛汗收虚脱之验案，于是提笔写下。

处方：山茱萸150g，西洋参15g，生龙骨、生牡蛎各30g，炙甘草10g。3剂，水煎服。

患者接过药方，说就这几味药，能行么？我说试试看嘛。患者说那就试一试吧。3天后，患者复诊，进门就说汗止住了，太感谢了。

**按：**对于山茱萸这味药，我要说的有两点。一是山茱萸敛阴收脱，只需对症，尽量去用；二是大量重投，这也是张锡纯的经验。

我在临床上屡试屡验，特别偏爱山茱萸，敬请各位验之。

# 中药里的"生长激素"羊红膻

今天有位特殊的患者，一个 10 岁的男孩，从山西远道而来求医。孩子看着很健康，与同龄人相比，略微胖一点，落座后却是一言不发。王老师问孩子，哪儿不舒服。

患者没开口，其父母对视了一眼，父亲才开口说，别的没啥毛病，就是生殖器发育得不好。看孩子有点难为情，老师示意我回避一下。

患者离开后，我回到诊室，老师说，孩子生殖器发育得确实不理想，和年龄不符。

我问：那应该是要补肾吧？老师开的什么方子？老师说：我没开方子，一是孩子年龄小，不能坚持服药，往往容易半途而废；二来这病不是感冒咳嗽，吃中药一时半会儿也起不了多大作用。我只开了一味药，让他拿回去泡水喝，坚持喝一年，应该有效果。

我好奇地问老师开了一味什么药，老师说就一味羊红膻。

来老师这里跟诊之前，我从没听过这味药。跟诊这段时间，看老师经常用，主要用于心肾阳虚所导致的各类虚损性疾病，所以我想当然地认为这味药就是补肾阳的。

"肾主生殖"，此患者生殖器发育得不好，跟肾有必然的关系，从这个角度考虑，使用这味药并无特别之处。

但从另外一个角度考虑，温补肾阳的药很多，如仙茅、淫羊藿、巴戟天等常见的药，为什么老师不用，而偏偏选择羊红膻？

我不敢贸然问老师，因为跟诊之初，老师就说过："希望你们在跟诊的过程中多思考，不能一遇到问题就问，自己经过思考、查资料还是弄不明白，再来问。"

我赶快拿出手机，上网搜索羊红膻这味药，结果显示，羊红膻是草本植物，山西、陕西、山东等地均有分布，有很好的药用价值。味甘、辛，性温。

归心、肾、肺、脾经。主要功效有温肾助阳，活血化瘀，养心安神，温肺散寒，健脾益气，止咳祛痰。

显然，这个答案并不能解答我心中的疑虑。

接近中午12点，预约的患者都看完了，我赶快请教老师："补肾的药物这么多，为何您给那个孩子只开羊红膻这一味药？"

老师说："我给你讲讲我认识这味药的过程，你就明白了。羊红膻这味药，很多人不了解，你或许以前都没听过。这是一味草药，不属于常用药。

我最早认识这味药，是我年轻时候下乡，看到当地农民经常给猪吃一种植物，觉得很奇怪，就去请教农民。

农民说，同时出生的一批猪仔，同样的喂养方法，同样的生存环境，可就有一两只长得很慢，还爱拱盆，挑食，不好好吃，他们称之为'僵猪'（也不知道具体是'僵'还是'强'，我猜测是'僵'，取僵滞不前之意）。后来他们发现，有一种草给这些长得慢的猪吃上一段时间，这些猪就会发生变化，食量大了，长得也快了。

据农民讲，这味药主要分布在陕北，陕北由于特殊的地理环境和气候因素，每家每户都养羊。或是牧民最早发现给长得慢的羊吃这种草，羊的生长速度很快就跟上来了，所以就有了'羊红膻'这个名称。"

老师又说："我通过农民讲的这个故事，思考了一下，认为羊红膻不仅有温肾的功能，同时还含有生长激素，这也是羊吃了之后生长速度明显加快的原因。虽说是用在动物身上，但和用在人身上道理是一样的，现代医学不也是用动物做实验嘛。

此后我有意在临床上验证我的这一猜测，主要用在治疗生长缓慢、第二性征发育滞后这些患者身上，经过多次检验，疗效确切。如果患者没有其他症状，仅仅是个子长得慢，单用羊红膻一味煎汤或泡水喝，坚持一段时间就有明显效果。

有位患者你应该记得，她经常来看病。去年刚过完年，她带着女儿来看病，孩子当时上高二，学习紧张，压力也挺大，头发掉得厉害，让我开点治脱发的药。

我给孩子开了验方'乌发丸'，她又问有没有办法让孩子个子再长一点。

我看那孩子个子也不算低，大概有 1.6m 的样子，但是孩子说班里的孩子都高，她算矮的了，想再长高一点。我就在方子里加了 100g 的羊红膻，给她做成丸药慢慢服。

前几天家长在微信上告诉我，孩子脱发基本上好了，个子也长了，以前没她高，现在比她高了，全家人都很高兴。"

老师还对我说，我能想到此处用羊红膻是补肾的，这还不够。我们临床用药，除掌握同类药的共性，更重要的是掌握其共性中的个性，这样才能精准用药，取得好的治疗效果。

羊红膻和其他补肾药不同之处在于，它类似于西药的"生长激素"，有促进人体第二性征发育的功能。

# 升麻治疗咽喉肿痛

自从李东垣的补中益气汤风行起来后，升麻成了升提之药，后世大多数医家也是附庸其说。在早年学医我对此并未重视，受补中益气汤方剂的影响，也认为方子中的柴胡和升麻是提升诸药以升阳气的，后来临床实践多了发现，柴胡和升麻并没有升提阳气的作用，举个简单的例子就可以说明。

我早年在治疗气虚型的低血压时，喜用补中益气汤，教科书也是这样教的，但是效果大多不明显。按理说其中的柴胡和升麻是起升提作用的，应该有效。但是不管两味药用少量还是大量均不见血压明显上升，其作用远赶不上枳实、干姜。再看《伤寒论》《金匮要略》方中也没有这样的提法和用法，相反却是以清热解毒见长，麻黄升麻汤、升麻鳖甲汤都是症见喉咽不利、唾脓血而用之。

对升麻和柴胡有升提作用提出质疑的还有已故医学大家裘沛然先生。我在20世纪80年代读先生的《壶天散墨》相关文章后，产生了深思。后来又看到方药中先生用大量升麻治肝炎、杀病毒的经验，及潘华信先生在《中医杂志》上分析补中益气汤的文章，指出柴胡、升麻非升提，乃清热作用，结合仲景论述方确信不移，此乃东垣先生谬说，应当纠正。

对于升麻的功效，古文献已有丰富的记载。《神农本草经》：主解百毒，辟温疾，障邪。

《名医别录》：主中恶腹痛，时气毒疬，头痛寒热，风肿诸毒，喉痛口疮。

《金匮要略》中升麻鳖甲汤，治阳毒为病，面赤斑斑如锦文，咽喉痛，吐脓血。方中升麻用二两。

《滇南本草》：主小儿痘疹，解疮毒，咽喉（肿），喘咳喑哑，肺热，止齿痛，乳蛾，痄腮。

《药性论》：治小儿风，惊痫，时气热疾。能治口齿风肿痛，牙根浮烂恶臭，热毒脓血，除心肺风毒热壅闭不通。

《肘后方》：用于卒毒肿起。

《仁斋直指方》：用于喉痹作痛。升麻一味煎汤，治胃热齿。

《本事方》：用于口舌生疮，悬痈肿痛。升麻汤（升麻、桔梗、薏苡仁、地榆、黄芩、牡丹皮、白芍、甘草）治肺痈吐脓血。

《千金方》：用于口热生疮和产后恶血。宋·朱肱有"无犀角以升麻代之"的记载。

学习文献，结合临床，我不再把升麻作为一味升提药，而是作为一种力专效宏的清热解毒药使用。

【验案】张某，26岁，感冒引起扁桃体发炎，红肿如弹子大，即将化脓，发热喑哑，疼痛，舌红苔薄白，脉寸关滑数，大便略干。用养阴清肺汤加大量升麻。

处方：生地黄30g，麦冬30g，玄参30g，升麻50g，白芍15g，牡丹皮12g，浙贝母15g，薄荷10g，桔梗10g，甘草10g。3剂，水煎服，每日3次。

患者服药1剂后热退，3剂后扁桃体红肿减退，又服3剂痊愈，仅留腺体微肿大。

由此可见升麻之功效显著。临床上升麻除了用于咽喉炎症，还可用于疮疡、痤疮、肝炎、中耳炎、带状疱疹、白塞综合征、生殖器疱疹等，一言以蔽之，清热解毒，大胆重用。

---

**群贤见智录**

1. 郑长松教授在治疗乳痈时，习惯用升麻（30g以上）、皂刺。郑教授认为升麻祛风清热，举陷托毒，乳痈患者及早大量使用升麻、皂角刺等，多能免除手术之苦。（《名中医治病绝招》）

**按**：升麻清热解毒，升举阳气，托毒外出，《本草用法研究》赞其为"疮家圣药"。现代药理研究显示，升麻有抗菌、抗炎、解热、镇痛之作用。

2. 方药中教授善用升麻解诸毒，对病毒性肝炎及其他药物中毒患者，在辨证论治的同时，重用升麻进行治疗。其剂量一般在 30g，多则用至 45g，疗效颇著，未见有不良反应者。(《名中医治病绝招》)

3. 黄保中教授习用升麻于辨证方中治疗风热外感、病毒性肝炎、慢性胃炎、内脏下垂、麻疹、风疹、斑疹等，用量为 15～45g。(《方药传真》)

# 脾虚便秘用白术

白术一药，大家习惯用于健脾燥湿，名方四君子汤中即取其意。而《本草正义》却赞其"最富脂膏，故虽苦温能燥，而亦滋津液……万无伤阴之虑"。

我要谈的正是这一点。

大家用白术一般考虑苦温燥湿的多，而大多数健脾燥湿止泻的方子都少不了白术，有的加注用土炒白术。实际上，白术的燥湿作用并不强，炒后也许好一些。健脾燥湿最好的是苍术，腹泻时用30～50g，可立即起效。白术则不一定。

我认为，白术生津的作用更强些。临床上我用其治疗脾虚便秘常收效甚捷。

《金匮要略》云："伤寒八九日，风湿相搏，身体疼烦，不能自转侧，不呕不渴，脉浮虚而涩者，桂枝附子汤主之；若大便坚，小便自利者，桂枝附子汤去桂加白术汤主之。"

桂枝附子汤去桂加白术汤方：白术4两，附子3枚，甘草（炙）2两，生姜3两，大枣12枚。

方中白术量最大，仲景此意甚明。

由于汗多伤津导致脾虚便秘，就加白术生津润肠通便。可以说张仲景是第一个提出用白术生津通便的。对此，现代已故中医大家程门雪、任应秋等人有不同的解释，并且他们还认为仲景条文是错误的。我认为他们是囿于白术苦温燥湿，故而出现了这种错解。

实践是检验真理的唯一标准。

北京已故四小名医魏龙骧，通过临床实践，首先提出白术的主要作用是健脾生津，并将其用于脾虚便秘证，得到全国很多有识之士赞赏并验证，开创了白术新用之先河。

我也是从这里改变了之前对白术的狭隘认识，并从此将大剂量生白术运用于临床实践中，应用时少则 30g，多则 150g，并取得了屡用屡效的佳绩。

魏龙骧有一则验案："高龄患便秘者实为不少。一老人患偏枯，步履艰难，起坐不便，更兼便秘。查其舌质偏淡，苔灰黑而腻，脉见细弦。此乃命门火衰，脾失运转，阴结之象也。

处方以生白术 60g 为主，加肉桂 3g，佐以厚朴 6g，大便遂能自通，灰苔亦退，减轻不少痛苦。类似患者，亦多有效，勿庸一一列举。"

魏龙骧还谈道："便干结者，阴不足以濡之。然从事滋润，而脾不运化，脾亦不能为胃行其津液，终属治标。重用白术，运化脾阳，实为治本之图。故余治便秘，概以生白术为主，少则 30～60g，重则 120～150g。便干结者，加生地黄以滋之，时或少佐升麻，乃升清降浊之意。若便难下而不干结，或稀软者，其苔多呈黑灰而质滑，脉亦多细弱，则属阴结脾约，又当增加肉桂、附子、厚朴、干姜等温化之味，不必通便而便自爽。"（《临床中医·魏龙骧》）

分享一则本人用大量白术治疗便秘的验案。

【验案】李某，女，近 70 岁。2010 年 4 月来诊。

刻诊：患者中等身高，体胖肤白，患有糖尿病、冠心病，刚从某医院住院治疗后出院。已 1 周未排大便，小腹甚胀。住院期间主要靠开塞露和灌肠，停用则依然如故。望舌胖大色淡，苔白腻，脉濡细。饭量不多，乏困无力。一派脾虚不运之证，随即按辨证原则，直接开附子理中汤，暂不治疗糖尿病和冠心病。

处方：制附子 10g，太子参 30g，干姜 15g，生白术 100g，枳壳 15g，厚朴 15g。5 剂，水煎服。

患者问："我现在小腹很胀，吃这药来得及么？能不能明天就排大便？"

我说没问题，放心吧，明天绝对能解大便。老妇听后欣然而去。

我如此肯定，实缘于治这类病太多了，只要生白术足量，没有不应手起效的。

一周后复诊：患者服药后大便通畅，近几日排大便每日 1 次。

我告诉患者本病是脾阳不运所致，解决该病机需要一段时间，非暂时通便就可以一劳永逸了（这一点大家要记住）。

该患者前后共吃药 50 余剂，基本上是理中汤和补中益气汤为主，方方不离生白术100g。结果患者不但治愈了便秘，而且不服用格列齐特（达美康）也能稳定血糖。这也算是意外收获。

因此，只要是病机吻合，健脾生津法也能治糖尿病。

**按：**我用大剂量生白术治便秘，说起来已有十几年的经验了，每每得心应手，故敢告诉大家。在这里再强调一下，白术一定要用大剂量，而且必须生用，最好打碎，以利有效成分煎出。

# 血虚便秘用当归

治便秘是中医的一大优势，中药里面有很多既廉价又安全的药物，如大枣、当归、大麦仁、黑芝麻、决明子等。

这里我单说一说对青年妇女较为有益的当归。当归为常用中药，属于伞形科多年生草本植物。它主要产于我国甘肃、四川、云南、陕西等地，以甘肃岷县当归最佳，其特点是主根长，皮细，质坚实。

岷县当归，又称"岷归"或"秦归""西归"。岷县位于甘肃省陇南山区，这里高寒阴湿，雨量充足，最适宜当归和其他中草药生长。因此，岷县素有"千年药乡"之称。

据史书记载，岷县当归已有1400多年历史，为岷县有名的特产。

当归始载于《神农本草经》，列为中品，有补血、行血润肠、调经作用。当归性味甘、苦、辛，性温，入心、肝、脾经。

当归含有多糖、挥发油、香精、维生素等多种成分，在临床上应用甚广，而且有"十个医生九个常用当归"之说。

大家用当归，一般都把注意力放到了它的补血活血之上，往往忽略了它的另外一个重要作用——润肠通便。对于这一点，我年轻时也未注意到。

记得有一次我给我的同事开了一个方子，治疗性功能衰弱，用的是当时流行的抗痿灵（蜈蚣18g，当归60g，白芍60g，甘草60g，研粉，分40包）。

其实该方临床检验疗效不佳。当时为了取得速效，我大胆将上方改散为汤。结果半夜同事打来电话问问我，怎么一喝药就腹泻，不喝不泻。

后来翻书查证，我才知是当归惹的祸。虽然阳痿没治好，却得到了当归能滑肠的知识。

随着阅历的增加，我对当归润肠通便的作用认识越来越深刻，把它用于血虚便结，屡屡取效，爱不释手。

【验案】赵某，女，35岁。患有贫血症。

刻诊：面色苍白，疲乏无力，饮食一般，舌淡苔薄白，脉弦细无力，月经偏少色淡，大便干结，每3日1次，甚是痛苦。

处方：当归60g，川芎10g，白芍15g，生地黄15g，大枣10枚。5剂，水煎服。

复诊时患者诉服药第2日大便即下，而后每日1次，大便软适成形。后又服用10剂。

因患者不愿再喝汤药，于是又开了浓缩当归丸，每次50粒，每日服3次。患者服用1个月后，大便通畅，精神变佳，血红蛋白亦恢复正常，月经量增多。基本痊愈而收功。

**按：**我在临床上治疗虚便秘结时，一般脾虚重用生白术，血虚重用全当归，兼热加增液汤。尤其是久病气血不足，阴液亏损，身形瘦弱，大便干结数日一行，或肠道蠕动无力，排出困难者，用当归50～100g，即能起效。对于不愿服汤药者，用大量浓缩当归丸亦能起效，但要坚持服一段时间，以利于形成习惯。

# 亲历治疗父亲便秘

看到王老师治疗便秘案例纪实，我想起了有关我父亲两年前便秘有半年之久的案例，早想写出来，只因诸事烦多，顾瑕不及，没能去写。今值休息之际把治疗我父亲便秘之前后案例呈现出来，供大家参考。

【验案】几年前，我在西安跟王幸福老师学习，临证抄方，好久没回家，时值夏末秋初回家种地。父亲面黄肌瘦，告诉我老觉得困乏无力，吃饭尚可，口干渴，便秘，入厕达一小时之久，肛门干燥，有后重感。服肠中清及番泻叶，外用开塞露无效，又去西医诊所治疗也不管用。

母亲责怪说我："你跟师学习给人看病，何不把你爸的便秘治治，他这便秘好长时间了。"我说好。

刻诊：快八十岁的父亲，面色萎黄，唇淡白无华，饮食尚可，腹不甚胀，小便时黄时白，血压略低，不爱喝水，特喜欢看电视玩手机，抽烟喝酒，视力差，右脉浮濡，左沉弱，舌淡苔燥黄。

辨证：中气不足，气血不和，津液枯涸，血虚津少致便秘。

处方：当归200g，生白术100g，大黄60g（后下）。2剂，每日1剂。

父亲接过方后说我是卖药的，哪有开这么大量的，且只有三味药，能行吗。我说试试看，就2剂药，有效就好了，没效有我师傅，别怕。

父亲服药后的第二天早上就排便了，跟我说轻松多了。我问父亲有啥不适，父亲说没有，且肛门不干结了，排便的时间没那么长了。两剂药吃完，父亲感觉很好，问我还喝不。

我说不必了，平时吃清淡点、软和些的食物，熬小米粥放些山药、大枣。并叮嘱父亲少看电视玩手机，烟酒适可。

此后两年过去，老人未便秘，吃饭很好，气色正常。父亲逢人就说儿子开的药治好了他的便秘。这就是我跟师傅学习的抓住病机，然后大胆心细，果断给足药量，中病即止。这是我的体会，不成体统，请师傅指正。（梁少峰）

# 老人便秘用苁蓉

肉苁蓉是味补肾抗衰老的良药，自《神农本草经》起即有记载，说它能"养五脏，益精气，久服轻身"。

唐代名医甄权亦云："肉苁蓉益髓，悦颜色，延年。"还有医家称之为滋肾补精血之要药，久服则肥健而轻身。

古代产肉苁蓉地区的老百姓，还常把它当作食品吃，有"刮去鳞甲，以酒净洗去黑汁，薄切，合山药、羊肉作羹，极美好，益人，食之胜服补药"的记载。

肉苁蓉还有润肠通便的功效，明代著名医家缪希雍在临证中发现肉苁蓉有润肠的作用，并为后世医家所采用。

据说，一位名叫唐震山的耄耋长者，来邀请缪医生治病，老人白发苍苍，形体消瘦，容颜憔悴。他对缪医生说："胸口闷，大便不畅。"

缪替他切脉察舌之后说："你这个病是因血液枯槁引起的肠燥便结，用肉苁蓉治之有效。"

唐震山服后，果然大便畅，胸中快然，精神矍铄。

又一日，唐震山旧病复发，请另一医生诊治，并将缪医生所开的处方拿给那位医生看，医生看后摇了摇头，说："苁蓉乃温燥之品，有助火劫阴之弊，岂可通便。"于是改用其他药物治疗，症状不仅未有改善，病情反而加重。唐震山说："坏事了。"仍用缪方配服，病去人爽。

事后，医生向缪请教，缪说："苁蓉是滋补精血的良药，骤用之，反通大便，古人药书早已有记载，唐震山年迈力衰，精血不足，运化失常，肠燥便结，胸闷不舒，大剂量的肉苁蓉能补精填虚，滋液而润燥，自然药到病除。"

医生听了缪氏的谈话后，深有感叹地说："有些医生治不好常见的疾病，原来就是读书不认真，治病不会辨证的缘故啊。"

**按**：对于老年性便秘，当代著名中医董建华教授也擅用肉苁蓉治疗，董以肉苁蓉、当归为主药，配加麻仁、蜂蜜，四味合用，滋肾养血，体内津血自生，每获良效。古人云："老人燥结，宜肉苁蓉煮粥食之。"这不失为中老年便秘患者的一种保健药膳。

# 浅谈老年人虚症便秘

临床上便秘患者比比皆是，尤其是老人更多。

在治疗便秘上，我们常见很多人因便秘在药店自行购买肠清茶、麻仁丸、番泻叶等。如便秘为实热还好，没有什么大的错处。如果为虚证，患者开始服用还能获效，但是越用越不管用，而且人也越用越虚。

滥用清热药排便实际是缺乏辨证的思维。

这里给大家介绍一种简单的医药方法，很好使，我在临床上常用，即血虚便秘就重用当归、白芍、大枣之类的药物。

这方面我治疗的医案很多，就不举例了。刚好看到赵绍琴老中医一篇医话不错，我有同感，就转一下吧，借助名医声望推广医药吧。

赵老认为，老年便秘多属虚证，因虚致实者尤为常见，但有气、血、阴、阳之不同，故治疗亦不能一概而论，仍当辨证论治。

有因中气不足，运化失灵，浊气不降而致便秘者，宜益气健脾，方以香砂六君子汤加减；亦有因肺脾气虚，运传呆滞，大便不下者，当以补中益气汤治之，中气得补秘结亦可得通。

有血虚阴伤、大便失润之证，此证于临床最为多见，其脉细弦略数，舌淡苔薄，治宜养血益阴，方用四物汤，甚至合二至丸，在临床对此类患者，常用当归一味 50g，浓煎频服，其补血润燥之功甚捷。

有燥气过盛，津伤便结之证，燥有内外上下之异，老人阴分渐亏，多为内燥，在治疗上除习用麻仁丸、五仁橘皮汤，余于此证每用白芍 90g，煎汤频饮，多有显效。

另外，老年命火渐衰，根蒂不固，也可见肾不纳气之便秘，其常伴小便失禁，脉沉微若无，舌淡嫩苔薄，治以温补命门之火，以桂附参芪为主，另加硫黄粉装入胶囊吞服，每次 1g，每早 1 次。

# 白芍缓急止痛的应用

白芍始载于《神农本草经》，列为上品，称作芍药。白芍为毛茛科多年生植物芍药的干燥根，多为人工栽培。

主要于浙江、安徽、四川、湖南、山东、湖北、陕西、河南、贵州、云南、甘肃等。产于浙江者名杭白芍，产于四川者名川白芍，产于安徽亳州为亳白芍等。

白芍含芍药苷、苯甲酸、鞣质、挥发油、脂肪油等。有解痉镇痛、抗金黄色葡萄球菌、抗真菌的作用。味苦、酸，性微寒。入肝、脾、肺三经。

主治头晕目眩，胸腹胁肋疼痛，四肢挛急，泻痢腹痛，虚汗不止，月经不调等症，是治疗妇科病良药。

白芍不仅有上述作用，还有利尿作用，这方面《医学衷中参西录》中张锡纯有医案说明，我在临床上也运用过。另外还有大量使用白芍以止血的医案，如中医老前辈岳美中等。

但是我认为白芍的主要功效还是解痉止痛。这一点认识，实际是来源于《伤寒论》芍药甘草汤。

"胫尚微拘急，重于芍药甘草汤，尔乃胫伸。"

后世几无出此范围，这一点我想大家都会认同的，但是要用好此药，有一点是必须要注意的，即大剂量。

用于缓急止痛时，白芍用量为50～120g，低于此量效果不明显。其次，药征为平滑肌痉挛类使用白芍最有效，如气管咳嗽哮喘，胃脘疼痛，少腹痛经等，其他神经性疼痛则不明显。

临床上常见有些同道运用此药很不得法，要么是白芍8～10g如蜻蜓点水，不起作用；要么乱用一气，听说白芍能止痛，就什么痛都用，不分性质，结果时有效时不效，不明其理。

关于剂量，《伤寒论》芍药甘草汤中写到芍药、甘草各为四两，一两按

15g，折算也要 60g。

再看当归芍药散中芍药直接就是一斤，可折合 240g，可见白芍用量是不能少的。

近代中医张锡纯利水用白芍 180g，万友生治下肢游走性火灼感用芍药 90g 效如桴鼓，都说明了量的重要。下面举两例示之。

【验案1】王某，女，37 岁。四川来陕西的打工者。因右上腹部疼痛，吃不下饭，冷汗淋漓，求治于我。

刻诊：疼痛急症面容，捂着胃脘部，呻吟不止，舌淡苔白厚，脉弦紧，大便微溏，已 1 个月有余。

我断为胆囊炎或胆结石症（后经彩超证实为胆囊炎急性发作）。

处方：大柴胡汤合理中汤。柴胡 60g，黄芩 15g，枳实 15g，半夏 30g，党参 50g，白芍 30g，大黄 15g，干姜 10g，苍术 12g，生甘草 30g，生姜 6 片，郁金 12g，延胡索 30g，川楝子 10g。5 剂，水煎服。每日 3 次。

一周后复诊：患者腹部疼痛稍缓兼胀，大便微溏，纳差；舌苔稍薄，脉弦已不紧。

患者总体感觉效果不大，急求解决胀痛问题。我思之良久，认为证对药轻，于是在上方中将白芍改为 90g，干姜改为 30g，与之又服 5 剂。

三诊：患者说吃完 2 剂药胃脘部就不痛了，但是还有点胀，纳差。遂换方异功散合四逆散，痊愈。

【验案2】秦某，女，27 岁。痛经多年，经人介绍求治于我。

刻诊：中等个子，面白胖，形娇。舌质淡，苔薄白，脉细弦；每次月经痛得死去活来，经色偏暗，量适中，周期基本准时；饮食二便正常。

患者自述因个人问题未如意解决，心情郁闷，急躁易怒。看过多次中医效果不佳，有点信心不足。

处方：当归芍药散合桂枝茯苓丸失笑散加减。当归 15g，白芍 60g，川芎 12g，桂枝 15g，牡丹皮 12g，桃仁 12g，茯苓 30g，五灵脂（包煎）15g，生蒲黄（包煎）15g，鸡血藤 30g，白术 10g，泽泻 30g，甘草 10g。7 剂，水煎服。

嘱患者每次经行前 1 周左右开始服用，来经停服，连服 3 个月。

患者服药后第一次月经有轻微疼痛，比过去好多了，患者很高兴。第二次月经未腹痛，第三次也未腹痛，痊愈。

后以上药蜜丸服 3 个月彻底治愈。

**按：** 验案 1 初诊时辨证准确，但是药量不足，故患者又疼痛一周，我心中很是惭愧，意识到自己用药不到家，医技不过硬。好在迷途知返，速更失误，终使患者渐入坦途，最后治愈。真为吃一堑长一智。以后用药只要辨证不误，即大胆用药，收效颇速，验案 2 即是明例。

另外，我认为白芍治平滑肌痉挛导致的疼痛较好，但诸位还可探讨，这只是我一家之言。

# 大剂量白芍止血

芍药临床上除了止痛，我还用于止血。用大剂量白芍止血，这是根据岳美中经验引《止园医话》之说。白芍重用至一两以上，止血效果往往神妙而不可言。

【验案】刘某，女，40岁。

病史：崩漏1个月。经血淋漓不断，时多时少，人也虚弱无力，连上下楼的力气都没有了；头晕，心悸，纳少，恶心，大小便尚可，脉舌象不明。

辨证：患者崩漏时间长，尽管没有面诊，根据其口述症状，基本可以判断患者为气血虚亏。

治则：补气，敛涩。

处方：生黄芪60g，当归30g，生地黄30g，白芍100g，藕节30g，生地榆60g，生龙骨、生牡蛎各30g，仙鹤草50g，乌梅30g。3剂，水煎服，每日3次。

3天后复诊：患者电话告知，吃完药下血稍有减少，但恶心呕吐，小腹下坠。

我令其加姜半夏30g，生姜10片，再服1剂。

三诊：仍然恶心，想吐，吐不出来很难受。

我认为患者严重体虚，胃气偏弱，药轻病重，又易方。生黄芪120g，当归30g，白芍100g，桑叶30g，生地榆60g，红参15g，仙鹤草50g，乌梅30g，大枣10g（切）。2剂，水煎服，每日3次。

四诊：2天后患者言血大量减少，但还不净，时有时无，量不多，人稍有精神。

说明此方已见效，略为调整，击鼓再进，上方白芍减量为60g，毕竟偏寒，再加海螵蛸15g进一步固涩，陈皮10g，炒三仙各15g，生姜6片，调胃。2剂，水煎服，每日3次。

五诊：患者告知血已完全止住，无血了。但仍体虚乏力。

此为虚亏时间太长，无形之气易补，有形之血难复，令其将人参归脾丸合左归丸，加一倍量，坚持服一个月。

> **附**：罗止园论白芍止血吐血，肺病之咯血或吐血……中药中之白芍，其止血之效力乃至神妙而不可思议。上述数例，于麦角及其他西药不能完全止血时，或再发更大吐血时，竟以芍四钱至一两，佐以藕节一两，汉三七一钱，生地黄四钱至八钱等药，而完全止血，且止血后均经过数年或数十年亦未见再发。或根本不用西药，一遇吐血或咯血，即以白芍为主药与之，率皆一剂即有奇效。有时以白芍之方与麦角之方，每周调换，令患者试服，十分之十皆于服麦角时期复发吐病势反复。此例亦不下数十。故余至今废止麦角剂，并以余之确实试验与比较成绩坦说明此愿，中医坚信白芍为止血神品，放胆用之，愿西医注意白芍止血，千真万确，毫无流弊，迥出于麦角等止血西药之上也。

# 重用生地黄治痹证

我临床上很喜欢大量用生地黄，尤其是治疗热痹和虚痹。

只要对症，生地黄一用就是100g以上，此胆量和用法就是受已故姜春华老中医的启示。

姜老临证治疗痹证，注重以肾为本，善用大剂量生地黄于温散蠲痹、祛风通络药之中，以凉血清营，养血补肾，滋阴润络，尤其治疗反复发作之顽痹，每获良效。

姜老认为生地黄、川乌合用治疗痹证能相辅相成。

根据痹证的病因病机与临床表现，大体包括西医学中的风湿热、风湿性关节炎、类风湿性关节炎、痛风、坐骨神经痛、骨质增生性疾病等。

姜老积几十年治疗痹证的经验，在辨证论治的基础上，主张扶正固本，强调以肾为本，运用补肾法为主治疗各种类型痹证，并结合中西医结合科研实验研究，将大量具有祛风除湿，散寒止痛，补益肝肾，强筋健骨功效的中药广泛地运用于临床，勤于实践，勇于探索。

地乌蠲痹汤就是姜老自拟的一个治疗风寒湿热痹的有效方。

其组方为生地黄60g，制川乌9g，威灵仙9g，蚕沙15g，秦艽15g，乌梢蛇6g，怀牛膝9g，稀莶草15g，五加皮15g，独活9g。

方中制川乌先煎15分钟，每日1剂，水煎服，重者每日2剂，分4次服。

功能：滋阴活血，温经散寒，通络止痛。

主治：行痹、痛痹、着痹以及化热伤阴的热痹所致的肌肉、筋骨、关节疼痛、麻木、重着、肿胀、坐骨神经痛、风湿性关节炎、颈椎病、类风湿性关节炎等病。

方中以大剂量生地黄为君药，生地黄具有滋阴润络，凉血清营，补益肝肾之功，《神农本草经》有其"逐血痹""除寒热积聚""除痹"的记载。

姜老用生地黄治疗顽痹一般用量在60～90g，最多可用至150g。

其用意有三：第一，生地黄甘寒，入肝肾经，可滋养阴血，补肝益肾，得酸平之怀牛膝，辛温之五加皮协助，共同发挥补益肝肾，扶助正气的作用。第二，风寒湿三痹中寒痹和湿痹均需辛温或燥烈之品方可消除，然辛温燥烈之品无不有伤阴耗血之弊。方中的川乌、蚕沙、威灵仙、独活便是此类药物，得大剂量之生地黄，可缓和它们的燥烈之性，双向调节，取利祛弊。第三，根据《神农本草经》记载，地黄有除痹作用，生者尤良，风寒湿三痹中行痹需以散风为主，佐以祛寒理湿。但古有"治风先治血，血行风自灭"的理论，更须参以补血之剂，血不足者痹着不行，生地黄补血养血，补养充足，自然流通洋溢而痹行矣。

现代药理实验证实生地黄有延长抗体存在时间的作用，是促进免疫功能的药物，且又可调节抑制性 T 细胞的功能，从而阻抑自身抗体的形成，具有保护肾上腺皮质功能的双向调节作用。

【验案 1】痛痹

杨某，男，46 岁。

主诉：3 年多来腰痛如折，右腿冷痛，肿胀麻木，屈伸不利，艰于行走，得温则减，遇寒则甚，气候交变尤易发作。化验显示抗"O"750U/ml，血沉 15mm/h，诊断为风湿性关节炎。

刻诊：平素恶寒怯冷，口淡不渴，舌苔白而厚腻，脉象按之沉细。

辨证：寒湿入络，凝滞经脉，闭阻营卫。

治则：温经散寒，活血镇痛。

处方：制附子 9g，桂枝 9g，生地黄 50g，威灵仙 15g，蚕沙 30g，秦艽 9g，蕲蛇 9g，当归 9g，赤芍 9g。

患者服用 7 剂药后，关节疼痛、麻木、发冷好转。守上方加黄芪 30g，乳香、没药各 6g，患者再进 14 剂，下肢活动自如，后用上法调治月余而愈，随访 1 年未发。

【验案 2】湿痹

陆某，男，49 岁。

刻诊：患类风湿性关节炎，小关节变形，疼痛，手足均见凹陷性浮肿，舌淡、苔薄白，脉滑。处以防己茯苓汤加活血药。

处方：防己 9g，黄芪 15g，桂枝 9g，丹参 15g，当归 9g，生地黄 90g，蚕沙 15g。7 剂痛愈。(《姜春华医案》)

**按**：本例湿痹为主，若单用防己茯苓汤益气利水，浮肿改变不大；若辅以丹参、当归等活血药物，则浮肿显著减轻。治疗痹证，风重、湿重均可用蚕沙。

《神农本草经》云生地黄"有除痹作用"，大剂量用至 90g，有类似激素可的松样的作用，而无激素的不良反应。

【验案 3】类风湿

郝某，女，32 岁。

病史：产后受风，双下肢关节疼痛不已，化验血沉类风湿因子检测为阳性。医院诊断为类风湿关节炎，以布洛芬治疗，当时吃了止痛，过后仍犯，不除根，寻求中医治疗。

刻诊：中等个子，虚胖面白，脉弦滑兼数，无力，舌红苔薄。双关节怕风不肿，饮食二便尚可。

诊断：血虚受风，郁久化热。

处方：水牛角（先煎）30g，生地黄 60g，牡丹皮 12g，赤芍 30g，忍冬藤 30g，海风藤 30g，石楠藤 30g，生黄芪 150g，当归 30g，首乌藤 30g，生甘草 30g，徐长卿 30g，淫羊藿 30g。7 剂，水煎服，每日 3 次。

一周后复诊：患者双腿关节已不痛了，效不更方，患者继服 5 剂，痊愈。

# 水牛角退热有奇效

为保护生态环境，世界自然保护联盟将犀牛、麋鹿等濒危野生动物列入了保护范围，禁止贸易。如今，我国已经没有了犀牛物种。犀牛角不能用了虽然有点遗憾，但我们可以找同类的药材来替代，水牛角就常常作为犀牛角的替代品。

在过去，犀牛角清热，凉血，安神，降逆，用几分（1分约0.3g）即可，水牛角用多少合适呢？实践证明水牛角确实可以替代犀牛角入药，但量小了很难达到清热凉血安神的作用，这从运用犀角地黄汤不广泛就可以说明。

要想水牛角入汤剂起到同等作用只有加大用量，而且用8～10g还不够，须用50～100g，甚至是200g，这是我的经验。虽然大量却没有什么严重的副作用，仅极少数患者有腹泻现象。犀角地黄汤不仅用于温热病中的营血证，而且还可以用于疑难杂症中。

面部双颧发热在临床上并不少见，非痨病、更年期之发热。这方面的验案不多，而且从我接触的患者来看，他们四处就医仍久治不愈，说明此证难治。对这种病证的治疗，我也是摸索了很长时间才找到方法和有效的药。这个病证不分年龄大小，女性居多，偶见男性。其治疗的主方就是犀角地黄汤，其主药就是水牛角。下面举一例示之。

【验案】马某，女，48岁，2006年8月初诊。患者患有家族性高血压。

病史：患双颧发热已有多年，四处求诊，屡治不愈，有医生曾诊断为红斑狼疮，但检查未见红斑狼疮因子，故此病不成立。

刻诊：心烦，头晕，双颧发热，外观有红斑，饮食正常，大便偏干，月经还未完，舌淡苔白厚腻，脉寸关浮滑尺不足。

我初按阴虚火旺，虚阳上浮治疗，先用桂枝龙牡汤，不效；继之柴胡加龙骨牡蛎汤，不效；三诊用二仙汤加龙骨牡蛎，又不效；四诊用知柏地黄汤，还是不效。一时黔驴技穷，束手无策，告之患者停诊一周，容我好好研究再治。

患者允之。

在查找资料过程中，我偶看到一则犀角地黄汤治皮肤病验案，大量使用水牛角一举扭转病势，迅速治愈。

见医案中取水牛角清热凉血引火下行，我心中为之一亮，何不借此一用治疗双颧发热症？上案在治疗过程中潜阳滋阴的方法都用过，不效，为何不用清热凉血一法？况该患者又有高血压，水牛角又有引火下行之灵性作用。

想到此，即打电话通知马某前来治疗，告之已有法了，第二天患者如约而至。

处方：犀角地黄汤加减。水牛角 100g，牡丹皮 10g，生地黄 30g，赤芍 15g，生龙骨 30g，生牡蛎 30g，女贞子 30g，墨旱莲 30g，怀牛膝 30g，焦杜仲 30g。5 剂，水煎服。

一周后复诊：患者一进门就兴高采烈地告诉我这次药有效，发热已减轻，不是天天发热了，请求继续治疗。

药中病机，我心中亦是欣喜，效不更方，但水牛角用 200g，治疗 2 个月，彻底治愈。令我意外的是，患者的家族性高血压亦治愈。

**按**：此案中有一点要说明，方中的水牛角甚为重要，量小量大不一样，在治疗的过程中我有意减少水牛角的量，发热症状就复发，再加大又有效。其量控制在 100～200g 最好，低于这个量则效果不好。自从治好此例患者，我每年用此法治三五例此病，患者有 20 多岁的，也有 30 多岁的，50 多岁的，屡用屡验。

# 葛根大量取效捷

余用葛根治外感风热之头痛、项背强痛、肌肉酸痛、湿热泻痢、脾虚泄泻、热病口渴等症均以量大取效，每剂用量达 120g，药房中人因量大曾质询于余。

葛根甘、辛、凉，归脾胃经，辛味虽有发散之力，使本品具发表、解肌、升阳透疹之功。但甘味重而辛味轻，其升透力并不强，兼之性凉并不甚寒。而脾虚泄泻则葛根宜炒，世人有土炒，也有用米汁浸润后炒至老黄，与方中诸药同煎亦获其效，米汁有健脾胃作用，炒后葛根凉性减，升发清阳之力增。

余用葛根大量取效来自三证。

以生活中实例证之，世人每用薸菜或生鱼煲葛汤，一家四口用 1~1.5kg 葛煲汤，四人平均分之，每人约食用 250~270g 葛根，诚然葛为鲜品，但葛根 120g 仅及一半或 1/3 而已，故虑其升散太过或过凉诚属多余之虑。

其次证之古人，仲景《伤寒论》葛根黄连黄芩甘草汤（葛根芩连汤）治疗"喘而汗出"用葛根半斤（约 125g）。《梅师方》中治热毒下血用生葛根 1kg。

三证之今人，有郭姓患者，女，33 岁。1983 年 2 月来诊，连日头项痛不能转侧，微恶寒，舌淡苔薄，脉浮紧，笔者头二诊四剂均用桂枝加葛根汤（葛根初诊用 15g，二诊用 30g），上午服药下午头项痛即止，转动自如。

1983 年秋，有李姓患儿，男性，2 岁。患秋季泄泻 3 天，日下十数行，前医以葛根芩连汤用葛根 12g 不效，笔者以同方葛根 30g，按上法处理，下午服药，当晚泻即止。

由此看来，葛根重用而取奇效，无论从生活饮食或长期临床实践都说明葛根重用得当，可药到病除。(《南方医话》)

**按：**引用上文主要是说明对于葛根这味药，临床上运用须大量才能取效，且很安全。

纵观临床上大多数医师运用此药量不大的情况，屡见不鲜，但见效的少

（可能是受李东垣影响，认为葛根小量有升阳作用），无效的多。

我早年行医时，充其量也就是用 15～30g，且在复方中运用，基本上也看不出什么大的作用，对此也不得其解。

后看到陕西老中医杜雨茂先生的回忆文章，谈到二十世纪六七十年代，困难时期人们将此作为饭吃，可见无毒，但是不良反应为吃多了腹泻，这一点临床上也可证实。

受此启发我在运用葛根上实现了量的突破。

首先就是运用葛根汤治疗颈椎病，每剂药先从 60g 用起，直至 150g。经观察，治疗此病证葛根用 90～120g 疗效较好，只要患者脾胃不虚寒，我一般用 120g，中气虚、便稀溏者少用，或用炒葛粉。

【验案】颈肩综合征：一位尚姓老妇，颈椎增生引起的颈肩综合征，项酸困，肩臂痛，1 个月有余。

处方：葛根汤加减。葛根 120g，麻黄 15g，桂枝 15g，白芍 30g，海桐皮 15g，片姜黄 15g，鸡血藤 60g，生姜 10 片，甘草 30g，大枣 6 个。7 剂，水煎服，每日 3 服。

患者服药一周后即见大效，又续 5 剂痊愈。

临床上我治疗此类病证，还习惯用葛根汤合活络效灵丹加减运用，其中葛根都是大量使用，效果显著。

# 夏天无镇痛效好

夏天无这味药对于经常使用经方的医生来说，可能不太熟悉，它是近代发现的一味草药，功能活血通络，行气止痛，一般用于高血压和中风证治疗。

我在临床上发现它镇痛效果也很好。

夏天无属于罂粟科植物，我们都知道，罂粟俗名叫大烟，具有吗啡样的镇痛作用。

一般来说同科属的植物都具有相同的作用。比如延胡索，也属于罂粟科植物，且也有止痛作用，同理，夏天无也是属于罂粟科植物，也应该具有止痛作用，现代药理研究也证明了这一点。

临床上镇痛药物使用得比较多，比如癌症患者后期的突出症状就是疼痛，常需要镇痛药。西医用吗啡、盐酸哌替啶（杜冷丁）之类，但这些药容易上瘾，有的人服用时间长了镇痛效果也不明显。

为了解决这个问题，很多患者寻求中医治疗，早期会用罂粟壳止痛，但罂粟壳现已属于国家控制管理药品，不易购到。

于是我就翻书查资料，发现了夏天无这味药，应用于临床，效果很好，不次于吗啡和罂粟壳。一般用量为 30～60g。现举例示之。

【验案】我曾在藻露堂医馆治疗一例男性晚期肝癌患者，60 岁。

患者家属找到我，说患者现在疼痛得受不了，家里人和患者实在受不了这种痛苦的折磨，请求我想想办法，给患者减轻痛苦，让其安然地度过最后的日子。

我当时就开了一周用的罂粟壳，每天 50g，让其回去煮水喝。

一周后家属又找到我，罂粟壳起作用了，并不太疼了。但是，他们无法再购买到罂粟壳，问我能不能再想点其他办法。

我考虑了一下，就用四逆散加大量的夏天无和延胡索代替罂粟壳，叫他回去给患者试一试，结果效果很满意。

患者后来就一直用这个方子，直到 3 个月后去世，也未发生强烈疼痛，安然离去。后来我用这个方子治了很多癌症患者的疼痛，效果都很好。

除了缓解癌症患者疼痛，在治疗其他病证的疼痛，用夏天无一样有效。夏天无的其他作用如治疗高血压和中风，也有很好的效果，这里就不多说了。

> **附：夏天无功能主治**
>
> 1.《浙江民间常用草药》：行血，活血，止血，止痛，镇痉。
>
> 2.《全国中草药汇编》：祛风湿，降血压。主治风湿性关节炎，腰肌劳损，高血压病，脑血管意外引起偏瘫。
>
> 3. 江西《中草药学》：降压止痛，行气活血。治各型高血压、偏瘫症，风湿性关节炎，腰肌劳损。

# 红景天强心补虚

认识红景天这味药，还是从去西藏旅游的朋友那里知道的。

为了适应高原气候，我的朋友常找我开些红景天胶囊备用，这引起了我的注意。于是我开始研究红景天这味药。

红景天味甘，性寒，多生长在终年积雪的高原地区，高寒、干燥、紫外线照射强烈，草木难以生存，但是红景天却能在恶劣的环境中生存，其药用价值非同一般。

红景天具有很强的生命力和特殊的适应性。西藏红景天根茎粗壮，花色艳红，是高山藏药中仅次于"冬虫夏草"和"雪莲"的上品中药，具有滋补强壮、扶正固本、抗衰老、抗疲劳、抗辐射、抗肿瘤、改善心肌功能等作用，是一味难得的藏药名品。

现代药理研究，红景天主含红景天苷及多种维生素，对心脑血管疾病有很好的疗效，可以清除血脂，防止动脉粥样硬化，降低血黏度，抗心肌缺氧，解除疲劳，增强脑力等。

近年药学家已经从红景天中分离出高浓度的红景天苷，临床证实其对心脑血管病引起的胸闷、气短、心悸、神疲乏力、记忆力减退等疗效不错。

红景天性味平和，长期应用也不会上火、口干，特别适于登山运动员、飞行员及宇航员的体力恢复，还能消除疲劳，增强脑力。

自从发现了红景天的这些作用，我如获至宝，立即将其用于临床中验证，发现红景天比人参好用，一不假，二不贵，三效著。

尤其用在心血管病上疗效特好。它集强心、活血、祛瘀、抗疲劳于一体且见效快，稳定性强。

现举一例示之。

【验案】田某，女，62岁，陕西省渭南人。

病史：患有冠心病和主动脉弓硬化症，胸闷气短，心慌怔忡，口唇发绀，同时还兼有高血压、糖尿病。在某医院住院治疗，医生要求患者立即手术治疗，但患者因手术费用昂贵，无法支付，特求治于中医。

刻诊：人胖，面黑红，舌质红，苔厚腻，脉滑有力，除上述症状外，饮食二便基本正常。

辨证：胸痹证，属阳微阴盛，血瘀痰阻。

处方：瓜蒌薤白汤加减。红景天30g，夏天无15g，银杏叶30g，丹参15g，瓜蒌30g，薤白30g，桂枝15g，清半夏30g，陈皮30g，茯苓30g，甘草10g。10剂，水煎服，每日3次。

10天后复诊，患者胸闷气短、心慌怔忡等症状大有改善，甚为高兴，要求继续治疗。后以此方为主，方方不离红景天，半年后，患者诸症消失，基本痊愈。

我以前治疗心血管疾病方中均用红参，疗效参半，自从发现了红景天的功效，将其运用于临床，治疗效果大幅度提高。

尤其是在治疗这类病证时，将红景天作为主药，得心应手，屡用屡验。故在此推荐给大家。

红景天除了用于汤药，还可以充当茶叶泡沸水饮服，每次用红景天10～15g，若感到疲劳，可以加桂圆肉、枸杞子同用。

红景天还可以泡酒。将红景天浸泡白酒中，1周后即可饮用，每日1次，每次不超过50ml。也可以与肉类煲汤应用，每次用红景天20～30g，黄芪15g，枸杞子30g，大枣适量，炖汤食用，具有强壮作用。民间常用来煎水或泡酒，以消除劳累或抵抗山区寒冷。

老中医王绪前用此药调理癌症的虚损效果也很好。

王老说："红景天为强壮药物，对于虚损病证，尤其是对于癌症患者因使用放疗、化疗以后身体虚弱、抗病力下降者，笔者尤喜用之。其能明显提高抗病能力。使用此药，多在30g以上，若配伍绞股蓝补益作用更好。常年使用，未发现有不良反应。肿瘤患者经过手术、西药抗癌药应用后尤其显得疲劳，而红景天能增强人体对不利环境的抵抗力，具有明显增强机体抵抗力的作用，能够改善机体状态。"

# 桂枝降逆又强心

《伤寒论》第一方就是桂枝汤，其主药非桂枝莫属。

桂枝的作用如何？恐怕学中医的没有不知道的。辛温解表，温阳利水。真是这样的么？我认为不全面也不准确。从《伤寒论》原意来看，我认为有两点是其主要作用，一降逆，二强心。

先说降逆。张仲景《伤寒论》凡有冲逆证者，都加用桂枝，如第十五条："太阳病下之后，其气上冲者，可与桂枝汤如前法，若不上冲者不可与之。"

又如桂枝加桂汤证，治疗气自少腹上冲心。防己黄芪汤方中亦说："气上冲者加桂枝三分。"此外，如苓桂术甘汤治心下逆满，气上冲胸；苓桂甘枣汤治气从少腹上冲胸咽。

可见张仲景应用桂枝是降冲逆之气的，这是不容置疑的。

临床上我一直是坚持这么用的，咳喘气逆用桂枝，水饮上逆用桂枝，奔豚不息用桂枝，疗效都很显著。桂枝的降逆作用，张仲景叙之甚明。

再说桂枝强心。

《伤寒论》的第一方桂枝汤：桂枝 3 两，白芍 3 两，甘草（炙）2 两，生姜 3 两，大枣 12 枚。其主药就是桂枝，方名就是明证。此方辛温解表，滋阴和阳。主治发热汗出，恶风脉缓。

一般解释为桂枝辛温祛风，白芍滋阴敛汗，一开一合，阴阳调和。真是这样的么？我不这样认为。桂枝汤证是风寒表虚，这是大家公认的。

其突出症是汗出恶风。汗者心之液，明显是心阳不足，心液受损，无力敛汗，这是主要问题。

为了解决这个主要矛盾，张仲景采取了温阳强心的办法，就是以桂枝为主，配用甘草，以"桂三甘二"来达到目的。白芍和大枣敛阴滋液补充营养，生姜祛寒散邪。

以桂枝为主配甘草以发挥强心的功效，在麻黄汤中仍然有体现。

为了防止麻黄发散过劲，伤阴损阳，就用"桂枝二甘草一"强心以防之，这才是正解。

更能说明问题的是"伤寒证"篇第六十四条："发汗过多，其人叉手自冒心，心下悸，欲得按者，桂枝甘草汤主之。"心阳受损就用桂枝甘草汤，桂枝是主药，"桂四甘二"。

沿着这一思路，多年来我在临床上一直以桂枝作为强心药来用，实践证明是对的，也是可行的。

【验案】楼某，男，60岁。

主诉：心动过缓已有2年，心率每分钟45次，头晕，胸闷，饮食、二便均基本正常。

刻诊：舌淡苔白嫩，脉三五次一结代。

辨证：心阳衰微，气血瘀滞。

处方：桂枝加附子汤合丹参饮。桂枝、肉桂各25g，白芍15g，炙甘草30g，制附子5g，丹参30g，檀香6g，砂仁6g，生姜10g，大枣6枚。7剂，水煎服。

一周后复诊：患者心跳提高到每分钟60次，头已不晕，胸亦不闷，脉为八九次一结代。

效不更方，患者又续服10剂，脉搏稳定在每分钟65次左右，脉已无结代。

后又以炙甘草汤与此方交替服用3个月，基本治愈。

按：我在治疗心动过缓和冠心病、肺心病时，一开始很少用人参、黄芪，多重取桂枝温阳强心，疗效很好。

桂枝的好处在于一能强心、二能通脉。方中之所以桂枝、肉桂各半用，是因为古时用的桂枝据考证是肉桂（亦称桂心）；桂枝、肉桂都采自樟科植物肉桂，一气薄一味厚，相得益彰。为了保证疗效，故同用，别无他意。

# 胃病良药败酱草

胃病中很常见的一个症状就是泛酸烧心，中医在治疗此症习惯用左金丸、乌贝散、煅瓦楞一类药物，配伍得当，也能起到很好的效果。

临床上还有一味制酸的药物——败酱草。

我是从《中医杂志》上看到了败酱草有抑制胃酸的功效，经过临床验证，发现其疗效确实很好，不但能抑制胃酸而且还能杀灭幽门螺杆菌，一药二用，比传统用药更为合适。

只要患者脾胃不是虚寒的，我治疗胃病一般都会用到败酱草，屡用屡效。所以它可看作我治胃病的专药。

【验案1】焦某，女，70岁，2006年，来我处就诊。

病史：胃痛，反酸烧心。患者言服西药（西咪替丁、雷尼替丁一类药物）期间感觉好些，但一停药就犯。饮食不能吃酸食和甜饭，饭量一般，大小便正常。

刻诊：中等身高，面略黑，较瘦，舌略红，苔白腻带黄，脉弦细。主要症状是胃痛，反酸烧心。

辨证：肝胃不和，木火犯土。

处方：半夏泻心汤合焦树德的胃痛三合汤，再加左金丸、吴茱萸，3剂。

3日后复诊：患者胃酸略好一些，但言药太难喝，辛辣苦涩，询问我能否换味道好一些的中药。

我知药难喝是因为加了吴茱萸的缘故，尽管吴茱萸散寒止痛效果很好，但难咽也是一个问题。

我又想，如果加枣或红糖，虽说能矫正口味，但不利于抑制胃酸。于是我就去掉吴茱萸，加败酱草30g，5剂。

1周后，患者再至，说这次药不难喝，胃也不痛了，也不反酸烧心了，请求续服，希望能彻底治愈。

患者前后共服药 20 余剂，彻底治愈胃酸，追访，以后未再复发。

【验案 2】权某，女，41 岁，于 2015 年 9 月 4 日就诊。

病史：脘腹胀闷很长时间了，稍微吃点东西就胀，口臭，反酸烧心，困倦乏力。吃过很多消食清火的药，无济于事。经人介绍求治于我。

刻诊：脉象右沉弱无力，左软浮濡，舌淡苔薄白。

辨证：中气虚弱，运化不及。

治法：补中益气，稍佐理气。

处方：生黄芪 45g，当归 10g，苍术 15g，甘草 15g，柴胡 10g，升麻 10g，陈皮 15g，厚朴 15g，仙鹤草 45g，枳实 10g，清半夏 15g，砂仁 15g，白豆蔻 15g，炒谷芽、炒麦芽各 30g，炒神曲 15g，炒山楂 15g，香附子 10g，败酱草 30g。5 剂，水煎服，每日 3 次。

9 月 11 日复诊，患者反馈脘腹不再胀闷了，口中无异味，没有烧心情况，诸症消失，于是我开香砂养胃丸与之善后。患者十分高兴，又问我消食清火药不效的原因。

我笑答此乃虚痞，非实痞。虚则胃动力不足，食物蠕动慢，故胀肚，前医不明此理，犯虚虚之戒，一味用行气泻下攻伐，越泻越虚，越虚越胀。此证用补中益气汤为主，补益中气，稍佐理气就行。中气上来了，胃蠕动有力，自然消食，口臭肚胀也就不存在了。其辨证要点为右手脉沉弱明显，前医理气消食不效，反证是虚不是实。

按：临床上我在胃病治疗上遇有胃酸一症，必加败酱草，既经济又有效，可以说它是一味不可多得的治胃病的良药。用量一般为 30g，低于 15g 效差，这一点要注意。

败酱草性微寒，味辛苦，《本草正义》言："此草有陈腐气，故以败酱得名。能清热泄浊，利水消肿，破瘀排脓。"

败酱草以清热解毒、散瘀泄浊见长，如《金匮要略》薏苡附子败酱散治肠痈，《闽东本草》用鲜败酱草、冰糖开水炖服治赤白痢疾，《外台秘要》产后腹痛方中的败酱草与川芎、当归、芍药、续断合用治产后恶露不尽，民间流传用鲜败酱草捣烂治痈肿毒、毒蛇咬伤等。

因败酱草性寒泄热，辛散善降，朱良春老中医十分推崇本品，认为败酱草有祛腐生新之功，用败酱草、蒲公英、徐长卿、白及等合用清泄郁热，理气和胃，治疗胆汁反流性胃炎多效。

---

**附：**湖北省中医药研究院邵冬珊撰文说："败酱草出自《神农本草经》，又有龙芽败酱、泽败、鹿酱之别名，以清热解毒，散瘀排脓见长，临床常用于治疗痢疾、泄泻、肺痈、黄疸等证。

笔者临床体会，败酱草为一味抑制胃酸良药。泛酸或吐酸为临床常见症状，脾胃肠病证中常见或以其为主症，或为胃痛、胁痛、呕吐之兼症。

夫酸者，肝木之性也，吐酸多与肝胃相关，且有寒热之别。

《证治汇补·吞酸》云：'大凡积滞中焦，久郁成热，则本从火化，因而作酸者，酸之热也；若客寒犯胃，顷刻成酸，本无郁热，因寒所化者，酸之寒也。'

但吐酸总以热证多见。笔者则无论病之寒热，凡有吐酸症者，皆随方加用败酱草，常用量15g，效不显者，可用至20～30g。

如治患者程某，女，苦病有年；饥则胃痛，食后吐酸，手足欠温，大便不畅，舌淡苔白，脉沉。病之性属寒，故以健脾温中，化湿和胃为治。于主方中加乌贼骨、瓦楞子之属，少效。

后仍守同一主方加败酱草20g，仅服3剂则胃痛减，吐酸止，续服10余剂，随访3个月，病未发作。

湿热郁滞于中，随气上逆，则吞酸作矣。败酱草用于湿热之证，此其制酸之理也。"［中医杂志，2002（12）］

# 麻黄尤善解表

麻黄的功效大家都知道，解表发汗，平喘利尿，尤其是发汗的作用更是耳熟能详。无汗用麻黄，有汗用桂枝。名人专家都这样说。临床真的是这样吗？我觉得这个说法和认识是不全面的，也是不对的。麻黄的作用应该是解表通络，发汗是要在一定的条件下，或者一定的配伍之下（配桂枝）才能起到作用。换句话说使用麻黄的指征不是有汗和无汗。无汗能用，有汗也可以用。这不是我的臆想和胡说。我们可以来看古典的文献记载和现代名家的运用，就可以证明这一点。

《伤寒论》："太阳病，头痛发热，身疼腰痛，骨节疼痛，恶风无汗而喘者，麻黄汤主之。麻黄三两，桂枝二两，甘草一两，杏仁七十个。发汗后，不可更行桂枝汤。汗出而喘，无大热者，可与麻黄杏仁甘草石膏汤。麻黄四两，杏仁五十个，甘草二两，石膏半斤。"

《金匮要略》："病者一身尽疼，发热，日晡所剧者，名风湿，此病伤于汗出当风，或久伤取冷所致也，可与麻黄杏仁薏苡甘草汤。麻黄半两，甘草一两，薏苡仁半两，杏仁十个。风水恶风，一身悉肿，脉浮不渴，续自汗出，无大热，越婢汤主之。麻黄六两，石膏半斤，生姜三两，甘草二两，大枣十五枚。"

麻黄发汗、麻黄根止汗之说，几乎尽人皆知，"有汗不可用麻黄"亦成为戒条。而大汗用重剂麻黄取效者亦有之。

江西名老中医姚荷生教授于抗日战争期间曾遇一位40余岁患者，男性，常近酒色。炎暑外出经商，中途步行，双足灼热难忍，于清溪中欣然洗濯，顷刻间足痿不能着地，遂抬回家中，延姚诊治。见其榻前堆置毛巾甚多，频频拭汗，尤以下肢为甚，但双足不冷，亦不恶风，口微渴，食、纳、二便及神色、舌苔均无特殊表现，尺沉稍欠流利。

姚老根据季节、病史判断其属于《黄带内经》所谓"湿热不攘"则生痿躄者无疑。但据大汗、脉尺沉及患者的生活史，当夹有肾虚。以苓桂术甘汤合二妙散化气行湿兼清热而不碍正虚之法，自以为考虑周全，私心窃慰。谁知患者连服六剂仅汗出稍减，足痿毫无起色。

患者焦急难耐，欲请"草药郎中"，但此医常以猛药治疗顽疾，又未敢轻易领教，故而拜托姚老主持判定。姚自忖无能速效，半出虚心，半出好奇，不得不于另室窥之。未几，草医果来，一见未及问病，即指患者足曰："你这是冒暑赶路，骤投冷水得的啊！"姚已叹其诊断之神，及闻其不但确有把握治愈，并刻期三天下床行走，更觉得有观其处方之必要。

见其药用满纸，几达廿（二十）余味，反复玩味，似不出麻黄、杏仁、薏苡仁、甘草大法，另草药外敷未见写处方。患者见处方后，对麻黄用至2两深有顾虑，草医有所察觉而申言："照本意要用4两，你们害怕，今用2两绝不可少。"为此，患者坚称如姚老不做主，绝不进服。

姚老根据现场见闻，再三考虑，该草医既然认识本病的发病原因，用药又无原则性错误，况大汗用麻黄《千金要方》早有先例，但恐万一大汗亡阳，嘱其预备人参末，以防不测。患者闻之，认为有备无患，立即进药，与此同时也敷了草药。服药后大汗顿减，下床行走，一如预言。

姚老叹服之余，只有暂时归功于无法探询之外敷草药。谁知不久，气候更加炎热，居室主人之姨妹，素业冒暑营生，突遇暴雨，双足痿废，其子背负登门求诊于姚老，亦见其汗出淋漓仓促之间，乃授前例而用之麻杏苡甘汤合三妙散（麻黄连根节用量仅24g）1剂，翌晨患者即能步行复诊，取效之速，超出前例。细思本例与前例比较，起病为短，但并未使用外敷草药，可见原以为归功于外敷草药，其实未必尽然。现在虽时隔40余年，姚老对此仍念念不忘。

考古代名医善用麻黄者，首推张仲景。从其配伍的麻黄方剂来看，无汗用麻黄的方剂固为多数，但有汗用麻黄的方剂亦有成例，如麻杏石甘汤证之"汗出而喘"，越婢汤证之"续自汗出"等，不过两方有汗用麻黄皆以石膏配伍，而且石膏的剂量超过麻黄剂量的1/3或1/2。石膏为里药，麻黄为表药，里药重于表药，自然就影响了麻黄解表发汗的作用。而草医所开的处方并无石膏，麻黄剂量又远远超过了历代文献。如此大剂量的麻黄不仅未发汗，反倒起到了止汗的作用，这对麻黄的用量和功用，确实是一个新的发现，说明麻黄既能发汗又能止汗，具有双向的作用。

汗出有虚实之分、闭脱之异，凡表虚自汗、阳虚自汗、阴虚盗汗及一切脱证的自汗，麻黄当在禁例。上述两个病例，凡遇暴热暴冷使人体经络、腠理骤然闭阻，以致邪正相搏过甚，内闭已极致汗出淋漓，这种汗势出之较猛，大剂麻黄使经络腠理之阻得以疏通，从而汗出自止。

或许有人问，闭证多无汗，何以反汗出？我认为，闭证有轻重缓急之分，如属骤用剧烈刺激者多为重闭证，物极必反，内闭过甚，正邪相搏，故反汗出。因此，辨证必须明病机，才能达到审证求因，审因论治的目的。(《长江医话》)

以上论述证明麻黄不应该受有汗无汗的限制。汗出与否不是麻黄运用的禁忌证。麻黄汤、麻杏石甘汤、麻杏苡甘汤等方剂的运用证明了麻黄走表解表，是一个良好的改善皮肤肌肉微循环的药。从此引申到解决皮肤病的时候，我们可以把它作为一个基础方子来处理。这个基础方子即为麻黄、杏仁、甘草三味药。

在这个方子上再加需要的药，遇寒可以加热药，如桂枝、防风、细辛等；遇热可以加凉药，如生石膏、黄芩、黄连、苦参；遇到血热，可以加紫草、茜草、生地黄等；遇到血虚可以加当归、川芎、赤芍、白鲜皮等，以此类推。

这是我最近读书所想到的，大家以后可以按这个思路去实践看看。

# 麻黄妙用功效多

麻黄的作用主要是解表散寒、宣肺平喘、利尿消肿，而对其止痛的显著疗效，我也是经过多年的学习和临证才认识到的。尤其是在治疗风湿痹痛中，麻黄为我必用之药。

在这之前，我一直将麻黄主要用于宣肺平喘、发汗利尿，而且用得得心应手，对于麻黄其他方面的作用知之甚少。下面我将介绍麻黄几点鲜少人知的重要功能，分享于此。

### 1. 麻黄消肿散结止痛

20 世纪 80 年代的某一日，我曾读到一篇文章谈到麻黄治疗坐骨神经疼痛效佳，这引起了我的注意。具体是哪本书已记不清了，仅有笔记记载如下。

"坐骨神经痛多为坐卧湿地，感受寒湿所致，沿足太阳经脉发病。因此和太阳经气的不通有密切关系。麻黄能疏通太阳经气。

张锡纯谓麻黄"于全身脏腑经络，莫不透达，而又以逐发太阳风寒为主治之大纲"。但一般用量作用甚微，不足以除此沉疴，常须用至 15～30g。

【验案 1】甄某，女，35 岁。

刻诊：右下肢后侧窜痛连及腰背，难以行走；兼头身困重，舌淡红，苔白腻，脉沉缓。前医以化瘀止痛、温阳通络方 10 余剂无效，且增纳呆腹胀。

辨证：寒湿痹阻，经络不通。

处方：麻黄 20g，附子 15g，薏苡仁 50g，白芍 50g，木通 15g，党参 30g，甘草 10g。水煎 1 小时，分服。

患者服用 2 剂后病减大半，复进 3 剂，病告痊愈。

后以麻黄 15～30g，附子 15～30g，白芍 30～60g，薏苡仁 30～60g，土鳖虫 10g，甘草 10g 为基础方治疗痹证。年高体弱者，加党参；腰膝沉重者，加防己、木通；咳则痛剧者，加桑白皮、杏仁。水煎 1 小时。治愈本病患者不下数十人。但患者见舌红无苔、脉细数等阴虚之象，则宜慎用。

通过这篇文章的学习，我的脑海里就留下麻黄能治痛的印象。因该文有论有案，所以深刻。在以后的临床中就有意去找机会验证。结果一验就灵。

【验案2】患者，男，60余岁，腰椎增生引起腰腿痛，步履蹒跚，甚是痛苦。患者吃了很多祛风湿止痛一类的药无效，又做了推拿按摩也无济于事。最后打了封闭针，略好几天，仍疼痛。经人介绍来我处，要求中医治疗。

我一看是痹痛之症，凭着过去的经验，开出了常用的独活寄生汤5剂。我满以为药到病除，患者也高兴称谢，谁知1周后患者复诊时仍然是一脸痛苦不堪的样子，不用问就知疗效不佳。

果然患者说5剂药服完，稍有好转，但不明显。患者是个知识分子，说得比较委婉。我知是无效，只不过患者给我一个面子罢了。

对应该怎么继续治疗，该用什么方药，我思之良久。突然就想到以前读的医案中麻黄能止痛，决定用麻黄试试看。

刻诊：患者体虚白胖，舌淡苔略腻，脉弦滑无力，有高血压，饮食、二便基本正常。

因患者有高血压，我在用麻黄时思之再三。能不能用麻黄？血压升高怎么办？但又一想，我是中医，不能囿于西医药理去治病，况且独活寄生汤中的杜仲有降压作用，应无碍，遂将麻黄15g加入独活寄生汤中，3剂，水煎服。因害怕引起患者不适，没敢开5剂。

结果3日后，患者喜笑颜开地来到诊所，告诉我这3剂药真管用，服完以后疼痛大有减轻，请求继续开药治疗。

我听后既高兴又感叹。高兴的是见效了，对得起患者了；感叹的是麻黄的作用太神奇了，居然止痛效果这么好、这么快。兴奋之余还有一丝担忧，血压怎么样？高了没有？急忙又给患者测了血压，还好，血压在正常范围内。

并且，患者还告诉我，这几日降压药也没吃。我听后一颗悬着的心才算放下来了。于是患者后来又服20余剂麻黄加独活寄生汤，骨质增生引起的腰腿疼痛基本治愈。

从此，我就开始使用麻黄治各种风湿疼痛。十几年下来，用麻黄加入各种方中治疗疼痛，得心应手，屡用屡效。

如肩周炎用阳和汤加重剂麻黄，坐骨神经痛用独活寄生汤加麻黄，类风湿关节炎用桂枝芍药知母汤加麻黄，葛根汤治颈椎痛等。疗效非凡，诸位同道不妨一试。

用麻黄止痛，我原以为是自己的独得之秘，其实不然，医圣张仲景，早已用过了，只不过我们没有注意罢了。抑或后人太注重麻黄的解表发汗作用，而忽视了麻黄的止痛作用。

《伤寒论》云："太阳病，头痛发热，身痛腰痛，骨节疼痛，恶风，无汗而喘，麻黄汤主之。"

《金匮要略》云："湿家身烦疼，可与麻黄加术汤。发其汗为宜，慎不可以火攻之。"

《金匮要略》云："病者一身尽疼，发热，日晡所剧者，名风湿，此病伤于汗出当风，或久伤取冷所致也，可与麻黄杏仁薏苡甘草汤。"

"诸肢节疼痛，身体尪羸，脚肿如脱，头眩短气，温温欲吐，桂枝芍药知母汤主之。"

《金匮要略》："病历节不可屈伸，疼痛，乌头汤主之。"

"《千金》三黄汤，治中风手足拘急，百节疼痛，烦热心乱，恶寒，经日不欲饮食。"

上述方中均以麻黄为要药，可见麻黄止痛不是恣意杜撰。再看近人运用麻黄止痛医案，更是令人拍案叫绝，不容置疑。

【验案3】王某，女，39岁，医生。从1962年起手指关节肿痛，渐延及腕、膝、踝关节肿痛，初服抗风湿类中西药，尚能缓解疼痛。至1970年，双手、手指、腕、踝、膝关节肿大畸形呈梭状屈伸受限，行走困难。

患者罹患此病缠绵10载，痛楚万分，给董长富写信索方。董医生根据信中描述各证，拟越婢加术汤合乌头汤加减。

处方：麻黄120g，生石膏500g，生白术60g，红花12g，威灵仙9g，乌头15g，防风12g，甘草9g，生姜15g，大枣15枚。

患者视麻黄用量较大，120g，不敢服用。踌躇10余日，决定将处方药量各减一半试服。服后汗不出，心不烦，夜睡甚安，未见有不良反应。于5日后，患者决定按照上方原量内服。服药当日11时许心烦汗出如水洗，身疲惫无力，旋又入睡。

次日见关节肿胀全消，周身如去千斤重，行动自如，董医生遂以益气养血、补益肝肾、活络祛风法予以治疗，患者连服 20 余剂，恢复正常。（董长富医案）

【验案 4】患者，男，46 岁，1987 年 1 月 5 日初诊。患者坚持冷水浴 10 余载，极少生病。2 个月前出差北方，跋涉奔波，左足外踝扭拐数次（未扭伤）。返家后因久坐、熬夜而受凉，感觉左小腿肌肉酸痛，未曾介意。

25 日前的黄昏，患者左小腿疼痛加剧，不时痉挛，不敢伸直，不能站立。当即热敷，搽麝香舒活灵，贴麝香虎骨膏，服吲哚美辛（消炎痛）、布洛芬等，挛痛渐渐缓解。但半夜时挛痛增剧，患者呼痛、呻吟达旦。

翌晨请一中医来诊，医予以艾灸、针刺，并疏重剂芍药甘草附子汤，服 2 剂而剧痛略减。

复诊于西医外科，被怀疑为缺钙、痛风、小腿肌肉损伤、半月板损伤、交叉韧带损伤等。但经实验室检查，血钙、尿酸均正常；经 X 线检查，亦未见左腿诸骨关节之异常。

既无法确诊，便只能对症治疗，而予以消炎止痛药及维生素。不得已改延请一老中医诊治。老中医细察精详，熟思良久曰："此为小腿伤筋、风寒侵袭之证。"

治疗方案：①内服舒筋活血汤加减，药用羌活、独活、川芎、防风、秦艽、牛膝、乳香、没药、血竭等，每日 1 剂；配服三七粉、云南白药、跌打药酒。②外用祛风散寒除湿活血中草药，煎水趁热熏洗，每日 3 次。③艾灸、针刺左腿、足相关穴位，每日 2 次。

诸法兼施、综合治疗 23 日，病证仍无明显起色。

刻诊：左腿、足畏寒，肌肉萎缩，不敢伸直，伸直则挛痛。右侧卧时疼痛稍轻，如左侧卧或仰卧则疼痛难忍。

上午疼痛较轻，且能弯腰曲背，扶杖而移动几步，但不敢直立，直立则剧痛不已。纳可，舌脉无明显异常；下午、夜间疼痛增剧，不时痉挛。

诊断：阳虚阴盛、寒凝腿络之痛痹。治宜温阳消阴、祛寒通络。

处方 1：取阳和汤之意，麻黄附子细辛汤。生麻黄 50g，熟地黄 100g，北细辛 30g，熟附子 100g，3 剂。

煎服法及禁忌：熟附子先用文火煮沸 1 小时，纳诸药，再用文火煮沸 40 分钟，连煎 2 次，约得药液 500ml，分 5 次温服。每日 1 剂。忌食醋、水果及其他生冷食物。

处方 2：山茱萸 500g，用白酒 2000ml 浸泡 7 日以上，备用。

二诊：患者服药 1 剂后左小腿疼痛显著减轻，服完 3 剂，坐、卧时左腿已能伸直，且能扶杖徐行百步，但仍不能长时间直立。效不更方，原方续进 3 剂。

三诊：左小腿疼痛消失，已能较长时间直立，可弃杖缓行数百步，唯觉左腿足较沉重、不灵活。

嘱其每日午、晚饭后各饮山茱萸酒 50ml，连饮 15 日。

1 个月后随访，已经康复如初。（余国俊医案）

**按**：麻黄辛温，入肺、膀胱经，有解表散寒、宣肺平喘、利尿消肿之功效，常用的麻黄汤，射干麻黄汤，小青龙汤等皆是此运用的典范。一般方书均将其列在解表散寒药之首。

其实，麻黄的作用十分广泛，除用于外感风寒，《神农本草经》言其"破癥坚积聚"；《日华子本草》谓其"通九窍，调血脉"；《现代实用中药》认为其"对关节疼痛有效"。

然而临床实际上麻黄的功能远远不止这些。我还经常将麻黄用于治疗各种风湿骨节疼痛，疏肝理气散结，兴阳补肾固尿等，效果也很好，所以临床上要善于开发运用麻黄治疗多种疾病。据此，我们要放开眼界，不断探索和研究麻黄未发现的作用。本文只是谈了点治疗疼痛方面的作用，仅是抛砖引玉，望大家能踊跃讨论这方面的体会和经验，以便交流。

**2. 麻黄能疏通太阳经气，治疗五更泄**

五更泄常见于黎明阳气升发之时，发则腹鸣泄泻，与阳气不足有关，更和阳气当升不升，郁而不发亦密切联系。

"麻黄轻清上泛，专疏肺郁，宣泄气机"（《本草正义》），对病久而阳虚不升者甚为切当。

**【验案 5】**张某，男，45 岁。

病史：每日凌晨三四点时腹痛泄泻，病史已有 2 年。饮食正常，无肢冷。

多次应用补脾温肾、收敛止泻等药无效。

刻诊：舌淡红，苔薄白，脉缓。

处方：麻黄 8g，党参 10g，白术 10g，薏苡仁 15g，半夏 10g，茯苓 10g，甘草 8g，水煎服。

患者服用 2 剂后泄泻反剧，但腹痛不明显。此即麻黄疏通气机后，阳升阴降所致。

《伤寒论》曰："虽暴烦下利日十余行，必自止。"

患者复进 2 剂，果然病愈，至今未发。此后，凡遇体壮之人五更腹泻，皆加麻黄 5～8g，奏效颇捷。

### 3. 麻黄治疗臌胀

臌胀多因积聚日久，阻塞经络，水毒气结聚乎体内而成，清阳不升，浊阴不降，水湿不得排泄，则腹胀如鼓。患者常苦于小便不利，攻逐虽能见效，但大伤正气，且不久即发，为人所不道。温阳利水又缓不济急，颇费心思。

实际上，肺为水之上源，主一身之气，肝升肺降才能维持正常气机活动。膀胱为太阳之腑，太阳不舒则膀胱失去气化功能。

臌胀与肺及太阳经脉密切相关。因此，临床以麻黄 5～8g，水煎服后，上通则下达，则每每汗出周身，随即尿如泉涌，诸症得以缓解。

再以麻黄 8g 加入健脾益气，利湿化浊剂中，标本兼治，可使病不复发。此提壶揭盖之法，屡用屡效，颇感得心应手。

【验案6】陶某，男，6个月。

病史：先天胆道闭锁，经手术后，肝硬化腹水。

处方：柴胡 6g，当归 6g，赤芍 10g，丹参 15g，土鳖虫 10g，白蒺藜 15g，合欢皮 15g，生大黄 1g，茯苓 15g，猪苓 10g，白术 10g，桂枝 6g，泽泻 10g。7 剂，水煎服，每日服 200ml，腹水纹丝不动，小便量逐渐减少。

后思良久，认为应该用提壶揭盖法，宣肺气，于是在前方中加入麻黄 3g，患者又续服 7 剂。患者服后小便量明显开始增多，效不更方，而后又以健脾利湿之法，方中不离少量麻黄，病孩逐渐步入治疗坦途。（古道瘦马医案）

### 4. 麻黄治疗恶性肿瘤

恶性肿瘤多由阴凝之邪积聚而成，故常见舌暗苔腻，堪称顽疾。麻黄破癥坚积聚，能使阴凝之邪"从阴出阳，则癥坚积聚自散"，堪称对证之品。

主方以麻黄 5～10g，配伍白芥子 15g，薏苡仁 15g，半枝莲 15g，茯苓 15g；正气大虚者，加人参 5g，银耳 8g；阳虚者，加附子 8g，鹿茸 2g；阴虚者加山茱萸 15g。以上方所治数例肿瘤患者，皆使患者症状缓解，生命周期延长。

### 5. 麻黄治疗漏尿症

麻黄通利九窍，宣肺利小便，但若配伍石菖蒲、桑螵蛸、益智仁等，又能治疗漏尿症。因肺为人体的相傅之官，主司治节，关系一身的功能协调。肺失肃降，则小便不通，发生癃闭多肺失治节，则膀胱当闭不闭，发生漏尿。麻黄、石菖蒲既能助肺通调下达，又能助肺宣发疏散，使肺升降得宜，癃者得通；不约者得闭，此法于临症中多为人所不解，但疗效确切，不可忽视。若在辨证基础上加入麻黄，效果更佳。

【验案 7】陈某，女，10 岁。患者半夜熟睡中尿床已 5 年，多方求医治疗无效，其父母又找各种偏方服用亦无效，经人介绍寻求于我处，治疗其女。

刻诊：患者身高 130 厘米左右，发育正常，面白略胖，舌淡苔白，脉浮濡；饮食尚可，学习上进。每晚漏尿 1～2 次，令全家烦恼，小孩随着年龄增长亦感难堪。

处方：益智仁 30g，覆盆子 15g，金樱子 15g，五味子 6g，莲须 9g，杜仲 15g，山药 15g，太子参 15g，桑螵蛸 15g，韭菜子 15g，麻黄 10g，鸡内金 10g。7 剂，水煎服，每日 2 次。

患者服完 3 剂即见效，每晚偶有漏尿，7 剂服完即正常，不再漏尿。全家甚喜。

### 6. 麻黄疏肝解郁

在临床上，我每见由于情志不舒，气机郁结，不能宣泄而造成气、血、痰、火、湿、食诸疾，治疗颇感棘手。

朱丹溪曰："气血冲和，百病不生，一有怫郁，万病生焉，故人身诸病，多生于郁。"

郁结为病，尤以肝郁气滞最为多见。遇到此类患者，起初我多选用柴胡疏肝散加郁金、青皮、合欢皮等药物，但效果并不全部令人满意。

后来受《黄帝内经》"诸气膹郁，皆属于肺"的启示，想到肺为气之主，郁结为病，气机阻塞，肺气亦不得宣泄，此时若在疏肝方中稍佐一味麻黄以升提肺气，令郁闭得开，岂不正投机缘？

【验案8】曾治一妇女，32岁，诊时，患者诉其两胁胀痛，口苦，不思食，经前两乳胀硬作痛。经来滞涩，少腹痛，脉弦而细。

患者经用柴胡疏肝散加丹参、青皮、郁金、路路通等味，10剂仍无效果。后在原方中稍加麻黄6g，3剂而诸症悉除。

因而我悟出，疏肝解郁，还应注意宣肺。（节选自《陈沫金医话》）

# 麻黄治杂病

记得几年前，初中同学打电话说自己患了扁平疣，不想去医院做激光手术，一是贵，二是怕疼，问我能否用中医药治疗。

我开了麻杏苡甘汤加减，扁平疣用中医辨证属于湿郁肌表，治法自然是解表祛湿，麻杏苡甘汤对证。方子发过去没多久，同学打电话来说，拿着方子去药店抓药，药店不给抓麻黄，问我可不可以去掉，或用其他药代替。

我答麻黄是主药，不能去掉，也没法替代，让他给抓药的药师好好说说，实在不行我给他寄过去一点。同学后来找熟人，在中医院按方抓了药，服用一个多月，扁平疣就慢慢好了。

麻黄看似是一味很平常的药，中医主要用其发汗解表，宣肺平喘，利水消肿等。但不少药店对于含麻黄的方剂，要么让患者登记身份证方可购买，要么直接限制或限量购买，这主要源于麻黄有兴奋中枢神经的作用，实名或限量皆是为了防止购买者用于其他目的。

跟诊王幸福老师一年多，我发现老师临床很喜欢用麻黄，但并不是我们惯常的用法，即不是发汗解表、利水消肿等，而是将"弊"转为"利"；利用其兴奋中枢神经的功用，治疗一些内科杂病，临床取得了显著疗效，以下分享两例临床验案。

【验案1】李某，男，40岁，2019年9月15日初诊。

病史：因母亲去世悲伤过度，久而久之发展为胆怯忧郁，不喜与人交往。对什么事都提不起兴趣，早晨一睁眼就感觉悲观失望，打不起精神，不想和人说话。

刻诊：患者抑郁，便秘，失眠，食欲不振，脉弦细，舌淡红苔白，现每天服西药氟哌噻吨美利曲辛（黛力新）半片。

处方：柴芍龙牡汤加减。柴胡12g，白芍24g，生龙骨45g，玉竹18g，茯神30g，生甘草12g，生麻黄6g，磁石30g，麦冬30g，陈皮30g，生姜10片，大枣 6 枚，浮小麦 30g。

开完方后，老师特别嘱咐患者服药期间，要加强体育锻炼，并尽量多参加社交活动，以提高疗效。

9 月 23 日复诊：患者各种症状均有改善，愿意出去和朋友交流，食欲增加，要求继续治疗。

患者又问老师："大夫，为何我服药后大便次数很多，方子里有泻药吗？"

老师问："一天几次？"患者答三四次。

老师说："正常，不用担心，这次把方子给你简单调一下，坚持服药，病就会痊愈的。"

患者离开后，我仔细看了看方子，方中没有一味泻下药，那究竟是哪味药起作用了呢？

老师看我似有疑虑，便问"麻黄的作用是什么？你说说看"，我答"解表散寒，宣肺平喘，利水消肿"。

"这是教科书上的解释，学中医的都知道。除了这些，麻黄还有很强的止痛作用，以及通便作用，上次的方子里有麻黄，所以患者便次会增多。"说到这里，老师停了下来，问："患者本身有便秘症状，中药里面通便的药很多，为何此处选用麻黄，谁能给我说说？"

看我们面面相觑，老师接着说："麻黄有兴奋作用，临床对于高血压、烦躁失眠患者应慎用，这你们都知道。此处我是反其道而行之，正好利用了麻黄有兴奋中枢神经的作用。此患者是抑郁症，气机阻滞，大便难免困难，麻黄有兴奋作用，既可兴奋神经，又可兴奋肠道，用在这里一举两得。虽然麻黄只用了 6g，却发挥了很好的疗效。这次复诊患者的各项症状已经有了改善，所以把麻黄的量减少为 3g，就比较合适了。另外，麻黄不仅对抑郁症患者大便不畅有奇效，对于癌症晚期及术后肠麻痹引起的便秘，疗效也很好，我已在临床中验证多例，均收到满意的效果。"

巧合的是，老师刚说完，来了一名胃癌患者。

【验案 2】患者，男性，68 岁，胃癌，于 2019 年 9 月 15 日初诊。患者从东北黑龙江远道而来，之前看过老师的书，并且对照自己的症状，照猫画虎地从书上抄了个方子，自行抓药服用，没想到竟然改善了不少症状。自此对老师信任有加，这次专程从黑龙江赶来西安，找老师面诊。

病史：四年前因胃癌手术治疗，目前症状为胃怕凉，大便不畅，两胁胀痛，略困乏，脾气大，易烦躁，失眠，脉象浮大，舌淡苔白。患者特别强调大便困难，出门走亲戚都得带着通便药，十分不便，希望能尽快解决这个问题。

这里列出的症状只是一小部分，患者实际陈述的症状非常多，我正在思考这么多症状该从哪里下手治疗，老师已经在开方了。

处方：丹栀逍遥散加减。牡丹皮 10g，栀子 10g，白芍 30g，柴胡 15g，生白术 60g，生甘草 10g，太子参 30g，枳壳 30g，厚朴 15g，鸡矢藤 30g，大枣 10 枚，生姜 6 片，生薏苡仁 30g，茯神 15g，炒莱菔子 20g，当归 60g，缬草 15g。

同时叮嘱患者一些平时的注意事项以及煎药、服药方法，患者道谢离去。

患者出门后，有学生问："老师，刚才您不是说，麻黄用于治疗癌症术后肠麻痹引起的便秘疗效很好吗？这个患者正好对症，为什么您没用麻黄？"

老师说："问诊时要仔细，尽量不遗漏任何一个信息。这个患者除了便秘，还有烦躁、失眠等症。麻黄有兴奋作用，用上后会加重烦躁、失眠症状，故此处不可用。临床治病，除了掌握专方专药的用法，要有全局观、要灵活，任何事情不是一成不变的，为什么说中医难学？难就难在灵活性。但从另外一个角度，你如果知识掌握得很全面，临床自然具备灵活处理的能力了。"

按：因现在感冒发热的患者第一时间大都选择去医院治疗，纯中医诊所遇到这类患者很少，故极少用到麻黄发汗解表。所以老师临床使用麻黄频率虽高，但多用于杂病的治疗。本文选取两则具有代表性的验案，通过对比，将麻黄用于杂病治疗的适应证、禁忌证记录下来，以便在临床中对症使用。跟诊过程中，发现对很多症状复杂繁多的患者，老师用方用药很简单，疗效却令人称奇，这与老师对药物全面深刻的了解，将每味药的功效发挥到极致是分不开的。

（张　光）

# 古老中药徐长卿

徐长卿为萝藦科多年生草本植物徐长卿的根及根茎。徐长卿辛，温，无毒。功能祛风，解毒，镇静，止痛。

徐长卿是一味古老的中药，《神农本草经》将其列为上品："主鬼物，百精，蛊毒，疫疾，邪恶气，温疟。久服强悍轻身。"

徐长卿应用广泛，药效肯定且无毒，但却没有引起历代方书足够的重视。我分析原因恐怕与"主鬼物、百精、蛊毒"等游离于中医药理论之外的玄说有关。

我认为古今对病因的认识可以截然不同，但所载药物与症状表现的对应是客观的，我们可以据此来探讨中医药理论的内涵。

分析《神农本草经》所述的徐长卿主"鬼物"，应是指原因不明的一些精神、神经症状。如《外台秘要》鬼魅精魅方谓："凡人有为鬼物所魅，则好悲而心自动，或心乱如醉，狂言惊怖，向壁悲啼，梦寐喜魇，或与鬼神交通，病苦乍寒乍热，心腹满，短气不能食。此魅之所持也。"

《本草纲目》言徐长卿主"鬼疰精物邪恶气，百精老魅注易，亡走、哭、恍惚。"

验之临床，徐长卿在止痛、止痒、镇静方面有较好的疗效，因此应用很广泛，可用于失眠焦虑，风湿痹痛，胸、肋、脘、腹疼痛，跌打损伤，各种皮肤病如湿疹、痒疹、老年性瘙痒、荨麻疹、带状疱疹、神经性皮炎、牛皮癣等。徐长卿是我喜欢配伍选用的药物之一。

凡以上所列，特别是较顽固的病证均选用，用之最多的是焦虑症、痹证及各种原因所造成的皮肤瘙痒。

古今有的书上说徐长卿有小毒，但我经常用至15～30g，还未见其出现毒副作用。

曾有一患者患顽固性失眠，我根据其舌苔情况先用温胆，后用酸枣仁汤出入，有效但不稳定，后患者说其中有两张方子效果明显，经查均用了徐长卿20g。

我感觉治疗风湿痹痛与瘙痒配伍徐长卿似可提高改善症状的作用。

历来对徐长卿药理讨论不多，用之不必拘泥于性味、归经，只抓住其止痛、止痒、镇静之长，配伍应用即可。(魏子孝《学用中医体会录》)

**按：**徐长卿亦是我喜欢配伍选用的药物之一，临床上主要是代替细辛取止痛作用（恐细辛量大有不良反应），效果很好。尤其是在治疗口腔溃疡时效果奇佳，为我必用之品。

其次，在治疗皮肤病时止痒效果可靠，诸位不妨一用。对于其镇静作用我正在验证。各位如有好经验，不妨贡献一下，以便交流学习。

# 退热奇药车前草

三年前，在王老师书中读到应用车前草治疗扁桃体肿大发热一文，我深受启发，感叹小处方大疗效。

记得那时四川一位网友咨询于我，小孩四岁，扁桃体发炎，发热，问我有无良方。我就让他采鲜车前草一把煎水服用，没想到第二天孩子热就退了，扁桃体发炎也大见轻，共服三天而愈。

后来我以车前草为主药组了个小方：车前草30g，荔枝草30g，桔梗12g，生甘草10g，用于风热感冒的发热咳嗽，扁桃体发炎，屡用屡验，并分享给了多个群。其中同道秦皇岛祖医师，广东农医师将此方临床应用数例，疗效显著。

车前草在我们当地民间用于细菌性痢疾，慢性肾炎水肿，有清热解毒，杀菌，利湿作用，王幸福老师用于退热，消肿，散结，拓展了其用途。

车前草用于风热感冒咳嗽，扁桃体发炎，痔疮出血，具有清热，凉血，消肿，止咳功效。合桔梗、甘草协同增效，药简廉而效宏，临床值得推广应用。风热咳嗽加桑菊饮；风温肺热加三板斧（黄芩、鱼腥草、金荞麦）。临床重症可用王老师思想大方复进，重复用药；轻症，单方小技亦可用。杀鸡不用宰牛刀，但杀牛还是要用牛刀的。

（周厚田）

# 一文说透枸杞子

对于枸杞子，我情有独钟，我从 40 岁就开始服用，一直坚持到现在，总的感觉是每天精力充沛。

前两天换眼镜时，验光师说我的视力保持得很好（+1.30D），不简单啊。我笑了一笑，因为我自己明白这是得益于常服枸杞子。

前两天看《口述中医》时刚好有一篇文章和我有同感，故录之。

### 1. 道地枸杞子是老百姓的冬虫夏草

我今年 80 岁，腰不弯眼不花，看书看报不需要戴老花镜。我还是浙江省中医院、杭州方回春堂等中药房的药材质量顾问，对方一有事情，不管是多么热的夏天还是大冬天，自行车一跨，随叫随到，平时连个感冒什么的都没有。

谈养生之道，不到 80 岁不要谈。现在医疗卫生条件这么好，经济条件这么好，70 多岁随便活，不稀奇的。

到 80 岁了，还骑辆自行车上下班，还能像五六十岁的时候那样全身没有毛病，那个时候你再来谈养生之道。

中医学认为，人体内血液的流动就像潮水的涨落一样，是有变化规律的。中午的时候，血液到达指尖，这个时候指尖会特别怕痛，刺破的话呢，血就会流得特别多；晚上的时候如果手指刺破，流的血就不会像中午的时候那么多，也不会那么痛了。到了晚上 10 点以后，血液流到哪里去了呢？流到肝里面去了。

肝是藏血的器官。肝藏血，劳累了一天的血，该"回家"休息了，这个时候，人就应该跟着血的节奏，上床休息。再怎么有事，晚上 10 点之后，一定要上床休息，一定不要拖过 12 点。

但是年轻人做不到啊，深夜 12 点有的人在看书，有的人还在酒吧里没有回家呢！

10 多年前，我从浙江省中医院退休了。也就是从那时起，每天早上起来以后，吃一把枸杞子，分量是多少呢？ 20g。到今天，已经10多年了。

1天20g，10天就是200g，1个月就是600g，1年吃下去超过7kg。

方回春堂药房的人都知道，我买枸杞子都是一箱一箱地买。

买枸杞子不仅要求正宗，而且颗粒要大，要饱满，外表没有褐色斑点，色泽绛红，这样的枸杞子才是一流的，吃下去才会有效果。

南方产的枸杞子粒小、核大、味苦，不能干嚼。最近一两年，我一直在杭州方回春堂买，这里的枸杞子是目前杭州药店里最好的，枸杞子特别大，直接从宁夏运过来，属于道地药材。10年枸杞子吃下来，正宗不正宗，我一吃就知道了。

张锡纯(1860—1933年)是近代中国第一家中医院——立达中医院的院长，精通中西医学，他在临床医学上有很深的造诣，疗效卓绝，屡起沉疴危症。

张锡纯与张山雷、张生甫并称"三张"，为公认的名医。张锡纯50岁开始因心中燥热，每晚临睡前嚼服枸杞子30g，收到很大效果。亲身的体会使他在晚年的时候竭力号召大家用干嚼枸杞子的方法祛病延年。

干嚼枸杞子最早记载在《外科全书》中，据书中记载，有人在睡前干嚼枸杞子30g，治疗夜间口渴症；有人用枸杞子嚼服，每次15g，治疗精子异常；还有人把枸杞子烘干研成粉末，治疗萎缩性胃炎，均有良好效果。

所以，干嚼枸杞子的养生方并不是我首创的，而是古已有之，只是一般人很少知道罢了。

枸杞子还可疗阴虚口苦。

提起口苦一症，按常理说应该治疗起来不是什么大问题。对于胆火上溢，龙胆泻肝汤、小柴胡汤都是对症之方，如果不效，余国俊的治疗口苦专方也就可以搞定它了。

但是世上的事总是这么不尽人意，一方一药很难十痊十愈一病。

口苦一病也是如此。

我临床多年治疗口苦症，一般用上述三方，基本上就可以治愈，然而还是有少数的口苦患者百治不效，弄得人束手无策，甚为尴尬。一个小小的口苦症都摆不平吗？

为此曾耿耿于怀，放不下心来。

不意一日读书，看到孟景春老中医一篇文章，用枸杞子为主治愈一例20年口苦症，豁然开朗，方知原来问题的症结处。还是先来欣赏孟老的佳案吧。

2005年5月曾治许某，男，64岁，退休干部。自诉口苦近20年，终日口苦，时轻时重，以晨起较著，夜寐多梦，大便偏干，一两日一行。自患口苦以来，经多次和多种检查，均无异常发现。虽经中西医调治，终鲜疗效。所以治疗亦时断时续，近一年来有加重之势。

观其形体无病容、声音洪亮。舌质红、少苔，脉细弦。证属肝阴不足，虚火内郁，火扰胆气上逆则口苦，扰及心神则多梦，治宜滋养肝阴，泻火安神，佐以润肠。

方用枸杞子30g，生白芍15g，生甘草5g，龙胆草3g，柏子仁10g，甘菊花12g，净连翘、淡竹叶、郁李仁（打碎）各10g。

服1周后，大便通畅，夜寐梦境减少，最可喜的是口苦大减。

既见效机，再以原方加减，为增强滋阴之功复加生地黄12g。连服1个月，20年口苦已完全解除。为巩固计，另用甘菊花10g，决明子10g，为1日量，泡汤代茶，常服。杞菊地黄丸2瓶，每服8丸，1日3次，用淡盐水送下，饭前服。

**孟按：**《素问·奇病论》中论口苦症"胆气怫郁，气上溢而口之苦"，则知口苦为胆气上逆已无疑。而胆气上逆之病机有不同，此症胆气上逆乃肝阴不足所致也。

因肝虚生火、火气上逆的胆气上逆，追本溯源，肝阴不足是本，胆气上逆是标。故重用枸杞子、生白芍滋养肝阴以治本，阴足则火气自灭。

用龙胆草3g以清泻胆火。滋阴不足，故再加干地黄。再加柏子仁、郁李仁以养心润肠通便，大便通利，则使邪火从下而泄，使无上逆之机，是治口苦不可忽略的一环。

用以上的治法，同样也治愈一口苦10年的妇女。

该妇女年50余，口苦10年，多方治疗，终鲜疗效。后就诊于余，反复细询，在10年中，有无不苦之日？她告以一次因患高热炎症，至西医院治疗，连续给予输液消炎，1周后热退，并说在输液中几日，口苦未作，热退返家，不及3日，口苦复作。

从而悟其口苦亦阴液不足，因输液时，体液充足，滋养了各脏器液体，观其舌质红、两侧尤甚、苔薄黄，脉细带数。因此亦滋肝阴，清泻肝胆之火。

亦重用枸杞子30g，生白芍15g，龙胆草3g。又以性躁易怒乃肝火旺，加用牡丹皮、栀子以清肝火，车前草、泽泻以利小便，引火下行。

如此治疗半月余，10年口苦亦复痊愈。(《孟景春用药一得集》)

**按：**原来治疗口苦一病还有肝阴不足，虚火上炎一说，非仅执肝胆实火，胆汁上溢一说。平时老讲八纲辨证，虚实寒热，但是一到临床还是容易墨守成规，固于经验。认为口苦一症有实无虚，孰知口苦一症也可以由肝阴虚导致。自从读了孟老的医案，心中的疑惑，顿然一解。验之临床不虚也。

【验案】曾治一宝鸡女患者，48岁，慕名求治，失眠，多梦，口苦，胁胀，心悸，轰热，心烦，舌尖边略红，苔薄，脉右浮弦濡，左寸浮滑尺沉弱，饮食二便基本正常。

诊断为更年期综合征，用二仙汤合丹栀逍遥散治之；一周后，诸证均减，唯口苦一症不减。我认为上方已见效，不易更方，又处原方7剂，患者服后大多症状已消失，唯留口苦多梦症。我说易治，处龙胆泻肝汤7剂，结果复诊说无效，并言口苦已十几年了，检查多次亦无肝胆疾病。

我方知小看她的口苦一症，乃细思深虑，久病耗阴，又是女性以阴血为重，恰逢天癸止之年，肝阴不足，虚火上炎；这不正是肝虚生火，火气上逆导致胆气上逆口苦症么？应该重用枸杞子滋肝阴，降胆火。于是重新开方。

处方：枸杞子30g，乌梅15g，白芍15g，生甘草10g，柴胡10g，龙胆草10g，生牡蛎30g，川楝子10g，白薇10g，7剂。

一周后，患者电话告之，口苦有所减轻，多梦好转，效不更方，又服十五剂，十几年的口苦症痊愈，后以知柏地黄丸善后。此症之所以治愈，全在抓准了病机，滋补肝阴，重用枸杞子。(古道瘦马医案)

**2. 枸杞子可延年益寿**

枸杞树又名仙人杖。世传山东蓬莱区南丘村多枸杞树，高的有数米，其根盘结坚固，村里的人多长寿，是因为取枸杞井水饮用的缘故。

润州(今镇江)开元寺水井旁有一棵枸杞树，人们就称这口水井为枸杞井，认为"饮其水，甚益人也"。这在《本草纲目》中也有记载。

在《刘松石保寿堂经验方》中，记载有"地仙丹"一方。说是从前有个姓张的赤脚大仙，从一位老人那里得到一张秘方，服用后寿达百余岁，走路健步如飞，白头发也变黑了，掉了的牙齿重新复生，而且性功能强盛。

该方的用药十分奇特。用春天的枸杞叶 200g，夏天的枸杞花 50g，秋天的枸杞子 250g，冬天的枸杞根皮 500g；分别阴干后，用黄酒浸一夜，取出沥干，加工成细末，再加工成药丸，每次 1 丸，每日 2 次，从而起到延年益寿的功效。

### 3. 枸杞子可养肝明目

据历代本草记载，枸杞子有养肝明目的功能，养生家及民间都推崇用枸杞子明目。

缪希雍在《本草经疏》中对枸杞子的明目功效做了分析，指出枸杞子为肝肾真阴不足、劳乏内热补益的要药，而老人阴虚者占十之八九，所以枸杞子是益精明目的上品。

枸杞子润而滋补，兼能退热，为益阴除热的上品。

近代医家张锡纯以亲身体会强调枸杞子确有退热的功效。他说从 50 岁以后，无论冬天、夏天，每晚睡觉时都在床头放一壶凉水，每次醒来，感觉心中燥热，就饮凉水数口，直到天亮，壶中剩下的水就不多了。

但是，只要在睡前嚼服枸杞子 30g，凉水就可以少饮 1 杯，而且早上起来感觉心中格外舒畅，精力格外充足。

从这方面可以看出，枸杞子是滋补的良药，并确有退热的功效。

年纪大了，人往往有阴虚症状，如缺少津液、口干咽燥、便秘、五心烦热（两手心、两脚心、心胸部）、盗汗或失眠等，其中以肝肾阴虚多见。

肝肾在生理上是密切联系的，所以肝肾阴虚的症状经常同时出现，如眩晕、头胀、耳鸣、视物不清、失眠、五心烦热、遗精、腰膝酸痛、舌红少津、脉搏细速或者细小无力等，可见于贫血、月经不调或者急性热病的末期。

凡是有这些症状的，都适合服用枸杞子。

### 4. 枸杞子可补肾益精

枸杞子最主要的功能是滋补肝肾，使人延缓衰老，增强性功能和生殖能力，增强免疫力，促进造血功能，降低血脂、血压、血糖，保肝护肝，调节神经等。

《本草汇言》对枸杞子补肾益精的功能推崇备至，说服用枸杞子能使"气可充，血可补，阳可生，阴可长，火可降，风湿可去，有十全之妙用"。

据统计，从汉代到清代的 32 部代表性医学著作中，记载枸杞子有延年益寿作用的处方共 384 张，其中补肾方占 60.7%，单味中药使用较多的药物中就有枸杞子。

枸杞子是补肾益精、养肝明目的佳品，是理想的强身延年珍品。

人到中年后，由于精血的亏损，会出现神疲乏力、畏寒烦热、眩晕耳鸣、视力模糊、听力下降、性欲减退、夜尿频多、尿有余沥、须发脱落及高血脂、动脉粥样硬化、老年痴呆、骨质疏松等症，服用枸杞子可以祛病延年、增强体质、延缓衰老。

### 5. 枸杞子可增强生殖功能

枸杞子有滋阴润肺、生津止渴的功效。两千多年前的经典医籍《神农本草经》就有枸杞子"主消渴"的记载。

古代名医认为，枸杞子是治疗"渴而引饮，肾病消中"的良药。明代名医张景岳则称枸杞子能"尤止消渴"。

民间有"离家千里，莫食枸杞"的说法，指的是枸杞子有很强的填精益肾作用，能明显增强性功能。

枸杞子味甘、性平，有补益肝肾、精血的功效。而精为性及生殖的基础，精得补益而强盛，性功能障碍也能得到治愈。

现代研究证实，每日服用枸杞子 50g，连续服用 10 天，可使男性血中睾酮含量显著升高，能促进女性排卵，增强性功能，提高生殖能力，且对各种不孕不育均有良效。

### 6. 枸杞子补血功能强大

枸杞子能补肝肾精血之不足，是有效的补血药物。

王秉衡的《重庆堂随笔》说："《圣济总录》以一味枸杞子治气短，余谓其专补心血，非他药所能及也。"

中医认为，心主血，血液是在心气的推动下，才得以在血管中流动。所谓心血，多涵盖了广义上的血。

明代名医张景岳也将枸杞子列为补血主药。

现代临床已将枸杞子作为治疗各种血液病的药物。在缺铁性贫血、白细胞减少症、粒细胞缺乏症、再生障碍性贫血、特发性血小板减少性紫癜、白血病等疾病的治疗中，枸杞子均可作为主药，或在复方制剂中与其他药物配伍使用。

明代医家张景岳曾说："枸杞子味重而纯，故能补阴；阴中有阳，故能补气；能明耳目，填精固髓，健骨强筋。"

中医理论认为，人的记忆力与精血有关，精血旺则记忆灵，精血衰则记忆钝。肾精肝血不足，不能上充于脑，是记忆力减退的主要原因。

枸杞子有良好的滋补肝肾精血的作用，可以为大脑的思维活动提供物质基础，有利于保持大脑的年轻。(《口述中医》)

# 枸杞子治阴虚口苦

本人近几年来一直口苦、口干、口臭，自己用药和寻求同行治疗均无明显疗效，曾经用过龙胆泻肝丸、左金丸、藿香正气丸，单用黄连、蒲公英等均无明显疗效。我也曾经用过王幸福老师的治疗口臭方甘露饮、祛黯方，也无明显疗效，而且服用后往往会出现腹泻。

一日，我阅读临证传奇中"明目枸杞治疗阴虚口苦"一文后思考一阵，才明白自己真正的病因，是因为每天诊疗患者过多，有时一日诊疗100余人，说话过多，口中津亏，从而导致口干。日久津液少，肝阴不足，口苦口臭日渐明显。这正符合王幸福老师书中分享的孟老的心得。"《素问·奇病论》中论口苦症'胆气怫郁，气上溢而口之苦'，则知口苦为胆气上逆已无疑。而胆气上逆之病机有不同，此症胆气上逆乃肝阴不足所致也。因肝虚生火，火气上逆的胆气上逆，追本溯源，肝阴不足是本，胆气上逆是标。"所以我屡用清热解毒、泻肝胆湿热等方法治疗均无明显疗效，是没有真正的找到疾病的根本，即肝阴不足。这就是我们讲的辨证论治不准确。

抱着滋养肝阴的这个想法，我决定采取孟老和王老师的治疗思路。由于熬汤药喝太麻烦，没有时间，所以我就吃杞菊地黄丸试一试。结果疗效非常明显，当日即有效。连续服用3～5日，口干、口苦、口臭全部消失。继续服用一段时间后发现视力也有提高。至此，遇到口苦的患者，只要舌红，没有舌苔或者舌苔偏少，我都会开杞菊地黄丸。疗效神速，一般3天之内必有良效。这也打破了我多年认为口苦多为肝胆湿热或寒湿凝滞这两种治疗方法的局限。

王老师原文中也曾说："原来治疗口苦一病还有肝阴不足，虚火上炎一说，非仅执肝胆实火，胆汁上溢一说。平时老讲八纲辨证，虚实寒热，但是一到临床还是容易墨守成规，囿于经验。认为口苦一症有实无虚，孰知口苦一症也可以由肝阴虚导致。自从读了孟老的医案，心中的疑惑，顿然一解。验之临床不虚也。"所以临床诊疗中应该详细辨证论治，临床中阴虚口苦应该占了很大一部分诊疗范围。

我个人认为肝阴不足的诊疗要点主要是口干、口苦、口臭，说话过多时会加重。这种患者主要集中于销售人员，或者老师这种言语过多的人群，银行的职员尤其是前台负责解释的讲述员也多见。希望我应用王幸福老师的这一临床经验对大家日常的诊疗能有所帮助。

当初治疗我也曾经想过用养阴清肺汤的办法治疗，曾用过养阴清肺丸有疗效，但不明显。由此看来说话过多引起的口苦主要还是伤了肝阴。杞菊地黄丸从西医学的角度分析，主要有软化血管、降低舒张压的作用。软化血管的同时具有促进脑供血的作用。临床用于眩晕耳鸣的效果也非常好。使用时最好是舌红少苔时使用，疗效更佳。最主要的辨证要点是说话过多时会口干口苦口臭。也有很多人早晨起床口干口苦，多数是张嘴睡觉或者打呼噜。这种患者用杞菊地黄丸的疗效也非常好。再次感谢王幸福老师对中医后辈的无私奉献，在我们给别人治好病的同时，也能够治愈自己的疾病。

（常　文）

# 楮实子养阴利水赛阿胶

我初学中医时，从教科书上得知，楮实子为桑科植物构树的干燥成熟果实；性味甘、寒；归肝、肾经；有滋肾，清肝，明目。壮筋骨，助阳气，补虚劳，助腰膝，益颜色之效。

也就是说，我仅知道其主要作用是补，尤其滋肾补肝，在临床常用方子里还不常用。

后来随着临床时间的推移，逐渐认识了这味药，不仅有补的作用，还有利的作用，一药兼攻补两种功能难得，我多年一直在寻找这种药。

以前我喜欢用经方，尤喜欢用猪苓汤，在治疗肾炎一类水肿病时更离不开它，育阴清热利水。但是对其中的阿胶要烊化冲服深感不方便，而且阿胶价格不菲。但不用阿胶，又不成为猪苓汤，达不到育阴的功效。对此曾苦恼多时，一直想找个药能代替。

功夫不负有心人，一日在读《药性通考》时看到："楮实子，阴痿能强，水肿可退，充肌肤，助腰膝，益气力，补虚劳，悦颜色，壮筋骨，明目。久服滑肠（我临床未见有此作用），补阴妙品，益髓神药。"

阴痿能强，说明能育阴；水肿可退，说明可以利水。这不就是我要找的阿胶替代品么？

纸上得来终觉浅，绝知此事要躬行。以后在临床上再遇见患者水肿和阴虚同时存在时，我就有意识地加入楮实子。观察效果，发现还真不错，古人说的一点不假，既起到了补阴的作用，又达到了利水消肿的作用，一举两得。反之，不用其则效果大减。

实践证明用楮实子治阴亏水肿可行，收效亦佳。

【验案】汪某，女，28岁。

病史：急性肾炎，发热，腰痛，小便不利，全身浮肿。平时经量稀少，纳差，大便尚可。

刻诊：舌微红苔薄白，脉沉细微数无力。

中医学可辨为风水证，前医曾五苓散合真武汤治之，不效；我辨为阴虚水肿。

处方：用轻剂越婢汤合猪苓汤加减，其中阿胶用楮实子 30g 代替，再加怀山药 30g，女贞子 15g，墨旱莲 15g。7 剂，水煎服。

患者服药第 2 天轻微汗出，小便通利，3 天以后全身浮肿消退。后又以六味地黄汤加楮实子、杜仲、川断之类药物善后，患者 1 个月即痊愈。

考《别录》云本品"主阴痿，水肿，益气"，《大明本草》言其"壮筋骨，助阳气，补虚劳，助腰膝"。据此可知，楮实子确有扶正利水之效。

临床上不仅可以用本品治疗一般的阴伤水肿，而且治老年更年期面浮胫肿，妇女特发性水肿等也有殊效。

因为这类患者有相当一部分是肝肾阴虚，内分泌失调，气化不利，阴水漫肿，所以我常在治疗这类方子里加入楮实子，取其平补肝肾功效与枸杞子相仿，滋肾利水消肿功效与泽泻相似，兼有二者之长而无利水伤阴之弊的作用。

尤其是其能代替阿胶这一点，让我很是满意，既省钱，又方便。

# 猪肉滋阴润燥

猪肉作为营养肴馔之品，人人皆知，但是若说猪肉能起沉疴治大病，恐怕使人生疑，难于相信。其实，猪肉不仅是美味佳肴，在某些情况下，于治疗上还有其特殊的价值。纵观医史，古今用猪肉治病之例比比皆是。

医圣张仲景就有猪肤汤治少阴病下利、咽痛、胸满、心烦之说。猪肤就是猪皮。

当代《江苏中医》杂志中也有用猪肤汤治愈一例音哑4个月患者的报道。

《续名医类案》曾载：汪赤匦治张姓，夏月途行受暑，医药半月，水浆不入，大便不通，唇焦舌黑，骨立皮干，目合肢冷，诊脉模糊，此因邪热熏灼，津血已枯，形肉将脱，亡可立待。若仅以草根树皮滋养气血，何能速生？于是嘱市猪肉四两，粳米三合，煮汁一碗。另以梨汁一杯，蜜半杯，与米肉汁和匀，一昼夜呷尽，目微开，手足微动，喉间微作呻吟。如是三日，唇舌转润，退去黑壳一层，始开目能言，是夜下燥屎，稍应指，再与养阴，匝月而愈。

现代已故名医沈仲圭氏认为："猪肉专滋肝肾之阴，热性病后，津血不复，以致胃呆便闭，骨立皮干者，乃极适应之食饵疗法，岂可狃于时令病后，忌食鱼肉之戒，而坐视病体之衰羸于不顾哉？"

王孟英在论及肉之功用时，认为猪肉能补肾液，充胃汁，滋肝阴，润肌肤，利二便，止消渴，起尪羸。用猪肉煮汤，吹去油饮，治疗液干难产，津枯血夺，火灼燥渴，干咳便秘者。

更有徐究仁曾治久痢，夜热昏谵，口噤唇朱，现阴竭阳浮之状，治以猪肤汤。用火腿皮，浓煎如胶汁，两日痢减，辅以他方，匝月痊愈。足见猪肉养胃、滋阴、清热之功之卓著。

越医季明昌先生曾专门撰文论述用猪肉治病之经验。其曰："曾用猪肉施治于胃癌后期，而收到改善临床症状、延长寿命的效果。"转载其文如下。

1982年7月4日，一胃癌后期女性患者赵某，年50岁，经某医院确诊为胃癌，住入该院。原想手术，但是医生打开腹腔后，发现已属晚期，且有转移，未能行手术切除而缝合复原，继而对患者进行对症、支持疗法一段时间后，因未见明显好转而出院，并嘱办后事。

患者出院后，疼痛加剧，邀余诊治。症见舌光如镜，红绛干涸，呕逆，饮食不进，消瘦疲惫，精神极度虚弱，语言无力，两目无神，诊脉细弱，大便少而脓血状，症颇危笃。此时如果单赖一般滋阴生津之药，恐难胜病，治颇棘手。感于病家之信任，遂施以西洋参、白术、炙甘草、白芍、川连、延胡索、麦冬、生地黄、藤梨根、炙黄芪以益气扶元，清热养阴之法。并嘱另取"五花猪肉"四两，粳米二两，煎煮取汁，与药汁混合饮服。

五帖后，患者疼痛减轻，精神好转，目显示有神，并能饮食稀粥。其丈夫欢喜之余，感激不已。

经上方加减出入共15诊，服药80余剂（其中前8诊均用猪肉）后，已能步行上街，每餐能吃一碗软饭，精神、面色等好转，疼痛基本消除，舌转薄润，质仍偏红，唯有时咽喉仍有阻塞感，但能吞咽。再以益气、健脾、养胃等调治月余而停诊。后据其亲戚讲，赵某身体尚好，能抱小孩，做家务等事。直至1984年2月7日复发恶化而谢世。

纵观此案例，虽未能根愈其绝症，然改善了临床症状，延长了年余之寿命。

再如治一张姓患者，男，62岁，因干咳无痰二月余，更医有二，或止咳化痰，或润肺止咳，或注射青、链霉素等抗生素，皆是罔效。

诊其脉细数，重按无力，舌质偏红欠润，咳时胸胁作痛，便干不畅，并自述因于咳嗽而忌食荤腥肉食。

余曰："肺燥阴虚致咳，亟需滋润，何忌于食肉？"于是在润肺止咳剂中，嘱煎煮五花猪肉，四两取汁，与药汁和匀饮服。

患者初为惊疑，经劝说后虽照服，但仍半疑。3剂后，咳减见痰而畅，此肺燥得肉之润，阴虚得肉之滋，与药汁互济，而遂咳减。此时患者才信服矣。

诚如《本草备要》所说："猪肉生痰。唯风、湿痰、寒痰忌之，如老人燥痰干咳，更须肥浓以滋润之，不可拘泥于猪肉生痰之说也。"汪氏认为诸家（食忌猪肉）之说，稽之于古训则无征，试之于今人则不验，徒令食忌，不足取信于后世。

又治一23岁男性肺结核患者，来诊时，骨瘦如柴，潮热咳嗽，脉弦细无力，舌红苔薄，观其他医仍用大量抗结核药攻邪，病不但不减，反而日趋加重，求医于吾。我认为患者阴虚过重，正不抗邪，加之药物过多，已不能吃药，于是改弦易张，先救本，后祛邪，以食疗为主，令其每日到饭馆专吃高汤做的生奶丸子汤，半月后，体质好转，改用汤药，三个月治愈。此案之所以取得成功，猪肉汤功不可没。

猪肉功能滋阴润燥，凡热病伤津，或慢性病阴虚燥热，或肺燥干咳，或津枯便秘者皆可服之，在某种情况下，"猪肉起沉疴治大病"并非夸言，唯对病初而风寒，非阴虚、燥热、津伤者，非所宜也。此法治病不可不知。

**附：猪肤汤医案**

张石顽（清初医学家，名璐，字路玉，号石顽老人）治一人。素禀阴虚多火，且有脾约便血证。十月间患冬温，发热咽痛，医用麻仁、杏仁、半夏、枳壳、橘皮之类，遂喘逆倚息不得卧，声飒如哑，头面赤热，手足逆冷，右手寸关虚大微数，此热伤手太阴气分也，与玉竹、甘草等，均不应，为制猪肤汤一瓯，令隔汤顿热，不时饮服，三日声清，终剂而痛如失。

猪肤500g，白蜜90g，米粉90g。

寥笙注：本案为虚火上亢咽痛证。患者阴虚多火，又有脾约下血症，则津液不足可知。又患冬温发热，易于伤津之病，而用半夏、枳壳、橘皮等辛温之味，使阴分更伤，故服后更增喘逆声哑等病变。最后为制猪肤汤，终剂而病如失，足见本方确有独特的疗效。猪肤性味咸寒入肾，滋肾水而清热润燥；白蜜甘寒润肺，清上炎之虚火而利咽；米粉甘缓和中，扶脾止利，使下利止，津液来复，虚火降敛，则咽病胸满心烦诸症，均可消除，为治少阴热化，津液下泄，虚火上炎之良方。少阴随热下注，不能上升，故心烦咽痛，如近世所称的白喉症。白喉忌表，不可发汗，亦不可下，当一意清润，仲景猪肤汤实开其先。咽痛一症，在少阴有寒有热，痛而肿者为热证，不肿而痛者为寒证，此为辨证要点。

# 霜桑叶可疗崩漏

我的童年虽不像现在的儿童幸福惬意，但也有自己的乐趣，抓蜻蜓，斗蛐蛐，养小蚕。我就是那时认识桑叶的，后来才知道桑叶也是一味重要的药材。

桑叶，性寒苦甘，入肝、肺二经；擅长于祛风清热，故后世本草书中多归类于清凉解表类，临床上亦多用于风热表证。

我临床上亦常用桑叶于红眼病，嗓子痛，风热咳嗽等证，诸如在桑菊饮、桑杏汤中作为主药，有时也用于盗汗、脱发二证。

但是桑叶用于最多的还是妇科里的崩漏证，即西医学中的"宫血"。

实践证明治疗此证桑叶有独到之功，一旦加入治崩漏之方中，如虎添翼，力挽狂澜，使崩漏之证迅速痊愈，此非虚言。

关于桑叶治崩漏，本应好好写一篇文章论之，不意发现董汉良名老中医一篇佳作，颇合我意，论述翔实，就此借来以飨读者。

严用和说："夫血之妄行，未有不因热之所发，盖血得热则淖溢。"

张景岳亦云，"血本阴精，不宜动也，而动则为病……盖动者多由于火，火盛则迫血妄行"，故热邪内盛，灼伤冲任必致崩漏。

桑叶清热、平肝、祛风，从其性味、归经、功效、主治来看，用以治疗崩漏颇合病机。

桑叶虽以祛风清热为主功，但亦有滋阴平肝、凉血止血之次功。

桑叶不但能止血塞其流，亦可清热凉血以澄其源，且能润燥补血以复其旧，故自始至终均可配伍运用以疗崩漏。

自明之后清季医家颇为重视，记载较详细的为《傅青主女科》。

傅青主在年老血崩篇中所立加减当归补血汤，方中当归（酒洗）30g，黄芪（生用）30g，三七根末10g，桑叶14片，水煎服。

并曰："二剂而血少止，四剂不再发。"又说："夫补血汤乃气血二补之神剂，三七根乃止血之圣药，加入桑叶者，所以滋肾之阴，又有收敛之妙耳。""以此方以止其暂时之漏，实有奇功。"

此方虽黄芪、当归为补气养血之剂，其性甘温益气，另佐以桑叶甘苦性寒之品。即桑叶一以滋阴养血以制归芪之甘温，二助三七活血凉血以止血，起到相得益彰之效。

自傅氏之后，近代妇科医家屡有报道，并载入妇科专著中，《裘笑梅妇科临床经验选》一书中，裘老有自创经验方治疗中气下陷的崩漏，方曰固气补血汤，用参、术、苓、甘、归、地、萸肉、三七外，亦加桑叶一味。

细看此方实脱胎于傅氏加减当归补血汤，并举了多例治崩漏验案。同时作者在书中还特别强调"止血药可选用鲜地黄、牡丹皮、桑叶"。

关于桑叶治疗崩漏，据《医林荟萃》第四辑（内部印行本，由浙江中医学会编）中"钱氏女科学术经验简介"一文中介绍，可谓钱氏崩漏方用桑叶是最早的记载和运用。

绍兴钱氏女科为浙江世传女科之一，钱氏自南宋以来，代有名家，其"调经善用风药"。

桑叶善于祛风清热，故治月经不调，钱氏除用桑叶，还用藁本、白芷、防风之类，对于历代妇科医家惯用风药荆芥，有所发展和创新。

钱氏崩漏方突出了桑叶的作用，并常配甘菊以治崩漏。钱氏云："血崩之因多为喜怒劳役伤肝，导致血热沸奔，顺肝经下行，暴则为崩，缓则为漏，斯证平肝清热凉血之品当首选，故谓桑叶、甘菊为治崩漏之功臣。"

因此，溯其源者为钱氏，创其用者为傅氏，验证于临床者为今世各家之实践。

桑叶疗崩漏，根据近代药理研究，如日本村尾静夫证明，桑叶及蚕体内含有麦角甾醇；我国杨思福测定每 100g 干桑叶中含维生素 $B_1$ 460μg，鲜品含有 140μg，其他尚含有叶酸、维生素 $B_{12}$、维生素 C 等。这些有效成分可能直接起着其止血治崩漏的作用。

因此笔者认为，对于崩漏证无论虚实寒热均可配伍运用，这方面傅青主已作了示范的说明。所以在中医辨证的基础上，适当配伍桑叶可以收到增强治疗崩漏的作用。

桑叶是一种较理想的治崩漏首选药物，可供妇科医家临床参考。

**用药秘传**

关于用风药调经以治崩漏的经验，历代妇科专著惯用炒荆芥随证加入。但荆芥毕竟是辛温发散之品，虽有祛风之功，但远不如桑叶祛风清热、凉血止血符合病机。

但桑叶、荆芥，一寒一热，均可作为妇科风药调经，随证施治，可补荆芥之不逮。

因此，笔者认为，凡虚寒性崩漏，可考虑炒荆芥为主药，血热性崩漏可选用桑叶为主药；两药亦可配伍运用，尤其桑叶，在崩漏证中均可应用。

荆芥疗崩漏一般需炒炭入药，似有炭药止血的作用；但桑叶疗崩漏无须炒用，故可避炭药固涩凝血之弊，桑叶止血而畅流，用之而无弊端，诚可谓疗崩漏之良品也。（节选自《走进中医药：琐琐药话》）

> **附：治崩漏验方**
>
> 黄芪 30g，当归 30g，生地黄 30g，霜桑叶 30g，三七粉 9g（现可用云南白药胶囊代替），生地榆 60g，生贯众 60g，白头翁 60g，桑白皮 30g，益母草 120g。出血严重时加红参 30g，龟甲 30g，多年运用疗效在 90% 以上。（古道瘦马）

# 口舌之疾用蒲黄

蒲黄为香蒲科草本植物水烛香蒲、东方香蒲或同属植物的干燥花粉。蒲黄之花粉为黄褐色之粉末。夏季端午节前后花将开放时采收蒲棒上部的黄色雄性花穗，晒干后碾轧，筛取细粉。药材以颜色鲜黄、光滑、纯净者为佳。

蒲黄入药始载于《神农本草经》，列为上品。蒲黄味甘，性平，归肝、心包经，有止血、化瘀、通淋之功能。用于吐血、衄血、咯血、崩漏、外伤出血、经闭痛经、脱腹刺痛、跌仆肿痛、血淋涩痛。蒲黄的常用量为5～10g，用于汤剂时需包煎。研末冲服，每次3g。止血多炒用，散瘀止血多生用。孕妇应慎用。

我临床上很喜欢用蒲黄，主要用于三个方面：一是少腹瘀血证，如用于妇科痛经的失笑散；二是用于胃溃疡之类，收敛止血止痛；三是用于口腔中溃疡瘀斑之类及眼底出血。疗效都很好，比起三七粉，又便宜又好使。

【验案】董某，女，60岁，患有慢性肾病，找我专看舌及口腔溃疡。患者自述在一个老中医那里看肾病，吃了1个多月的药后，口腔里出了很多血泡和溃疡。

其伸出舌头一看，吓我一跳，这么多年我还没有见过这样骇人的舌头，满舌头的大小血疱和瘀斑，有十几个，口腔两侧也有大小不等的溃疡。吃稍硬的食物就起疱，患者言吃饭喝水都痛苦之极，说老中医也没有什么办法了。

脉象弦细数，便略干，小便稍黄，腰痛。证属火热之毒，想必是前医用热药过多，造成患者血热脉溢。方用犀地黄汤合潜阳丹加蒲黄，散血凉血，引血下行。

处方：水牛角100g（先煎），赤芍12g，牡丹皮12g，生地黄50g，制附子6g，黄柏30g，砂仁3g，制龟甲15g，生蒲黄30g（包）。5剂，水煎服。每日3～5次。

一周后复诊：患者血疱已平，成瘀斑。效不更方，前方水牛角减为60g，加炒杜仲 30g，7 剂。

三诊：口腔溃疡已愈，舌上瘀斑消退 2/3，吃饭喝水无碍。患者续服 7 剂，瘀斑消尽，舌复常态。

**按**：此案点睛之处在于用了关键之药生蒲黄。也许有人问，你怎么能想到用这味药？不瞒大家说，这得益于我平时爱看医话医案，多了就记住了，需要时就会从脑海里蹦出来。所以我经常跟学生说要多看医话医案，好处多多。此案治疗受启发于以下医话。

宋代医学家许叔微在《类证普济本事方》中记载，有一士人之妻，夜间忽然舌肿满口，不能出声。其丈夫急忙外出访医，请来了一位名医，用蒲黄频频摊舌上，至天亮时即获痊愈。

无独有偶，据《芝隐方》记载，南宋度宗皇帝赵禥欲外出赏花，谁知次日清晨，忽然舌肿满口，不能言语，不能进食。度宗及满朝文武十分焦急，急召御医入宫治疗。蔡御医用蒲黄、干姜末各等份，下搽舌上，数次而愈。

以上两则舌胀失音的病例，均通过用蒲黄搽舌的方法治疗取得较好的疗效，其实这正是得益于蒲黄具有化瘀活血之功，用药针对病机，故疾病得治。实际上，外用之理即内用之理。我平时除了将蒲黄用于口舌之疾，也常用于眼底眼结膜出血。20 世纪 90 年代，有一次我因工作劳累右眼底出血，视物不清，即用生蒲黄粉 10g 泡水喝，1 周后即愈。平时看病遇到上火眼结膜出血的患者，我也叫用泡茶的方法喝生蒲黄粉，三五日即愈，屡用屡验。故写出来供大家参考用之。

# 胡黄连疗顽固性口腔溃疡

黄连、胡黄连一字之差，很多人可能都知道黄连这味药很苦。如大家常听闻的："哑巴吃黄连，有苦难言。"可见黄连的影响还是很广泛的。

可是知道并会运用胡黄连的人并不多，所以很有必要谈一谈。

胡黄连简称胡连。据李时珍《本草纲目》记载其种来自异域故称胡，性味功能与黄连相似，故称胡黄连。

但《本草纲目》认为胡黄连不似黄连之苦寒，我自尝味比黄连难喝，其苦味不似黄连纯正。《本经逢原》认为其苦寒而降，大伐脏腑骨髓邪热，为除妇人胎蒸、小儿疳热积气之峻药。

一般临床上很少见医生用胡黄连，倒是见用黄连的比比皆是。实际上胡黄连也是一味很好使的药，尤其是其清热燥湿除蒸消疳的作用，非其他药所能代替。

过去一些老中医自制的治小儿疳积的妙药就常有此药。

我在临床上经常用胡黄连，主要取其清热燥湿除虚火，如治疗慢性复发性口腔溃疡，中医学称之为口疮。其病机多为中焦脾胃湿热，且有伤阴之证。虽说口疮是常见病、多发病，但有效方子不多。

西医治疗常用些维生素 $B_2$ 一类，但不是所有患者服用都有明显效果，中医治疗常用医圣张仲景的甘草泻心汤。

这个方子用的人很多，但是疗效不一，有的患者说有效，有的患者说无效。其原因在哪里呢？

我根据自己的体会，将方中的黄连换成胡黄连，效果就会大不一样。因为黄连的清心作用大，但其燥湿的作用不如胡黄连大。且胡黄连还有除虚热的功效，类似黄柏、知母，这一点正合口腔溃疡的病机。

通过多年的实践，我获得了很多成功的案例。下面举一例示之。

【验案】和某，女，42 岁，湖北孝感人，在西安经商。

307

病史：长年患有口腔溃疡，愈一周犯一周，交替发作，痛苦无比。求治众医无效，经人介绍到我处，请求中医治疗。

刻诊：患者中等个子，面白微胖，舌质淡红，两边有齿痕，口腔上腭和舌两边有多处溃疡，大小不一，微红。脉象浮滑软。心烦不宁，饮食受一定影响，大便略溏，月经正常，余无其他明显突出之症。

辨证：中焦脾胃湿热。

处方：甘草泻心汤合封髓潜阳丹加减。甘草30g，黄连15g，黄柏15g，半夏30g，党参50g，干姜15g，制附子10g，砂仁10g，制龟甲15g，肉桂6g。5剂，水煎服，每日3服。

一周后复诊：患者说效果不大，仅稍有减轻。

对此，我思之片刻，在原方基础上加胡黄连30g，5剂，患者服后立收速效，三诊即愈！后以附子理中丸和六味地黄丸交替服用2个月，彻底治愈。

**按**：自从此案成功治愈慢性复发口腔溃疡这一难症后，我在运用专方甘草泻心汤治疗口疮时屡屡重用胡黄连，无有不效。

# 益母草消下肢水肿

【验案】马某，男，66岁。

病史：2个月前双腿逐渐水肿，先是从脚踝处水肿，然后慢慢向上发展至膝盖，手一摁一个坑，下肢沉重无力。经检查无心脏病、肝硬化，肾炎等疾病，小便利，余无他症。患者言服用利尿剂无效。

刻诊：脉弦细无力，舌淡苔白。

辨证：肾阳不足，阴水上泛。

处方：真武汤合五苓散，7剂。

一周后复诊无效。

二诊：更方济生肾气丸加减。肉桂10g，附子10g，生地黄、熟地黄各30g，山萸肉30g，山药30g，茯苓50g，泽泻70g，牡丹皮10g，怀牛膝10g，车前子30g，益母草60g，白茅根60g。7剂，水煎服。

三诊：肿退至膝下，效不更方，患者续服7剂，肿退至胫部，又按原方续服2周，水肿消尽。

**按：**此案一诊仅考虑见肿利水未注重病机，故无效。二诊起温阳补肾兼利水，很快就见效。桂附地黄温补肾气，从本入手是正治。益母草大量运用活血利尿，消退腿肿有特效，我临床常用，但是要注意用大量才有效，小量无效。此药对于高血压引起的水肿治疗效果也很好，诸位同道不妨一试，一定令你满意。

# 牵牛子消积除胀

我过去不会用牵牛子一药，总觉得它药猛力峻，只适合肝硬化腹水一类的疾病。自从读了以下这则医话后，我才开始将其在食积中运用，且效果特佳。临床发现，牵牛子虽没有书上说的推墙倒壁之功，但起到了药廉效宏的作用，比神曲、山楂、麦芽好使，诸位不妨临床一用。

下文引自《名老中医医话》中的"刘绍勋医话"。

牵牛子（又名二丑）为峻下之品，因有小毒，辛辣猛烈，临床应用不能不令人三思而行。

近年来，牵牛子在临床中应用比较广泛。

在肾炎、尿毒症水肿、肝硬化腹水等危笃疾病中，牵牛子每每大显身手，疗效堪称满意。

我认为无论中焦湿热壅滞之证，或是食积潴留之候，皆可用牵牛攻之、逐之、消之。治疗这类疾病，我主张用熟牵牛。

此药经过炮制，一可减其毒性，二可缓其燥烈，三可去其辛辣刺激之味。总之，凡有食滞之象可用之。基础剂量为15g，体质强壮者可用至30g，不必诚惶诚恐。

几年来，我按上述剂量治疗一些患者，并未出现意外情况。现举两例证明。

【验案1】1972年国庆节前夕，家母因过食膏粱厚味，当夜脘腹剧痛，辗转反侧、痛苦万分，经吞服开胸顺气丸1包暂缓症状。次日仍胃痛胁痛不已，嗳腐厌食，腹部胀满，尿道涩痛，溲中带血，舌质绛，苔黄腻，口渴思饮，脉象弦滑有力，一派食积停聚，湿热蕴结之象。

家母当年已是82岁高龄，病情发展如此迅猛，阖家惊骇。我反复思量，如投鸡内金、三仙等消导之品，恐怕病重药轻，贻误病机。

考虑再三，遂与消食和胃之品中，加入熟牵牛子20g，家母仅服1剂，症状大减；继服 1 剂，病趋稳定。遂停服汤剂，仅以米粥调理而告痊愈。

【**验案 2**】本市某自行车管理所李某，男，现 20 岁。6 年前其因颜面及四肢水肿，腹部胀满如鼓向我求医，经医院诊断为"肾炎合并尿毒症"，住院治疗月余未效。

观其脉症，已属湿热蕴毒传入脏腑，气血衰微之候。我拟用扶正与祛邪兼并法，在清热解毒、通关利湿、扶正益气之品中，重用熟牵牛子 30g。

该患服药 2 小时许，排尿一小水桶（约 1000ml），诸症豁然减轻，后继续治疗，方药随加减，竟获痊愈。

以上两例说明，临床中应用牵牛子，必须辨证准确，药症相符，要胆大心细，当机立断，只有药达病所，牵牛子才会兀见殊功。感恩老师，我在上个月治疗了一位肝腹水患者，一开始用五灵散治疗效果不好！改用七皮一子散加黑丑 30g，患者喝 14 剂药后全身水肿消退。

（孟宪山）

# 重用益智仁治尿床

临床上小儿尿床病时常有遇，过去我不看儿科，很少见到这方面的病例，现在则经常遇到，故在这方面也做了点研究和试方，最后我终于找到了一个稳妥有效的专药，即大家常用的固精涩尿的益智仁。

中医界有一句话叫"不传之秘在于量"，要想完全治好小儿漏尿，必须重用益智仁，这是关键。

益智仁始见于《本草拾遗》，为姜科多年生草本植物益智的成熟果实。主产海南、广东、广西等地。夏、秋间果实由绿变红时采收，晒干，去壳取仁，生用或盐水炒用。用时捣碎。

益智仁味辛，性温；主要归肾、脾经；辛温助阳，气香兼涩；既能温脾胃，和中止泻，摄涎唾，又能暖肾阳，固精涩尿，止遗泄，故具有温脾止泻摄涎、补肾固精缩尿之功效。

凡肾阳不足封藏失职，脾胃虚寒运化失常所致的滑脱失禁等症，皆可选用。

益智仁配乌药为末，加山药糊为丸，名缩泉丸，常用于治疗漏尿，小便频数，夜间尿多等症；如加入桑螵蛸、五味子、山茱萸、补骨脂等同用，则效果更好；配补骨脂、肉豆蔻等，可用于脾肾虚泻。

【验案1】2005 年 5 月，一中年妇女带领一位十一二岁的男孩来就诊，来了便说："听村里的人介绍，您看病特别好，特求诊于您。我这儿子尿床已十多年了，看了很多地方，吃了不少药，也没治好，大家都说等到 20 岁以后，结了婚就好了，您说愁人不愁人？您水平高，给孩子治治吧。"

我听后哭笑不得，我能看好一些病不假，但不是什么病都看得好。既然人家找上门了，先接下来再说，于是开了个套方，让患者先吃吃看，准备回去研究研究，下次正式出方。

处方：益智仁 15g，山药 30g，山茱萸 15g，桑螵蛸 15g，金樱子 15g，芡实 12g，补骨脂 10g，炙甘草 10g。3 剂。

我估计这个方子效果不大，因为这是教科书上记载的，也是大家常用之方，都说有效，但都不说绝对显效，所以我心中有数。

我晚上回去后，翻阅了大量的医案医话资料，方子、用药都大同小异，只有南京中医药大学教授孟景春老中医的一段医话与众不同。

孟老说：治小儿漏尿（益智仁 30g，覆盆子 15g，金樱子 15g，五味子 6g，莲须 9g，杜仲 9g，山药 15g，党参、桑螵蛸各 15g，鱼鳔 9g），方中益智仁必须用至 30g，一般 3～7 剂即愈。若益智仁减至 15g，则效果较差。

看到这里，我认为这就是精华，人云亦云大多不行。我经常和我的学生讲，看书要会看，外行看热闹，内行看门道。

书中，尤其是老中医，且长期不脱离临床的老中医，见解独特并反复强调的地方，一定要注意吸取并及时在日后的临床中验证，长期积累，必有所得，必有长进。

二诊：3 日后，该患儿如约而至。其母说效果不大。我说不要着急，我只是先试几剂药，看其适应不适应，绝招还没用呢。因为心中有底，再开方不难。

处方：益智仁 30g，山药 30g，桑螵蛸 15g，金樱子 30g，芡实 15g，补骨脂 15g，杜仲 15g，莲须 15g，麻黄 10g。5 剂。水煎服。

此方加麻黄是因我平时看书经常见到有人用麻黄碱治小儿漏尿，也曾听过我叔父（他是西医）讲麻黄碱用之确实有效，故而加上此药。

一周后，患儿母子再来，告知患儿尿床已大见好转，5 天晚上只尿了 1 次。因为患者那天玩得太累，晚上睡得太沉所致，基本上已治愈。

其母怕再犯，要求再服药一段时间，我说可以。患儿又续服 10 剂，彻底治愈。此案如此高效，孟老中医不欺我也。

后来，该患儿之母又连续介绍了几位漏尿患者，均重用益智仁 30g，屡用屡效，一时好多患者找我治尿床，我貌似成了治漏尿的专家。其实应归功于孟景春老中医重用的益智仁。

**按：** 可能有的同道会发现一个问题，上方药物都是超常规用量。那么是不是所有的药都要大量的用呢？非也！这一点诸位要注意。有些病需要重剂超常规用量，有些病就没有必要，而且必须用轻剂才能获效。如湿热证呕恶不止，昼夜不瘥欲死，属肺胃不和，胃热移肺，肺不受邪者，用川黄连 1～1.5g，紫苏叶 0.6～1g 煎汤，呷下即止。

【验案 2】已故名医秦伯未治一位女患者，患者呕吐数月，食已即吐，甚则闻食味、药味即吐。检前处方有健脾养胃之剂，有养胃化浊之剂，药量均较重。测其脉，关弦小数；验其舌，舌中、根苔黄薄。

治以黄连 1 分，竹茹 5 分，佛手柑 2 分，呕吐即平。而这 3 味药前医均已用过。

有人问："为何此效而彼不效？" 秦伯未答曰："效在用量之轻。"

盖以呕吐既久，胃气已虚，黄连虽能止呕降逆，但其性味大苦大寒，易伤胃气，若用重量更伤其胃，对胃虚气逆者不宜，所以黄连仅用 1 分。再加佛手柑、竹茹理气和胃，能使胃气不伤而发挥其降逆和胃作用，故应手取效。

再如玉屏风散对肺卫之气不足易感冒的防治，用黄芪 180g，白术 120g，防风 60g，研粗末，每次服 10～15g，每日 1 次，煎服，连服 30 日，疗效比较满意。

有人用大剂量玉屏风散预防感冒，服 3 剂即胸闷不适，仍改小量而获效。从上述可见，用药剂量的轻重对治疗的效果是有决定意义的。

使用轻量、重量应有个客观依据，即正确的掌握适应证，该重则重，该轻则轻，不可一味大量。否则的话，我岂不成了误人子弟的千古罪人了？

# 重用益智仁治疗尿失禁

【验案1】李某，女，68岁，陕西省西安市人。主症为尿频、尿失禁严重。

此患者和我住同一小区，算是点头熟。有一次我们在院子里碰见，打完招呼正准备走，大妈叫住我欲言又止，看我要走，这才凑上来，压低嗓门说："小张，我有个事儿，好几次想问问你，又不好意思开口。是这样的，我这毛病好多年了，前些年主要是尿频，这几年越发严重了，不仅尿频，还有尿失禁，一有尿意那简直一分钟都憋不住。儿女想带我出去旅游，我也不敢去，都因为这毛病。口渴还不敢多喝水，一喝水尿更频。另外，走得急了还有点胸闷，这么多毛病，你看中医能治不？"

我问："大妈，以前治过吗？都喝过什么药？"

大妈说："一年到头到处治病！中西药都吃过，效果不大，都差不多，没信心治了。去年到中医院看病，大夫说是肾虚，开的肾气丸，吃了有点效果，但也不是很明显；小张，咱都是一个院子的邻居，大妈信任你，你给我好好看看。"

我笑着说："不保证能治好，尽力而为。你要是相信我，我给你开个方子，你先抓几剂药试试。"正好院子里有石桌，我索性坐在石凳上给大妈把了脉，看了舌象。

刻诊：体胖，尿频，尿失禁，口渴，胸闷，舌胖大苔白水滑，脉沉弱尺尤甚。

辨证：心肾阳虚，肾虚不固，膀胱失约。

处方：肾气丸合缩泉丸加减。熟地黄30g，山药30g，山茱萸30g，茯苓15g，泽泻15g，牡丹皮15g，桂枝15g，制附子10g，甘草10g，乌药15g，益智仁45g。7剂，水煎服。

隔天晚上，我正在家里看书，有人敲门，开门一看，大妈站在外面，一手拿着昨天我开的处方，一手拿着两个小药盒。大妈说道："小张，我昨天回去仔细看了你开的方子，和我以前吃的中成药成分是一样的！所以我就没抓药；我昨天不是告诉过你，以前吃这个药效果不明显啊！"我看了看大妈手上，一个盒子是肾气丸，另一个是缩泉丸。

看来大妈是久病成医，不那么轻易相信医生的话了。于是我耐心地解释："中成药含有效成分太少，你这病比较严重，起不到太大作用。另外，你要是相信我就去抓药，不相信就别浪费钱了！"大妈听了这话，尴尬地笑了笑，走了。

大约过了一周，我们在院子里又碰见了，大妈悄悄地凑过来说："小张，我照你的方子抓了7剂药喝了，口渴好多了，尿失禁有改善，出门没以前那么狼狈了，你看我还要吃多长时间才能停药？"我说："什么时候尿频不严重了，就不用喝汤药了，买中成药吃就行。"过了一段时间，院子里碰见大妈的儿媳妇，说大妈连续吃了一个多月汤药，尿频、尿失禁改善很多；胸闷也好多了，周末常和家人出去郊游，非常感谢。

临床遇到不少老年女性尿频，尿失禁，病因大都为肾虚不固；以往遇到这类患者，我基本上都用肾气丸合缩泉丸加减。疗效时好时差，后总结发现，如果主要症状为尿频，此方疗效尚可。如遇尿频加尿失禁，疗效往往不能令人满意。

一次偶然在图书馆看到王幸福老师《用药传奇》书中"益智仁——尿床重用法最灵"一文，文中提到重用益智仁治疗尿床、尿失禁，遂在临床中尝试重用益智仁，治疗了五六例，疗效相比以前大为提高。此处需要强调一点，使用益智仁治疗尿失禁，一定要遵循老师书中讲的原则，即最少30g，量小无效。另外，此患者有胸闷症状，诊其左寸脉弱，故将原方中肉桂改成桂枝，再加甘草，合为桂枝甘草汤，以强心阳。这也是学习王老师临床经验，凡遇心阳虚的患者，必于辨证方中加入桂枝甘草汤，桂枝在本案中更为适宜，温心阳的同时暖肾水，一举两得。

【验案2】此患者是本人初中同学的母亲，70岁，陕西省韩城市人。

患者因人在外地，不方便面诊，通过电话陈述病情如下。腿肿、尿频，尿失禁，高血压（160/90mmHg）；舌淡苔白水滑（标准的"水舌"）。患者还特别强调，尿失禁主要表现在跳广场舞时，不动还好，动则遗尿，十分尴尬。以前很喜欢跳广场舞，现在遇到老朋友来邀请，只能找各种理由推脱，久而久之，心理压力越来越大，血压也随之不断升高。根据患者描述的症状，结合舌象，辨证为阳虚水泛，肾虚不固。

处方：济生肾气丸加减。怀牛膝 15g，车前子 30g，熟地黄 30g，山药 30g，山萸肉 30g，茯苓 15g，泽泻 15g，牡丹皮 15g，肉桂 10g，制附子 10g，益智仁 45g，益母草 60g。7 剂，水煎服。

服药 10 天后，家属反馈，患者腿部水肿减轻很多，尿失禁有所改善，家人鼓励其去跳广场舞健身，患者因有心理阴影，还是不敢去。我嘱其家人不要着急，让患者再服药一个月，再去不迟。

一个月后家属反馈，患者坚持服汤药后，血压比以前降了不少（维持在 140/90mmHg）；腿肿基本消失；尿频、尿失禁有明显改善；精神状态好了很多，愿意出去和人交流了。因患者不想继续服汤药，嘱其买中成药"济生肾气丸"，按规定量加倍服用。

**按：** 此案与验案 1 大同小异，主症也是尿频、尿失禁；不同之处在于此患者还有腿肿，综合诊断为"阳虚水泛"，故用"济生肾气丸"更为对症；另患者患有高血压，与小便不利、水液潴留有一定关系，加大量益母草利水以降压，这是学习王幸福老师《用药传奇》书中"益母草——高血压治疗显功效"一文的经验。老师在文中提到，益母草量小可以活血，量大则利水作用明显；益母草用于降血压的一个重要指征是小腿肿胀，"肿"即为必用之证，不肿可考虑其他降压药。此案患者有高血压的同时，兼有腿肿指征，故用之疗效斐然。

本人于 2018 年 9 月与王幸福老师相识，并因同在西安的缘故，"近水楼台先得月"，有幸跟随老师侍诊抄方。在结识老师之前，已通读过老师的几本著作，并且在临床中亲自实践了老师书中不少用方用药的经验，除上文提到的益智仁治疗尿频尿失禁外，还验证了鸡矢藤健脾止痛安神，柴胆牡蛎汤治疗顽固口苦，三物黄芩汤治疗手脚心发热，龙牡山萸肉治疗多汗等多个效方专药。自我体会，只要在辨证时选好主方，再加上这些专方、专药，整个处方如虎添翼，临床疗效大为提高。在跟诊抄方的过程中，观察老师的用方用药，与书中所述完全一致，足以说明老师在著书的过程中未有任何保留，而是彻彻底底地倾囊相授，令人钦佩。此外，临床中运用老师"专方（或主方）＋专药"的治病思路，辨证快，用药准，疗效好，是我跟随王老师学习的最大收获。

跟诊过程中，曾见证老师重用益智仁治疗一名三岁女童尿频、尿床案，一并记录在此，以供同道参考。

【验案3】重用益智仁治疗3岁女童尿频、遗尿案。

这是小姑娘第3次来诊，奶奶一进诊室就高兴地说："困扰一家人很长时间的难题终于解决了！孩子最近都没有尿床，今天是来治疗其他病的。"

犹记得小姑娘第1次来诊室的情形。圆圆的脸蛋，顶着可爱的西瓜太郎发型，身材胖胖的，大冬天也穿着短裙和裤袜，嘴巴嘟嘟的，好像随时在生气，在诊室的凳子上爬上爬下，十分惹人注目。原则上老师不接诊5岁以下儿童，因为这个小患者一家子都是老师的病号，所以奶奶来看病的时候顺便把她带过来，让老师给看看病。

好不容易等孩子安静下来，老师边察舌边询问家属，孩子主要是哪儿不舒服？家属答主要是尿床的问题，今年都三岁半了，还是经常尿床，把一家人能愁死。大冬天的，隔三差五把被子尿湿，还没等这个晒干，那个又尿湿了，到医院检查几次，也检查不出来啥毛病。医院开的药，吃了后效果也不明显，实在没招了，想看看中医有没有办法解决这个难题。就算治不好，能减轻点症状，我们也满足了。

老师："平时尿频不？"

家属："白天还算正常，一到晚上就尿频；没睡着的时候，不停地上厕所小便，睡着了就尿床；另外，大便比较干燥，爱上火。"

老师查完孩子舌象，对家属说，先吃几剂中药试试。

【验案】患者袁某，女，3岁6个月，西安市人，2019年2月21日初诊。

刻诊：夜尿频多，遗尿，体胖，便干，舌淡红苔白。

辨证：肾虚不固，水火不济。

治则：益肾固摄。

处方：小儿遗尿经验方加减。益智仁30g，金樱子10g，川草薢20g，桑螵蛸20g，生麻黄6g，桑椹15g，生杜仲10g，生甘草10g，甜叶菊1g。5剂，水煎服，每日3次。

处方以王幸福老师临床常用的小儿遗尿经验方加减，方以益肾固摄药为主，集中火力补肾、固涩、收摄。患者没有脾虚的症状，去掉山药、党参等健脾益气的一组药；生麻黄有固尿缩小便的作用，此外还有通便的功用，针对患者尿频便干，一举两得；患者内有郁热，加生甘草清热兼调和诸药。特别需要注意的是，方中益智仁用量较大，这是老师在临床实践中总结出来的经验用量。另外，针对儿童患者服药困难，特加入甜叶菊 1g 改善口味。

2019 年 2 月 26 日复诊：家属反馈孩子服药后尿频、尿床现象明显减少，大便干略有好转，但服药后出现口干、嘴唇干的现象。望诊发现孩子嘴唇较红。

效不更方，加麦冬、玉竹各 10g 养阴生津；加当归 10g 润肠通便；加韭菜子 10g 加强益肾固摄之力。5 剂，水煎服，每日 3 次。

3 月 28 日三诊：家属反馈孩子尿床基本痊愈，自 2 月底服完 5 剂药后，没有发生过一次尿床现象。此次来诊，是想解决孩子饮食不当导致的上火问题，并说小姑娘前几天趁大人不注意，一个人偷偷吃了一斤桂圆，这几天就出现了嘴唇干燥裂口，渗血，一吃东西就疼得直哭，想再请老师开点中药治疗。此为后话。

**按：** 临床治疗小儿遗尿，百分之九十的中医大夫都知道益肾固摄，也都会开桑螵蛸、益智仁、金樱子等益肾、缩尿、止遗之药物，但为何多数不效，以致普通老百姓都认为小儿遗尿属难治之证？究其原因，应该是用量的问题。

本案能迅速见效，最关键的是益智仁的用量。在常用的固涩止遗方中，益智仁用量一般都是 3～9g，这相比此案中 3 岁小儿 30g 的用量，实在是微不足道，其结果也只能是隔靴搔痒，收效甚微。老师临床多次验证，益智仁用于固尿缩小便，每剂药至少要用到 30g 方能取效，低于此量则无济于事。同样，使用益智仁治疗肾虚流涎，用量也须在 30g 以上方显其效。

"中医不传之秘在于量"，在临床中，我们常遇到辨证准确，方药对症，但疗效却不显著的病案，很大一部分原因在于其中某味药用量没有恰到好处。而量的掌握，需要我们日常多读书，多汲取前辈及老中医的临床经验，将其运用到临床中不断检验，才能真正成为自己的用药经验。

（张　光）

# 重用茵陈治黄疸

我对于茵陈的认识，最早来源于《伤寒论》里治黄疸的茵陈蒿汤。

其中的茵陈用六两且先煎，给我留下了深刻的印象，但是临床多年，读众多名家医案，却不见有大剂量使用的。

按当代柯雪帆教授的考察，汉时一两为 15.625g，取整数 15g 计算，六两为 90g。显然后世医家远远未达到张仲景的用量，故临床效果参半。

20 世纪 80 年代我曾读过一本小册子——《提高中医疗效的方法》，王辉武老中医在书中讲到重用茵陈的问题："茵陈蒿汤用于治疗阳黄是常法，但如何用好茵陈蒿这味主药的剂量则大有学问。经我会诊治疗的几例重症肝炎，至今令我久久不能忘怀。

重症肝炎，病情危笃，黄疸消长是病情向愈或恶化的指征，医者、病家对退黄都要求甚切，多数情况都可用茵陈蒿汤化裁，其中茵陈蒿用量 30～40g 不等，可谓大剂量。

但经反复诊治，虽利湿、活血、解毒并进，仍不见黄疸消退，在技穷之际，想到了'经方'的剂量问题；在《长沙方歌括》'茵陈六两早煎宜'指导下，按原方剂量的比例，即茵陈 90g，熟大黄 30g，栀子 20g。

因为茵陈质轻，嘱将其先另用容器冷水浸泡，另煎，以保证有效成分的充分溶出。通过剂量调整以后，退黄疗效倍增。此后每见常法乏效的阳黄，都参照这种方法，调整全方剂量比例，比常规用量疗效好得多。"

后我又看到辽宁名老中医陈国恩重用茵陈的资料，更令人咋舌。

陈老颇推徐灵胎"一病必有一主方，一方必有一主药"之说，主张精方简药，重点突出。

陈老曾谓："用药如兵，贵乎选帅用将不可随意拼凑，以图面面俱到，如此则互相牵掣，药力难以集中，何以愈病？一方之中君药用量必重，任之以权，否则即为无制之师，焉能取胜乎！"寒热虚实，辨证已明即应大胆用药。

陈老在治疗急性黄疸型肝炎时，自拟茵陈退黄汤。以茵陈1250g，栀子10g，大黄10g，龙胆草15g，红花10g，白茅根50g，柴胡10g，茯苓30g组成。

陈老体会茵陈为一年生草本植物，味苦性微寒，阳春三月，百草生发，山野村民常以茵陈嫩苗煮食代菜，味美适口，多食无碍。该药疗效确切，退黄迅速，非大剂量不可，成人每剂不少于1000g，儿童不少于300g。

【验案1】曾治一李性男患，患者素体健康，1周前食欲减少，恶心欲吐，困倦肢沉；面目色黄，伴胃脘不适，厌油腻，右胁隐痛，便燥，舌红苔黄而薄，脉弦数，口腔黏膜黄染，巩膜黄染，肝右肋下2cm，质软，触痛。

肝功能化验麝浊7U，锌浊14U，总胆红素250μmol/L，各项转氨酶增高，碘反应（+）；诊为湿重于热型黄疸，拟清热利湿退黄法。

处方：茵陈1250g，栀子15g，黄柏10g，红花10g，滑石30g，木通15g，胆草10g，白茅根100g，腹皮20g。水煎服。服药16剂，历时18天，肝功能及黄疸指数均恢复正常，诸症悉愈出院。

前有车后有辙，自此开始临床重用茵陈治疗黄疸，疗效显著。

【验案2】刘某，女，73岁。

病史：胆管癌手术引起高度黄疸（总胆红素396μmol/L），西药治疗黄疸退不下来，又因年龄大预后不良，出院。因不愿坐以待毙，故从千里之外，青海赴陕寻求中医治疗。

刻诊：人黄瘦，面灰黄，眼结膜尤甚，脉弦细滑数，舌尖边红，苔白腻。纳差，脘胀，乏困，小便不很利，大便尚可。

好在患者精神不错，因家人未告之患有胆管癌。现家属请求先解决黄疸，而后再治疗癌症。

辨证：湿热郁阻，血瘀脉络。

处方：茵陈蒿汤合血府逐瘀汤加减。茵陈90g，栀子15g，生大黄6g，虎杖25g，桃仁12g，红花12g，当归15g，川芎12g，赤芍30g，生地黄30g，桔梗10g，怀牛膝12g，柴胡12g，枳壳18g，郁金18g，生黄芪45g，蒲公英30g，丹参30g，青皮、陈皮各15g，太子参30g，生甘草15g。15剂，水煎服，每日3次。

半月后，患者如期复诊，黄疸退尽，化验结果显示总胆红素16μmol/L，已正常。患者精神焕发，神采奕奕，很是高兴；已能正常吃饭，脘腹不胀，大小便正常。于是我又为其处方调养身体，治疗癌症。

【验案 3】刘某，男，60 岁，陕北宜川县人，乡村教师。2007 年 9 月，其妹领他来看中医，告知我，其兄已在某医院确诊为胰腺癌晚期，现已无法手术，求于中医治疗。

刻诊：面黄，身黄，眼结膜更黄，消瘦，纳差，略腹胀有水，大小便尚可，精神不错，健谈（因其家属对其隐瞒病情，仅告之为胆囊炎）。舌暗红苔黄腻，脉弦滑。

其妹请求我先解决黄疸和腹胀，减轻痛苦，延长生命周期。

处方：茵陈蒿汤合大柴胡汤加减。茵陈 120g，栀子 10g，大黄 15g，柴胡 45g，黄芩 15g，枳实 15g，白芍 30g，生半夏 30g（先煎），生晒参 30g，砂仁 6g。7 剂，水煎服，每日 3 次。

1 周后，患者家人电话告知，患者黄疸已退尽，腹胀略减。更方小柴胡汤合平胃散，患者服用 7 剂后，食欲增加，腹胀继续减轻。病情趋于稳定。后另拟扶正祛邪方，培补正气，攻邪消癌，患者延长 3 年生命，后因胰腺癌恶化去世。（古道瘦马医案）

治疗黄疸，一般分阳黄、阴黄，其实临床上还有血瘀发黄一证。此案就阳黄兼有血瘀，血瘀也可能是手术造成的，但不排除其他原因。但不论其他，只要有瘀血之症，就用祛瘀之方，有是证用是药嘛。此案血瘀之症有两点，一是手术，二是舌下静脉曲张。

【验案 4】付某，男，18 岁，农民，2005 年 4 月 29 日初诊。

病史：深度黄疸，肝区疼痛 1 个月。患者于 2 个月前开始腹泻、腹鸣、腹痛、纳差，于当地治疗，症略减而遇冷复作。如此反复不断，迁延至 1 个月前出现黄疸，肝区疼痛，并逐渐加重，当地医院中西医治疗不效，遂转诊于余。肝功能检查总胆红素 350.7μmol/L，直接胆红素 214.0μmol/L，间接胆红素 136.7μmol/L，球蛋白 41.1g/L，白蛋白、球蛋白之比为 0.9∶1，谷丙转氨酶 685.3U/L，谷草转氨酶 546.4U/L。超声检查显示肝大，脾大，腹腔中量积液。

刻诊：双目及全身极重黄染，面深黄无华，神疲懒语，肝区疼痛，腹时痛，腹胀，呕，纳呆，大便稀，溲深黄。脉弦缓，舌苔薄黄。

诊断：黄疸。暂拟小柴胡汤合茵陈蒿汤、小陷胸汤2剂。

5月1日二诊：患者症状同前，全身情况无任何改善。改用血府逐瘀汤加味。

处方：当归尾12g，生地黄15g，柴胡10g，川芎10g，川牛膝10g，桃仁10g，红花10g，枳壳10g，赤芍12g，桔梗10g，水蛭10g，海金沙30g，鸡内金12g，茵陈15g，大黄10g，栀子10g。6剂，水煎，每日服1剂。仍配以清开灵、能量合剂静脉滴注（此前当地医院一直在用）。

5月8日三诊：患者黄疸大退，肝区及腹部疼痛止，精神转好，食欲增。上方去大黄、栀子，加炒白术12g，炙甘草10g。停用清开灵及能量合剂。

5月23日四诊：患者服完上方10剂，黄疸基本退尽，除精神疲惫已无不适。近日查总胆红素55.0μmol/L，直接胆红素25.2μmol/L，间接胆红素29.9μmol/L，转氨酶恢复正常值。超声检查显示肝稍大，脾大，腹腔积液消失。

改用柴芍六君子汤加灵芝、虎杖、板蓝根，10剂，每日1剂，以作善后调理。6月14日复查肝功，全部恢复正常。B超显示脾大，余无阳性发现。于是又续5月23日处方7剂，以巩固疗效。(《刘方柏医案》)

# 皂角刺治乳痈

说起天丁，可能一般人都不知道为何物，其实它就是中药里一味寻常的中药——皂角刺。

平常医生用该药用得不多，一般老百姓更是少知其作用和功效。但皂角刺却是我方中常用之药，尤其是在治疗乳腺病中少有不用，且是超常规用。为什么呢？物美价廉，疗效出众。我们先看文献记载。

皂角刺又叫皂荚刺（《圣惠方》）、皂刺（《医学入门》）、天丁（《纲目》）、皂角针（《江苏植药志》）、皂针（《中药材手册》）。

皂角刺为豆科植物皂荚的棘刺；性温，味辛，有小毒；搜风，拔毒，消肿，排脓；治痈肿，疮毒，疠风，癣疮，胎衣不下。

《本草图经》："米醋熬嫩刺针作浓煎，以敷疮癣。"

杨士瀛："能引诸药上行，治上焦病。"

《本草衍义补遗》："治痈疽已溃，能引至溃处。"

《本草纲目》："治痈肿，妒乳，风疠恶疮，胞衣不下，杀虫。"

《本草崇原》："去风化痰，败毒攻毒。定小儿惊风发搐，攻痘疮起发，化毒成浆。"

《四川中药志》："治风热疮疹，并能通乳。"

《仁斋直指方》："治妇人乳痈：皂角刺（烧存性）一两，蚌粉一钱。和研，每服一钱，温酒下。"

从文献记载上看其主要功能是拔毒散结，类似穿山甲，外科常用药。

我在临床上将其主要用于乳腺病，常用它替代穿山甲。乳痈、乳腺增生以其为重药，常常是破关斩棘，速收卓效，一点不亚于穿山甲。

在治疗乳痈（西医为乳腺炎）时，皂角刺配合五味消毒饮，3～5剂即解决问题，其中的关键就在于皂角刺要用100～200g，少则不行。

在治疗乳腺增生时，我过去不得法，用疏肝解郁，活血散结法，按《中国药典》常规用量，患者服药二三十剂，没有大变化。我甚为着急，恨无良方效药，患者看效果不大，遗憾而去。后经勤求古训，精研效方，发现皂角刺一药是治疗乳腺病的妙药，且有不少老中医运用于此症，效果斐然。

诸如山东妇科名医郑长松、湖北名老中医李幼安、天津名老中医胡慧明均是运用此药治疗乳腺病的高手。前贤有辙，后学效之，自此大胆验于临床，顿起效用。

在治疗乳腺增生病时，我一般是用柴胡疏肝散合消瘰丸加减，并重用皂角刺（90～150g），常收良效。

《外科正宗》附录中说："皂刺消散之力亦甚大，大概用皂刺不过五六分至二三钱而止便是托药，用至四两是消药。"

所以，乳腺增生病用皂角刺90g是取其消散之力，这在很多文献中都有体现。

《本经逢原》谓皂角刺"其性善开泄也"；《中药新用》谓"复方中重用皂角刺治疗……纤维瘤及其他腹腔肿瘤属实证者，有较好疗效"；《用药心得十讲》谓"皂角内服，有消痰积、破癥结、下风秘的作用……皂角刺偏用于活血、散结"。下面举例示之。

【验案】徐某，女，28岁，西安市北草滩人。

病史：患乳腺增生病已3年了，多处寻医治疗，吃过大量中草药，基本上是以逍遥散为主；外敷专用膏药，无大效果，经人介绍找到我，求再诊治。

刻诊：患者中等个子，偏瘦，面略黄，舌质略红，苔白，脉弦细；性急躁，月经基本准时，量少，色黑；饮食一般，二便正常；查两乳房偏小，内各有一鸡蛋大小包块，不规则，每次来月经时胀痛。诊断为乳癖证。

处方：柴胡12g，当归30g，赤芍15g，川芎12g，青皮、陈皮各15g，牡丹皮10g，栀子12g，香附15g，枳壳15g，海藻30g，甘草30g，浙贝18g，生牡蛎30g，玄参30g，皂角刺90g。14剂，水煎服，每日3次。

二诊：患者服药后无异常，脾气好转，查乳腺增生包块已松软，略为缩小。上方去牡丹皮、栀子，当归加至50g，皂角刺加至120g，续服50余剂，包块消失。3年后，因其他病再见面时，询之，乳腺增生愈后未再复发。

重用皂角刺治疗乳腺疾病的案例很多，不管方子怎么变化，皂角刺一药量大是不变的，量小是不行的，这是关键点。

其中极少数患者服后胃部不适，可减量和对症用药，未见有其他不良反应。

皂角刺除了用于治疗乳腺疾病，还可以用于皮肤红肿热痛的痈证，以加快治疗时间，效果也是满意的，这方面就不多谈了，诸位同道可自己参悟。

# 赤小豆解毒消痈

说起赤小豆，大家都不会陌生，它是五谷杂粮中的一种食物。很多人在做八宝饭时都喜欢放赤小豆，这样做出来的饭既好看又好吃。但是赤小豆还有很好的药疗作用，清热解毒，利水消肿，这一点很多人却不知道。

早在战国时期的《神农本草经》中就记载其"主下水，排痈肿脓血"。张仲景率先伍用赤小豆三方：一为麻黄连轺赤小豆汤，用其治身必发黄；二为赤小豆当归散，用治"狐惑"蚀于肛者；三是瓜蒂散，用其宣利胸中痰湿浊邪。后世《药性论》《食疗本草》《本草纲目》等都记载其功能和主治。综合前贤所论及临床应用体会，赤小豆有利水消肿、活血排脓、解毒清热、祛湿退黄之功，无论内服还是外用，均疗效确实，简易安全，并且药源广泛，物廉易得。我在临床上经常使用赤小豆，屡屡收效，药廉功大。下面举例示之。

【验案1】吴某，男，47岁。

病史：右足脚面红肿热痛已有2天，不能行走，吃止痛药不起作用，输液消炎亦无效，经朋友介绍请求中医治疗。

刻诊：患者中等个子，略胖，有痛风病史，尿酸高，前两天连续喝酒后右脚面突然红肿疼痛，不能着地，脉弦滑数，舌淡苔白略腻，饮食二便基本正常，平时有痔疮。

辨证：湿热下注，热毒痈积。属中医学"丹毒"范畴。拟用龙胆泻肝汤和五味消毒饮加减，重用赤小豆。

处方：赤小豆60g，龙胆草18g，车前子20g，川木通10g，黄芩15g，栀子12g，当归15g，生地黄30g，泽泻30g，柴胡12g，生甘草30g，怀牛膝10g，卷柏15g，丹参30g，制乳香、制没药各10g，蒲公英30g，野菊花30g，忍冬藤30g。7剂，水煎服，每日3次。3天后肿消痛止，7剂后痊愈。

丹毒，西医学中称淋巴管发炎，治疗一般采取清热解毒的方法处理，故拟龙胆泻肝汤清利湿热，五味消毒饮消毒散结。此案又加活络效灵丹止痛，卷柏治痔疮，赤小豆消水利肿。方证对应，效如桴鼓。

赤小豆质重沉降，内服时对于身体下部腿足的痈肿疮毒，收效快速，可引药直达病所，如红、肿、热、痛并见，则用之更为得当。又如痔疮、肛瘘肿胀疼痛，治疗时，可以师仲景法处以赤小豆当归散，再合以止痛如神汤。腿足患痈肿疮毒时，调理失当，每易发生肿胀，是因腿足负重，肢体循环性差，加之湿性下流，易出现下肢痈疮兼红肿热痛。痛风结石或脚气感染时疼痛灼热，肿胀淌水，可重用赤小豆，加入龙胆泻肝汤和五味消毒饮中，以达解毒消疮、利水消肿之功。如治患者吴某，右足脚面红肿热痛，3剂肿消痛止，7剂后痊愈。一言以蔽之曰，赤小豆质重沉降性趋下，治疗下肢腿足效最佳。

**【验案2】**贾某，男，82岁。

病史：少腹胀痛3天未大便，发热不退，脉滑数，舌淡苔厚；住院期间先诊断为肠梗阻，后诊断为阑尾炎，输液3天大便仍未能排出。医生让其准备手术，患者家属不允，寻求中医治疗。此为中医学中的肠痈，拟四逆散加减。

处方：赤小豆（捣碎）60g，柴胡30g，枳实30g，白芍30g，生甘草30g，红藤30g，生大黄30g，金银花60g。

患者服用1剂即排下黑便许多，热退痛止，3剂诸症消失，出院调息。

痈由邪毒壅聚，致荣卫不和，气血凝滞而引起的肌肤皮肉间急性化脓性疾患，具有患处红肿，灼热疼痛，成脓时肿势高突，疼痛加重，甚则引发头痛泛恶，振寒发热等全身症状。赤小豆味甘酸性平，有解毒消肿、清热排脓之功，故对痈肿疮毒之证，无论其内痈或外痈，只要具有红肿、热痛等症状，属阳性者，可在辨证论治基础上，随证加入赤小豆，常可收到肿消痛止的效果。我治疗肠痈时，几乎每方都加赤小豆，大多收效甚捷。

再如张志刚治邵某的医案。患者，男，40岁，始觉时时振寒，腹中不适，渐至少腹疼痛，时痛时缓已6小时；至晚时分，疼痛加重前来急诊；患者由家属搀扶，以手护腹，呻吟呼痛。张志刚诊得患者病偏腹，痛处拒按，脉紧数。结合既往病史，诊为肠痈。张志刚即处以赤小豆60g（捣碎），生大黄、牡丹皮、桃仁各12g，延胡索12g，冬瓜仁、蒲公英各20g。3剂。1服痛即轻，3剂服完病愈。

综上所述，赤小豆解毒消肿可排脓，对内外痈肿有良效。

# 神奇妙药鲜竹沥

竹沥为淡竹等的新鲜茎经火烤所沥出的淡黄色澄清汁液，乃一寻常之物。其性寒味甘，临床上一般将其作为清热化痰之物，此人人皆知。但是竹沥治疗败血症和严重性感染者的功效却少为人知，而且一般人很少想到用鲜竹沥一药。

【验案】2006 年 5 月，一位于姓家属经人介绍找到我，请我到西安医学院附属医院出诊，给一位外阴癌重症患者看诊。我说这病恐怕看不了，患者家属再三请求，盛情难却，我只得硬着头皮跟她去了。

到了医院的重症监护室，我见到患者，系一位老年妇女，70 多岁，高个子，白胖，处于半昏迷状态，其女儿为我介绍了病况。患者两次外阴手术，现经过植皮外观已愈合，但腹腔内感染，少腹胀大，靠近腹股沟处有一小口，经查看，溃口不红肿，但稍一动就从里往外流脓，最近每天都要排出一小碗脓液，西医给予大量进口抗生素仍控制不住，并说患者癌细胞已扩散，无法救治，劝其出院。

我仔细给患者做了检查，外阴部刀口缝合都很好，仅腹腔内严重感染，发热流脓不止，脉象略为小滑，舌质干红，苔白厚，呼吸缓慢，痰多。患者应用呼吸机辅助呼吸，神志半清醒，虽说问话不能答，但从眼神能看出来，她能明白我所说的话；吃饭喝水尚可。

我认为只要控制住感染，患者就有生存的希望。根据我的结验，采取补气清热化痰排脓就可以，脓也是痰嘛。我首先就想到了鲜竹沥，用其清热化痰一举两得。

处方：生黄芪 120g，当归 15g，高丽参 30g，桔梗 15g，生薏苡仁 100g。3 剂，水煎服。另加鲜竹沥 200ml（每次 10 支 20ml 的鲜竹沥口服液），每日 4 次。

第二天，其女儿打电话告知，患者热已退，伤口脓明显减少，人也有点精神了，简单的问话能答。我嘱家属，只要患者不腹泻，其他中药照服，并加大鲜竹沥的量，即每2小时服用1次，每次100ml，每天5次。一周后，患者肚子里的脓排干净了，半个月后，伤口愈合，继续治疗后出院。

我记得当时医院的大夫问小于"你婆婆吃的什么中药竟然能把溃烂之癌控制住"，小于说"除了人参黄芪等中药，王大夫就让我们天天喂鲜竹沥口服液"。医生非常纳闷，鲜竹沥不是治咳嗽吐痰的么？真是不可思议。该患者出院后，又生存了三年，后因外阴癌转移而去世。

也许有人要问我怎么能想到用鲜竹沥口服液治重度感染呢？实话告诉大家，这并不是我的发明，也不是心血来潮，而是厚积薄发，平时脑子里就装了大量的名医医案，临床上只要碰上同样的患者或类似的患者就可以应对。这位患者的治疗方案，是学习四川已故名老中医江尔逊的经验所得。

江老在"运用豁痰丸抢救痰热壅滞危证"一文中反复谈到，用鲜竹沥治疗重症感染的神奇作用，尤其是治疗一位涂姓青年妇女。患者因急性阑尾炎穿孔患全腹膜炎，高热40℃，阴道流脓性分泌物，经江老用豁痰丸加大量鲜竹沥治愈。这篇文章让我印象极为深刻，以致我在临床中反复单味药大量使用去验证其清热化痰解毒的作用。实践证明，竹沥基本上不用配伍其他清热解毒药，也能收到佳效。从上述案中也可以看到，鲜竹沥未加银花连翘野菊花之类药物也有很好的效果。

我经常给我的学生讲，学中医不需要读太多的理论书，也不需要迷信辨证施治那一套，只要做到三个一百就行了。即熟记一百种药（烂熟），一百个名方，一百个经典医案。兵不在多在于精。一百种药即可独当大任，也可随症加减；同理，一百个方子既可单独用，也可多方联合，组成成千上万方。一百个医案就是具体模式，光有抽象的理论没有形象具体的案例是很难辨证看病的。

我在平时治疗小儿痰多气管或肺部感染喝中药困难时，也常开鲜竹沥口服液令其多喝，大人亦然，每每收到速效。各位同道不妨一试这味神奇妙药鲜竹沥。

# 水蛭破血逐瘀兴阳

中药王国里有一味古老的动物药叫水蛭，俗名蚂蟥。

我认识它是很早的事了，小时候下河摸鱼，一不小心小腿肚上就爬了条蚂蟥，只见流血不见疼，吓得用手直拍患处，生怕钻到肉里头不出来。长大才知道此君只吸血，不进入体内。

学医后方知《伤寒论》上的抵当汤主药之一就是水蛭，其主要作用就是活血祛瘀，破癥散结。古人是这样用，现代人也是这样用的，常用水蛭治疗冠心病、高血症、周围血管病等。

除了以上的用法，水蛭还有另外的显著作用——兴阳。关于这方面的报道很少，我也是临床上运用水蛭时偶然发现的。

一日，我治疗一位"三高"患者，用了我自拟的以水蛭为主的处方（方中其他药均无兴阳作用），不仅治好了患者的"三高"症，还治愈了患者的阳痿证。

这可谓是无心插柳柳成荫。多年来我一直想找一味壮阳的有效药物，苦觅不得，这真是天赐良机。

过去，我在治疗阳痿和性功能较弱的病证时，常是用淫羊藿、仙茅、枸杞子、大云、蜈蚣、鹿茸之类，效用参半，总是不惬意。

自从发现了水蛭的兴阳作用，就有意识地在治疗此证中检验其加与不加的作用，结果证明凡是加入水蛭的处方就起效快，作用显著；不加入的就慢，甚止无效。

尤其将水蛭用于高血压、高血脂、糖尿病、前列腺等诸病导致的性功能障碍无能的患者，屡用屡效。后经求证古训，翻阅文献查水蛭功效，发现亦有合上述病证的。

如《神农本草经》："主逐恶血，瘀血，月闭，破血逐瘀，无子，利水道。"（注：无子，乃肾虚居多，不仅指女子，男子亦然。其中也应该包括男子阳痿所致无子。）

又如"水蛭雄鸡汤治疗阳痿"一文载，曹某，男，26岁，1976年9月10日就诊。1年前因挑土过重扭伤腰部，经治疗，腰伤愈。但自此之后，渐觉阳事不举，迭经医治不愈，遂投以水蛭30g，雄鸡1只（去杂肠）同煮，喝汤吃鸡肉，隔3天1剂，5剂病愈。1977年年底结婚，1978年年底得一男孩。

按：水蛭雄鸡汤的主要药物是水蛭。水蛭有逐瘀、破血、通经之功。此案阳痿的病机是瘀血阻塞络道，经气不通，宗筋失荣所致。水蛭常用量为1.5～3g，而此方用量高达30g，但未见任何副作用。水蛭雄鸡汤，从药理上看，适于瘀血型阳痿。

临床上水蛭不仅可以治瘀血性阳痿，亦可治其他原因所致性功能障碍。现举两例示之。

【验案1】李某，男，40岁。

病史：最近感到房事力不从心（阳痿）；在其他中医处看诊后服用了大量鹿茸、高丽参、黄狗肾之类补肾壮阳药，越发阳事不举，心中甚为郁闷，经人介绍求诊我处。

刻诊：患者高大，面红黑，舌红苔腻，脉弦滑实，心情烦躁，眠差多梦，饮食二便正常。

辨证：肝经湿热，厥阴痿废。

处方：四逆散加减。柴胡30g，枳壳15g，白芍30g，甘草15g，茯苓15g，猪苓15g，泽泻30g，阿胶10g（烊化），怀牛膝30g，生水蛭20g（其中5g研粉冲服）。7剂，水煎服，每日3次。

一周后复诊：患者舌质红润，苔已不腻，心情略安，已有晨勃现象。

效不更方，上方去阿胶，加当归30g，蜈蚣3条，淫羊藿30g，枸杞子30g，7剂，情况继续好转，阳事已举，患者心情好转。我嘱其戒房事一周，再续上方3剂，可正常同房，后患者反馈痊愈。

按：此案前医治疗不效，是没有抓住病机，一味用套方热药，故越补越实，造成阳痿愈重。我看诊历来讲究在抓住病机的基础上施方用药，尤其是专药、特长药，一定要用在对证之方上，否则再有效的药也不灵。后学不可不知。另外，水蛭在用法上一定要注意，用于兴阳必须是生品，最好是粉剂，切

记！（古道瘦马）

**【验案2】**王某，男，28岁，工人，1984年11月4日诊。

病史：阳痿伴右睾疼痛2年余。素体康健，2年前被踢伤阳具，当即右睾疼痛异常，随即阳事不起。2年来遍尝中西诸药无效。

刻诊：患者面色黧黑，齿龈青紫，腰腹时疼，纳谷二便如常，唇舌淡暗，苔薄黄，脉沉细涩。此肝络受伤，宗筋有损，瘀血内阻，气血失运。

检视所服之方，皆温肾壮阳，补益气血之品，但收效甚微。因思紫河车入肝肾两经，为血肉有情之品，可峻补伤损之宗筋；水蛭也主入肝经，寇宗奭称其"治折伤坠仆蓄血"。遂予水蛭30g，紫河车50g，另加蜂房40g以增强温肾壮阳之力，上药共研细末，每服5g，每日2次温开水送下。

二诊：患者睾疼大减，阳事未起，但颜面唇龈紫暗之色均有消减，腰腹痛疼也有缓解。患者信心颇足，谓虽阳痿未起，但他症大有好转。

又于原方减水蛭为15g，更益淫羊藿60g。3剂。服如前法，尽剂而阳事能起。（《胡国俊内科临证精华》）

---

**附：1. 肠粘连**　水蛭、紫河车、大黄、木香各100g，三棱、莪术、地鳖虫各200g，研细末日服，总有效率为100%。[浙江中医杂志，1995，30（3）：108]

**2. 男科疾病**　用水蛭100g，淫羊藿500g，研末冲服，治疗阳痿及精子成活率低于40%的男性不育，均获佳效。[中医杂志，1993，34（2）：70]

以水蛭、虻虫、大黄、桃仁为主，随症配伍利湿、补肾药治疗15例慢性前列腺炎，痊愈12例，好转2例，无效1例。（《毒剧中药古今用》）

**3. 黄褐斑**　生水蛭焙干研细粉（切忌油炙减效），装胶囊，日服5g。益母草、桃仁、炮穿山甲、当归、何首乌、丹参、凌霄花、白芷，水煎服，每日1剂。药渣加水200ml煮沸后取药汁敷面斑处30分钟，每日数次。治疗20例，痊愈14例，好转5例，无效1例。[中医研究，

2000，13（3）：43〕

4. **卵巢囊肿**　水蛭 150g，炮穿山甲 50g，桃仁 50g，生牡蛎 200g，土鳖虫 30g，夏枯草 100g，大黄 100g，莪术 50g。研成细末装入胶囊，每服 10g，每日 2 次，20 天为 1 疗程，经期停服。治疗 44 例中，痊愈 36 例，有效 5 例，无效 3 例，总有效率为 93%。〔山东中医杂志，1996，15（1）：21〕

# 分清降浊用萆薢

我临床上经常遇到一些患者，诉说每天清晨起床后，尿特别臊臭，刺鼻难闻，别无其他病证。遇到这类患者，我首先想到的是患者肝胆湿热下注，常用龙胆泻肝汤加导赤散合方，结果是疗效参半，患者过些日子病证又犯了。对此，我曾思考一段时间，仍不得其解。按理说这两个方子，理论上是合理的，辨证也是对的，并无大错，怎么就疗效不高呢？

一日，我在读《北方医话》时发现了"新大陆"，其中一篇"川萆薢治疗湿热漏尿"文中侯士林的医话，引起了我的兴趣，并让我联系到了上述思之已久的问题。我顿时心中豁然一亮，何不将川萆薢加入上方呢？

这篇医话的原文说："漏尿一症，多属中气不足，下元不固。然湿热下注亦多见不鲜。1958 年吾师授方川萆薢 50g（小儿酌减）水煎，夜卧时顿服，治湿热下注漏尿痼疾。笔者近二十年用本法治疗有录者 42 例（其中成人 18—21 岁者 4 例）。只要掌握辨证要点（漏尿腥臊恶臭），无不药到病除。

余治一位患者黄某，男，14 岁，漏尿 10 余年，每夜尿炕，尿腥臊恶臭，同屋人无法忍受，令其在外屋打地铺而睡，病情渐加重。家长代诉，患者曾经服用大量桑螵蛸、菟丝子、覆盆子之类药物以及八味丸、补中益气丸、尿崩灵等，全然无效。

1980 年 4 月，患者改用川萆薢 30g 水煎，夜卧时顿服第一煎，次日晨服第二煎。患者连服 3 日，尿腥臊味大减；又连服 3 日，病告痊愈。随访至今未犯。

萆薢治漏尿，医籍刊载颇多。《本草纲目》记萆薢'气味苦平，无毒'，入肝肾胃，治'白浊、茎中痛''遗浊'；《本草备要》记萆薢'……固下焦……治膀胱宿水，阴痿失溺，茎痛遗浊……'；《名医别录》有治'失溺'的记载。"

他山之石，可以攻玉。自从看完这则医话，我再碰到此类患者时，就加川萆薢 30～50g，一般 3～5 剂药就解除症状。尽管不是漏尿，但病机相同，故效之。

我家虽几世行医，但学中医的就我一个，也从未拜过师，完全是自学，反复研读经典《伤寒杂病论》，在阅读名医医案医话方面尤为下功夫。秉持的方法就是学习、临证、检验、总结。即古人说的"博涉知病，多诊识脉，屡用达药"。

我最爱看的就是老中医的医话，文字不多，内容深刻，言简意赅。特别是一些老中医一生最得意、最拿手的医案医话，常熟记于心，将之验用于临床，一旦有效，就及时记录，屡用屡效。这算是一点经验体会吧，现谈出以抛砖引玉。

1. 朱良春先生擅以通泄化浊法治疗痛风，对降泄浊毒药的选择，特别推崇土茯苓、萆薢两味，每方必用，且多重用。一般萆薢用量为 15～45g，土茯苓用量为 30～120g。（《古今名医临证金鉴：痹证》）

朱师经验，萆薢不仅可用于尿浊，尚可用于泌尿系感染，其证候应以小便频数而痛，尿色黄赤，口中黏腻不爽，舌苔根部微腻为特点。如能伍入石韦、萹草、滑石、通草等效果更好。

【验案 1】患者，女，25 岁，工人。

病史：四日来小便频数，灼热刺痛，腰酸痛，口苦纳呆，尿检显示红细胞（+++），白细胞（++）。

刻诊：舌质红，苔黄腻，脉数。

辨证：系湿热下注膀胱。

治则：清泄渗化，以利下焦。

处方：蓖麻子 30g，石韦 15g，生地榆 30g，白槿花 10g，萹草 20g，通草 8g，滑石 15g，甘草梢 6g，水煎 4 剂，小溲频数刺痛大减，口苦腰痛亦好转，黄腻苔渐化，脉数已缓，尿检已正常。上方去生地榆，续服 4 剂痊愈。

按：妇女带下病因不一，如系阳明湿热下注致带脉失固者，用萆薢去浊分清，甚是合拍，朱师治本病喜遣此药。其配伍规律是以萆薢、薏苡仁、车前子利湿，当归、白芍、牡丹皮养血凉血，牡蛎、乌贼骨收敛固带。朱师治风湿痹痛及痛风，亦喜用萆薢，尤其是下肢重着，筋脉掣痛，伴口苦溲黄者，取萆薢与薏苡仁相伍，配合黄柏、威灵仙、牛膝、地龙、当归、徐长卿等，每每应手。

【验案2】患者，男，56岁，农民，于1986年4月15日初诊。

病史：左足踇趾肿痛已三月有余，经检查血尿酸达21mg，诊断为痛风症；近日右手食指关节红肿疼痛。

刻诊：口苦，溲黄，舌红微紫，苔薄，脉滑数。

辨证：湿热夹浊瘀阻于经隧。

治则：化湿热，泄浊瘀，蠲痹着。

处方：萆薢30g，土茯苓45g，生薏苡仁30g，黄柏10g，威灵仙15g，广地龙12g，徐长卿15g，生甘草8g，水煎10剂。患者服药后指、趾肿痛稍缓，口苦已释，溲黄亦淡，苔腻稍化，脉转平。此湿热浊瘀有泄化之机，守法续进10剂。1986年5月10日三诊，患者症情平顺，血尿酸已降至10mg，嘱间隔1日服1剂，以善其后。

2. 黄和医师认为，萆薢以善清脾胃湿热而祛浊分清见功，且疏通脉络而利筋骨，故常用治湿痹、痛风、水肿、慢性胃窦炎、泌尿系感染、前列腺炎等病证，用量为15～60g。

3. 治疗骨痿。骨痿是痿病之一种，亦称肾痿，多由湿热伤肾，阴精耗损，骨枯髓虚所致。症见腰脊酸软不能伸举，下肢痿弱不能行履，伴有面色暗黑、牙齿干枯等。治肾损骨痿，不能起床，《赤水玄珠》卷四有金刚丸方药用川杜仲、萆薢（炒）两味，用酒煮猪腰子为丸，如梧桐子大。每服50～70丸，空腹盐汤送下。川萆薢利湿，杜仲补肾强腰，合用之，湿热俱去，肾坚骨强，体若金刚，故方名金刚丸。

《医学纲目》金刚丸用萆薢、杜仲、肉苁蓉、菟丝子各等份，为丸服，加强了补肾健腰效用，主治和制服法与本方相同。又《本草纲目》卷十八引《广利方》，萆薢与杜仲比例为3：1，为散服，重在清利湿热，治腰脚痹软，行履不稳，并注明服药时须禁食牛肉。

4. 治疗小便频数。小便频数，日夜无时，川萆薢（洗）不拘多少，为细末，酒和为丸，如梧桐子大。每服70丸，空腹、食前盐汤送下（方见《济生方》卷四萆薢丸）。治小肠虚冷，小便频数，也可用牛膝（酒浸，切，焙）、续断、川芎各 5 钱，萆薢 2 两为末，炼蜜丸，如梧桐子大，空腹盐汤下 40 丸，或做汤，入盐煎服亦得（方见《圣济总录》牛膝丸），《普济方》卷四十一引《护命方》萆薢散，治小便频数，不计度数，临小便时疼痛不可胜忍，用萆薢 1 两（用水浸少时，漉出，用盐半两相和，炒干，去盐），川芎 1 分，为细末，每服 3 钱，水 1 盏同煎，取 8 分，和滓空腹服二三盏后，便吃化毒汤。萆薢能治"失溺"，《名医别录》有明文。

张锡纯说："拙拟醒脾升陷汤中，曾重用萆薢治小便频数不禁，屡次奏效，是萆薢为治失溺之要药可知矣。"（《医学衷中参西录》）

《本草纲目》卷十八李时珍在"萆薢"条下言："杨子建《万全护命方》云：凡人小便频数不计度数，便时茎内痛不可忍者，此疾必先大腑秘热不通，水液只就小肠，大腑愈加干竭，甚则浑身热，心躁思凉水，如此即重症也。此疾本因贪酒色，积有热毒、腐物、瘀血之类，随水入于小肠，故便时作痛也。不饮酒者，必平时过食辛热荤腻之物，又因色伤而然。乃小便频数而痛，与淋证涩而痛者不同。"

由此观之，则萆薢之用，实有分别水道之功，引水归于大肠以通谷道，使尿液澄清，临小便时无痛苦之患。

但萆薢不能泛用于淋，《本草经疏》说："下部无湿，阴虚火炽，以致溺有余沥，茎中痛，及肾虚腰痛，并不宜服。"张锡纯亦认为，本品误用于淋涩之证，有可能引起癃闭，甚至小便滴沥不通。这一点要注意。

5. 治疗肠风痔漏。治肠风下血等疾，用萆薢（细剉）、贯众（去土）各等份，为细末，每服 2 钱，空腹温酒调下。方见《类编朱氏集验医方》卷六如圣散，本方在《杨氏家藏》方卷十三名胜金丸，治疗诸般痔疾。

若大便后重下脓血，可选用《圣济总录》卷七十八如圣散：臭橘、萆薢各 1 两，共捣碎，炒令烟出，放冷，为细末。每服 2～3 钱匕，茶清调下。贯众清热止血，善除湿热之毒；萆薢清热祛风，善利下焦之湿。两药配伍，最宜用于湿热蕴结大肠之肠风痔漏。臭橘，枳之别名，有行气止痛之效，与萆薢同用，善除后重脓血。

6. 凡湿热下注，清浊混淆者，用萆薢分清渗浊最宜。萆薢配伍益智仁、茯苓、石菖蒲、车前子，治精浊、癃闭；配伍刘寄奴、马鞭草、炮山甲（代）、赤茯苓，治早、中期大脚风（下肢象皮肿）及膏淋；配伍炒桑枝、防风、防己、羌活、独活、威灵仙、老鹳草，治风寒湿痹；配伍土茯苓、槐花、白鲜皮、甘草，治杨梅疮毒；配伍金钱草、土茯苓、金银花、薏苡仁，治痛风。用量一般掌握在 10～30g。(《临证本草》)

> **附：**小儿漏尿经验方主方。益智仁 30g，覆盆子 15g，金樱子 15g，五味子 6g，莲须 9g，杜仲 15g，山药 15g，党参 15g，桑螵蛸 15g，麻黄 10g。方中益智仁必须用至 30g，若减至 15g 及以下效果较差，麻黄不可减去，一般 3～7 剂即愈。兼有湿热重者加川萆薢 30～50g。
>
> "痛风"治疗灵验方。桂枝 12g，白芍 15g，知母 30g，防己 30g，苍术 12g，制附子 6g，麻黄 10g，生甘草 15g，土茯苓 100g，猪苓 15g，泽泻 30g，滑石 30g，川萆薢 30g。

# 五倍子治汗出有奇效

临床上我经常遇到不少家长叫我给其小孩看病，我本不擅长儿科，但家长热情不减，执意要求我看诊，无奈之下也看了一些儿科疾病，诸如咳嗽、尿床、腹泻、出汗之类。今说一外治法治小儿汗出，即用五倍子研粉敷肚脐。

此法来源于明代龚信《古今医鉴》中所介绍的简便方。其以"五倍子末，津调填满脐中，以绢帛缚定，一宿即止；或加枯矾末尤妙"。

我常用此方治疗各种汗证，不论盗汗、自汗，抑或手脚心出汗。由于小儿服药困难，用此法更方便些。

【验案1】患者为2岁小男孩，一睡着就盗汗，西医说是缺钙，孩子吃了好多补钙口服液，也未见效，又吃了多盒龙牡壮骨颗粒，也无济于事。

家长因经常在我处看中医，非要我给想个办法。我盛情难却，就开了上方，令其母用唾液拌药末，填敷肚脐，外用伤湿膏一贴，一天一换。

一周后，家长告知，盗汗不出了，很是高兴，兴奋之余还嗔怪我保守不治，留一手。

【验案2】患者为一位16岁妙龄少女，双手汗出；双手下垂时汗水绵绵下滴，我惊讶不止，这么严重的手汗，真乃少见。查其他，均无异常。

患者告诉我，她已去过很多地方治疗，也吃了很多中药，效不显，听朋友介绍，特意从汉中来西安找我。我说试试看吧，随即处内服方桂枝汤，调和营卫；外用上方药末每日多次搓手，一周后患者愈。

事后感叹，小方、偏方不可轻视。

# 莪术开胃化食治胃病

先转载一篇用药文章，虽说是转载，但也是我比较欣赏和也有体会的。

临证中，我常用莪术，这是有来历的。记得 30 多年前，我治一位胃病患者未效，后被他人治愈。索视其方，才知那位同志重用了莪术。查阅前人医籍，这才恍然大悟。《本草备要》说："莪术辛苦气温，入肝经血分。破气中之血，化瘀通经，开胃化食，解毒止痛。治心腹诸痛……虽为泄剂，亦能益气。"其他医书论莪术，亦不外乎破气、行血、化瘀等。有些同志似乎忌讳莪术，即便治疗积聚之病，与三棱伍用，药量亦很轻微，唯恐伤正。其实，这种顾虑是不必要的。那位胃病患者被他人治愈，对我启发很大，从此，我在临床中，格外重用莪术。

1952 年我去外地学习，因不适应当地生活习惯，得了胃病，服保和丸之类中成药，未能将病根除；后来改服"烂积丸"，一举而奏效。因后方中有莪术，疗效显著可想而知。1953 年有一患者胃有实滞，虽经针灸治疗，胃痛减轻，但缠绵数日未愈。我在治疗中把莪术列为君药，与消食和胃之品配伍，仅治数日而愈。我认为，治疗肝胃之病，如果经过准确辨证，因人、因病而异，方中适量加入莪术，无论缓解症状，还是调节脏腑功能，疗效甚为可观。几十年来，我通过对数十例患者的疗效观察，深深体会到莪术的临床应用价值是不能怀疑的，也是不可忽视的。

一般地说，我应用莪术的基本剂量是 7.5g，中等剂量是 10g，有时也用到 15～20g，或者剂量更大些。这要根据病情的轻重缓急和患者的体质强弱来决定。随着医学事业的发展，莪术的应用有了更为广阔的天地。近几年来，有的地区或单位用莪术治疗癌症，取得了一定效果。我用莪术治疗肝炎、溃疡病，也用于治疗癌症。莪术的一个主要特点是通肝经聚血，解毒止痛；我通过临床实践，认为莪术对胃癌疗效较好。胃癌早期用莪术，会增进食欲，增强体质，促进病情稳定；胃癌晚期用莪术，能够明显减轻疼痛，改善机体"中毒"症状。

以上所谈，是我在临床中应用莪术的粗浅体会。(节选自《刘绍勋医话》)

临床上我也有与刘老同样的经历，致使我以后治胃病三仙以外必用莪术，而且疗效十分令人满意。再谈一谈我自己运用莪术的经验。自从了解了莪术的这一新功效，我在治胃病时，凡是需要开胃化食，帮助消化，尤其是胃胀突出时必加莪术，这已经成了我的用药习惯。以下分享验案一则。

【验案】杜某，50多岁，陕南人；2009年底经人介绍来我处就诊，说是胃上长了个瘤子，请我治一治。

刻诊：患者身高约165cm，面苍白略暗，头发枯燥；舌瘦，质淡，有齿印，苔白腻；脉双关微滑带涩，寸尺不足；目前突出症状为气胀，一吃东西就胀得厉害，食不多，二便正常。

湖北襄樊某医院检查报告显示，近胃贲门处有一红枣般大的肿块。化验结果为鳞状上皮增生。医院认为无法手术，预后不良。患者只好到千里之外的西安找中医治疗。结合四诊八纲，我决定采取扶正祛邪法。

处方：补中益气汤合消瘰丸合开胃汤加莪术、猫爪草，30剂。每月一诊，根据当时症状略作加减，基本方子不变。前后服药半年多，后来在襄樊某医院检查，肿瘤已不复存在。胃已不胀，也能多进饮食。观其面色红润，头发乌黑铮亮，精神抖擞。(古道瘦马医案)

**按：**此病例实际上兼顾了莪术的两大作用，即开胃化食，消癥去癖，故而效佳。我认为莪术在临床上是一味很好的、很有效的胃药。诸位不必开胃化食，言必称焦三仙、谷麦芽一类，不妨广开药路，用一用莪术，也许能带来不小的惊喜。

# 枳实临床应用及复方

枳实，中药名，属芸香科植物酸橙及栽培变种或甜橙的干燥幼果。酸橙，芸香科、柑橘属小乔木，枝叶茂密，刺多，徒长枝的刺长达8厘米。叶色浓绿，质地颇厚主产于四川、江西、福建、江苏等地。5～6月间采摘或采集自落的果实，自中部横切为两半，晒干或低温干燥，较小者直接晒干或低温干燥。用时洗净、闷透，切薄片，干燥。生用或麸炒用。

《药品化义》："枳实专泄胃实，开导坚结，故主中脘以治血分，疗脐腹间实满，消痰癖，祛停水，逐宿食，破结胸，通便闭，非此不能也。若皮肤作痒，因积血滞于中，不能营养肌表，若饮食不思，因脾郁结不能运化，皆取其辛散苦泻之力也。为血分中之气药，惟此称最。"

## 一、中医传承各家论述

1.《本草衍义》："枳实、枳壳，一物也。小则其性酷而速，大则其性和而缓。故张仲景治伤寒仓卒之病，承气汤中用枳实，此其意也。皆取其疏通、决泄、破结实之义。他方但导败风壅之气，可常服者，故用枳壳，其意如此。"

2. 张洁古："治心下痞及宿食不消，并用枳实、黄连。"

3.《用药心法》："枳实，洁古用去脾经积血，故能去心下痞，脾无积血，则心下不痞。"

4.《汤液本草》："枳实，益气则佐之以人参、干姜、白术；破气则佐之以大黄、牵牛、芒硝；此《本经》所以言益气而复言消痞也。非白术不能去湿，非枳实不能除痞。壳主高而实主下，高者主气，下者主血，主气者在胸膈，主血者在心腹。"

5.《本草衍义补遗》："枳实泻痰，能冲墙倒壁，滑窍泻气之药也。"

6.《本草经疏》:"枳实,细详神农主治,与本药气味大不相侔,究其所因,必是枳壳所主,盖二物古文原同一条,后人分出时误入耳。其《别录》所主除胸胁痰癖、逐停水、破结实、消胀满、心下急痞痛、逆气、胁风痛、安胃气、止溏泄者,是其本分内事,皆足阳明、太阴受病,二经气滞,则不能运化精微,而痰癖停水、结实胀满所自来矣。胃之上口名曰贲门,贲门与心相连,胃气壅则心下亦自急痞痛。邪塞中焦,则升降不舒,而气上逆,肝木郁于地下,则不能条达而胁痛,得其破散冲走之力,则诸证悉除。所以仲景下伤寒腹胀实结者,有承气汤,胸中病痛者,有陷胸汤。洁古疗心下痞满者,有枳术丸。壅滞既去,则胃气自安而溏泄亦止矣。末云明目者,《经》曰,目得血而能视,气旺乃能生血,损气破散之性,岂能明目哉,无是理也。此药性专消导,破气损真,观朱震亨云,泻痰有冲墙倒壁之力,其为勇悍之气可知。凡中气虚弱,劳倦伤脾,发为痞满者,当用补中益气汤补其不足,则痞自除,此法所当忌也。胀满非实邪结于中下焦,手不可按,七、八日不更衣者,必不可用。挟热下痢,亦非燥粪留结者,必不可用。伤食停积,多因脾胃虚,不能运化所致,慎勿轻饵。如元气壮实,有积滞者,不得已用一、二剂,病已即去之。即洁古所制枳术丸,亦为脾胃有积滞者设,积滞去则脾胃自健,故谓之益脾胃之药,非消导之外,复有补益之功也。"

## 二、枳实临床应用

1.治疗胃下垂。如临床研究试验,将川枳实洗净,加 2 倍量的水,浸泡 24 小时,待发胀变软取出,剪为细块,再放原液中煮沸 1.5 小时,过滤,滤渣加水再煎,共煎 3 次,最后将滤渣挤压弃去;3 次滤液,微火浓缩使成 66% 或 132% 浓度的煎剂。每日 3 次,每次 10～20ml,饭前半小时服。治疗 21 例,经服药 15～45 天,其中患者痊愈 8 例,X 线钡餐检查胃下极位置较未服药前有显著升高,胃运动功能正常,临床自觉和他觉症状消失;显效 6 例,X 线钡餐检查胃下极位置较未服药前有一定升高,胃运动机能有一定改善,临床自觉和他觉症状消失或减轻,或 X 线检查虽无明显进步,但临床症状消失;有效 6 例,X 线钡餐检查无明显进步,临床自觉和他觉症状减轻;无效 1 例。

又如用川枳实、蓖麻仁等量制成10%之溶液，行游子透入疗法，每日1次，每次10～20分钟，15天为1个疗程。治疗18例患者，其中痊愈13例，显效2例，有效2例，无效1例。

两个试验结果表明多数患者之腹胀、腹痛、便秘、胃纳不佳、失眠、头昏、乏力等症状消失；体重有不同程度的增加。

2. 用于胸腹胀满。枳实理气行气作用较强，故一般认为本品有破气作用，功用行气滞、除胀满，用于胸腹胀满，常与木香、橘皮等同用。此外，对食积不化、脘腹胀满者，可配山楂、神曲等同用；脾虚而见脘腹胀满闷塞者，常配白术同用；对病后劳复、身热、心下痞闷者，可配栀子、豆豉等同用；寒凝气滞而见胃痛者，可配橘皮、生姜同用。

3. 用于胸痹结胸，以及痰多咳嗽，风痰眩晕等症。本品既能理气，又能化痰，对痰湿遏阻胸阳、胸阳不振、胸痹疼痛，可配瓜蒌、薤白、桂枝等品同用；用治痰热互结、胸痞按之疼痛，可配黄连、瓜蒌等同用；对于痰多咳嗽、风痰眩晕等可配陈皮、半夏、天麻等同用。

4. 用于食积停滞、便秘腹痛、泻痢不畅、里急后重等症。枳实苦降下行，功能消积导滞，治便秘腹痛，常配大黄、厚朴等同用；治泻痢后重，常配木香、槟榔等同用。

5. 本品还可用于胃下垂、脱肛、子宫脱垂等症，宜与补气生阳之品同用。近年来发现本品又有升压作用，可用于休克。

## 三、枳实复方选录

1. **治痞，消食，强胃** 白术二两，枳实一两（麸炒黄色，去瓤）。上同为极细末，荷叶裹炒，饭为丸，如梧桐子大。每服五十丸，多用白汤下，无时。（《内外伤辨》枳术丸）

2. **治胸痹心中痞气，气结在胸，胸满胁下逆抢心** 枳实4枚，厚朴200g，薤白半升，桂枝50g，瓜蒌实1枚（捣）。上五味，以水五升，先煮枳实、厚朴，取二升，去滓，纳诸药，煮数沸，分温三服。（《金匮要略》枳实薤白桂枝汤）

3. **治卒患胸痹痛** 枳实捣（末），宜服方寸匕，日三，夜一服。（《补缺肘后方》）

4. **治伤寒后，卒胸膈闭痛** 枳实，麸炒为末。米饮服 10g，日二服。（《简要济众方》）

5. **治大便不通** 枳实、皂荚等分。为末，饭丸，米饮下。（《世医得效方》）

6. **治伤湿热之物，不得施化而作痞满，闷乱不安** 大黄一两，枳实（麸炒，去瓤）、神曲（炒）各五钱，茯苓（去皮）、黄芩（去腐）、黄连（拣净）、白术各三钱，泽泻二钱。上件为细末，汤浸蒸饼为丸，如梧桐子大。每服五十丸至七十丸，温水送下，食远，量虚实加减服之。（《内外伤辨》枳实导滞丸）

7. **治少小久痢淋沥，水谷不调，形羸不堪大汤药者** 枳实二两。治下筛。三岁以上服方寸匕，若儿小，以意斟酌，日三服。（《备急千金要方》枳实散）

8. **治肠风下血** 枳实半斤（麸炒，去瓤），绵黄芪半斤（洗，剉，为末）。米饮非时服二钱匕，若难服，以糊丸，汤下三五十丸。（《经验方》）

9. **治积冷利脱肛** 枳实一枚，石上磨令滑泽，钻安柄，蜜涂，炙令暖熨之，冷更易，取缩入止。（《备急千金要方》）

10. **治产后腹痛，烦满不得卧** 枳实（烧令黑，勿太过）、芍药等分。杵为散。服方寸匕，日三服。并主痈脓，以麦粥下之。（《金匮要略》枳实芍药散）

11. **治大病瘥后劳复** 枳实三枚（炙），栀子十四个（擘），豉一升（绵裹）。上三味以清浆水七升，空煮取四升，纳枳实、栀子，煮取二升，下豉，更煮五六沸，去滓。温分再服，覆令微似汗。若有宿食者，加大黄如博棋子大五六枚。（《伤寒论》枳实栀子豉汤）

12. **治风疹** 枳实以醋渍令湿，火炙令热，适寒温用熨上。（《延年方》）

13. **治妇人阴肿坚痛** 枳实半斤，碎，炒，令熟，帛裹熨之，冷即易。（《子母秘录》）

14. **治小儿头疮** 枳实烧灰，猪脂调涂。（《圣惠方》）

15. **治疗胃下垂** 川枳实洗净，加 2 倍量的水浸泡 24 小时，待发胀变软取出，剪为细块，再放原液中煮沸 1.5 小时，过滤，滤渣加水再煎，共煎 3 次，最后将滤渣挤压弃去，3 次滤液微火浓缩成 66% 或 132% 浓度的煎剂。口服，每次 10～20ml，日服 3 次，饭前半小时服。［中医杂志，1961（4）：137］

**16. 治两胁疼痛**　枳实一两，白芍药（炒）、川芎、人参各五钱；为末，空心姜、枣汤调二钱服，酒亦可。(《卫生易简方》)

**17. 治奔豚气痛**　枳实炙为末，饮下方寸匕，日三夜一。(《外台秘要》)

# 肝硬化要药桃仁

说起肝硬化这个病来，患肝病的人真有些谈虎色变，其实不必恐惧。除了晚期的硬化不可逆转，早期的、中期的都有恢复正常的可能，只要治疗得法，用药正确，中医都可以做到起死回生。

在治疗肝硬化过程中，我认识到有两味药不可少，用之必效。一是鳖甲，一是桃仁。前者已有论述，此文专述桃仁。桃仁，始载于《神农本草经》，原作"桃核仁"；是蔷薇科落叶小乔木植物桃或山桃的成熟种子。本品味苦、甘，性平。归心、肝、大肠经。学医的人都知道，桃仁、红花是活血祛瘀的常用药，著名的桃红四物汤首位药就是桃仁。但是要说桃仁是治疗肝硬化的专药和特效药，可能很多人会疑惑。我对此也是有一个认识和实践的过程。

最初，我也是把桃仁作为一个普通的活血药用，在治疗肝病中一般不用它，而是用大量的丹参和赤芍之类。效果虽说也可以，但总是有不满意的地方，少数患者用药效果不好。

后勤求古训，翻检文献，发现上海已故名医王玉润先生的著作，获悉王氏毕生的研究成果就是发现桃仁是治疗肝硬化的特效药。有医案，有实验数据，且一研究就是几十年，真乃中医界罕见。对于这一研究成果，我如获至宝，马上运用于临床验证，多年实践下来，证明王玉润先生的结论是正确的。治疗肝硬化桃仁效果斐然，用不用大不一样。从此我就把此药列为肝硬化治疗必用之药。使用桃仁后可以改善肝功能，使肝质变软，表面结节减少，肝脏纤维化不同程度的减轻，可见肝结缔组织减少、纤维束变松等变化。

这里要提出的是，桃仁不宜一次大量使用，应控制在 10～15g，慢慢肝纤维化就会改变直至消失。有很多同仁，经常看我的文章，因写药物大量运用的多，容易产生错觉，以为什么药都可以大量，其实不然。桃仁不宜一次大量使用，因有一定的毒素，只能少量频用，细水长流，功到自然成，这一点不可不知。下面列举一病例示之。

**【验案】**雷某，男，52岁。家族性乙型肝炎，肝维化轻度。

病史：经某肝病医院治疗3个月余，无效，反致极度消瘦，便溏，每日3～4次。又经某肝病世家治疗3个月，使用大量丹参亦不见效，后慕名求治我处，出示肝功检查报告，肝轻度纤维化，门静脉变粗，脾大；转氨酶及总胆红素均高，血清提示小三阳。患者诉心情郁闷，精神紧张。

刻诊：面黑红，舌暗紫，苔白腻，纳呆，便溏泻，每日3～4次，疲乏无力。

辨证：肝郁脾虚。

处方：柴胡桂枝干姜汤加减。柴胡12g，黄芩10g，桂枝12g，干姜30g，天花粉12g，牡蛎60g，炙甘草10g，苍术30g，桃仁10g，鳖甲15g，白蒺藜15g，合欢皮12g。15剂，水煎服，每日3次。

半月后复诊：患者精神好转，便溏每日1次，纳开。

效不更方，上方干姜、苍术减为10g，牡蛎减为30g，桃仁加为12g，又加枳壳、木香各6g，山药30g，同时去黄芩加白花蛇舌草30g。

患者续服3个月，人稍胖，大便正常；肝功能化验指数正常，血清仍提示小三阳，超声检查示门静脉和脾均已缩小。

患者很高兴，请求继续治疗。半年后检查肝纤维化消失，门静脉和脾脏恢复正常。仍以上方为主，每半个月微调一次方子，大旨不变，桃仁、鳖甲不移。一年后，小三阳转阴，患者兴奋无比，又介绍了不少患者来我处诊治，此乃后话。

**按：**此病之所以治愈，除了辨证用方正确，即疏肝理气，活血软坚，健脾益气；还坚持用治疗肝硬化的特效药桃仁、鳖甲，这甚为重要。方中其他药均可随证变化，但此两味药始终不移，终获佳效。

# 蜂房的临床应用

蜂房就是我们平时说的马蜂窝。马蜂又名大黄蜂，其巢就为蜂房，蜂房呈圆盘状或不规则的扁块状，有的呈莲蓬状，或重叠形似宝塔。大小不一，呈灰白色或灰褐色。腹面有许多整齐有序的六角形小孔，孔径大小不等，像莲房一般。背面有一个或数个黑色凸出硬柱。体轻，似纸质，捏之不碎，为临床常用中药之一，其主要成分为蜂蜡和树脂。

现代药理研究，蜂房的醇、醚及丙酮浸出物有凝血、强心和短暂降压及利尿作用。其性味甘、平、有小毒；一般内服煎汤，每次用量2.5～4.5g；或烧存性研末冲服，也可外用调敷或煎水熏洗。

蜂房具祛风攻毒之功；治疗惊痫、乳痈、疔毒、瘰疬，风痹、瘾疹瘙痒、痔漏、风火牙痛、头癣、蜂蜇肿痛等症。如牙肿痛、口腔溃疡可用蜂房9g煎汤漱口。

治蜂蜇肿痛，用蜂房末、猪膏和敷之。临床报道，应用蜂房治疗急性乳腺炎及手术后伤口感染、疖痈、烫伤、蜂窝组织炎等，均有显著的疗效。尤其是在治疗乳腺疾病时还有突出的散结止痛效果，我在临床上常用于乳腺增生和乳腺癌病证上。

【验案】王某，女，45岁。

病史：两侧外上限各有一个鸽子蛋大小的包块，钼靶检查为乳腺小叶增生，吃中成药乳癖消3个月效果不明显，时有胀痛，情绪郁闷，害怕转移成乳腺癌，求治于中医。

刻诊：包块如上所述，左脉浮滑，右脉浮濡，舌淡苔薄白，饮食二便基本正常。

辨证：肝郁脾虚。

治则：疏肝理气，散结化瘀。

处方：柴胡10g，香附12g，青皮10g，川芎10g，枳壳12g，赤芍12g，甘草 10g，浙贝母 12g，生牡蛎 30g，炒僵蚕 10g，蜂房 10g，海藻 15g，郁金 12g，莪术 12g，白芥子 15g，大蜈蚣 3 条，清水全蝎 3g，蒲公英 15g。

患者服用 7 剂后包块变软略增大，20 剂后包块缩小 1/3，30 剂后包块缩小 2/3，45 剂药后，痊愈。

其中 7 剂药后，患者反馈已经不再胀痛，患者甚喜，要求继续服药治疗。

**按：**此病的治疗，其中很重要的一味药就是蜂房。我在多年治疗乳腺包块的疾病时，体会到有此药时治疗效果就快，不添此药时效果就差。方中其他药可以增减，唯独此药不能减去。由此可见此药是治疗乳腺肿瘤包块的要药。

蜂房除了上述这个突出的作用外，老中医陈胜威还将其用于治疗过敏性或感冒咳嗽（风咳），效果较好。

小儿咳嗽家长均很头疼，上医院则多用输液疗法。而支气管炎引起哮喘的患儿，医院多采用激素加平喘药静脉注射。

冬季天气一变风寒袭来，多诱发小儿支气管炎或喘息型支气管炎，患者常多日不愈，一犯就用地塞米松。久而久之一些小孩开始发胖，到了十几岁就体重超常，其罪魁祸首就是过多地应用了激素类药。

其实小儿支气管炎仍属中医学咳嗽范畴，多因风寒束肺而引起，风咳初期，若能及时应用蜂房粉口服 1～2g，则能立刻达到消炎止咳之功效。

蜂房攻毒杀虫，虽然有小毒，但经炮制后并无毒，小儿一次口服 1～2g 安全可靠，一般风寒咳嗽用 1～3 天均能治愈。蜂房性温、味甘，口服无异味，对吃药困难的小儿可用炒蜂房粉 1～2g 炒鸡蛋服之，甚为方便，特别对周岁以下小儿行之有效。

蜂房不仅对支气管炎咳嗽有效，对咽喉炎、慢性咽炎也有疗效。成人支气管炎每次用蜂房 2g，每日 2 次，也能速效止咳。

蜂房的功效很多，下面列举一些临床相关研究。

**1. 治急性乳腺炎**　取蜂房剪碎置于铁锅中，以文火焙至焦取出，碾为极细粉末，每次 3g，用温黄酒冲服，每 4 小时 1 次，3 天为 1 个疗程。1 疗程后未痊愈者，可再服 1 个疗程。重症者配合局部毛巾热敷。若已有化脓倾向者本法无效，应考虑手术治疗。[中医杂志，1963，（11）：407]

**2. 治龋齿痛**　①取蜂房放于适量纯乙醇中，点火燃烧，待蜂房烧成黑灰，

用指头沾灰涂于患牙。一般 4～5 分钟痛止。[新中医，1982，（12）：51]

②蜂房 20g，煎浓汁含漱口，几次即愈。[四川中医，1985，（6）：31]

③蜂房 40g，白蒺藜 20g，谷精草 30g，焦栀子 15g，生甘草 6g。随症加减，水煎服。如牙痛剧烈，急用蜂房或蜂房蒂 1 块咬嚼，勿吞其渣，止痛速效。[四川中医，1986，（12）：45]

3. **治鼻炎** 取蜂房如核桃大，放口中慢慢咀嚼，至鼻塞缓解为生效时间，继续咀嚼 15 分钟，吐出其残渣为 1 次量。鼻黏膜炎症及鼻变态反应病，每日咀嚼 1～2 次；鼻旁窦炎每日 3～4 次，7 天为 1 个疗程。[新医药研究，1975，（2）：43]

4. **治产后缺乳** 取蜂房 1 个（约 10g，以枣树上的为佳），加入豆腐 500g，丝瓜 10g，加水适量煎煮。食豆腐喝汤，每日 2 次，3 天为 1 个疗程。[新中医，1990，（3）：9]

5. **治痈肿疮毒** 取蜂房（炒至焦黄研末）粉 20g，猪胆汁（加 1 倍水煮沸凉后待用）液 30ml 混合，再加凡士林 30g 调成软膏。将药膏抹在敷料上贴患处，胶布固定，每日换药 1 次。[赤脚医生杂志，1974，（3）：21]

6. **治痢疾** 用蜂房每次 2g，研末冲服，每日 4 次，小儿减半。[陕西新医药，1979，（11）：51]

7. **治脓疱疮** 蜂房 6g，龙胆草 5g，苦参 10g，枯矾 3g，共研细末，加黄豆 8 粒炒黑研粉，用香油调成糊剂敷于患处，每日换药 2 次。[山东中医杂志，1990，9（3）：48]

8. **治化脓后组织坏死** 蜂房炭、生大黄、姜黄、蜈蚣、五倍子各 10g，花椒 3g，枯矾 3g，冰片 5g。共研细末，用时以蜂蜜调涂患处。每日 1 次，干则茶水润之。[中医杂志，1993，（1）：21]

9. **治肛门湿疹** 蜂房、苦参、白鲜皮、蛇床子各 30g，大黄、白芷、紫草各 15g，五倍子 12g，花椒 10g。上药用冷水浸泡 20 分钟，煎煮取汁约 1000ml，倒入盆中，加入冰片、芒硝各 6g 拌均匀，待药液转温后坐浴 20 分钟左右。早晚各 1 次。[上海中医药杂志，1989，（9）：21]

10. **治早泄** 蜂房、白芷各 10g，烘干研末，醋调成面团状，临睡前敷神阙穴上，外盖纱布，胶布固定，每日 1 次。[浙江中医杂志，1991，（2）：86]

**11. 治尖锐湿疣**　蜂房、板蓝根、苦参、生香附、木贼草各250g，加水5000ml，煎煮1小时，滤药液约2000ml，再兑入陈醋500ml，即成疣灵搽剂。用药前，常规消毒患处及周围组织，然后用棉签蘸疣灵搽剂涂于尖锐湿疣上，每日3～5次，2周为1个疗程。[江苏中医，1991，（2）：22]

**12. 治梅核气**　蜂房80g，鸡内金40g，研细末，蜂蜜120g，溶黄蜡（化）120g，制丸（每丸3g），每日3次，每服3丸，空腹服。上方1剂为1个疗程。一般用药1个疗程即愈。如不愈，隔2天后继续用第2个疗程。用药期间，忌食辛辣刺激之品。[湖北中医杂志，1992，（2）：21]

**13. 治肺癌**　①大叶蛇泡簕30g，老鼠簕30g，铁包金30g，川红花30g，白茅根30g，入地金牛30g，土鳖虫12g，赤芍15g，桃仁15g，蜂房6g，蜈蚣10条。每日1剂，12碗水煎至2碗，分4次服。[浙江中医学院学报，1990，14（3）：55]

②半枝莲50g，蜂房25g，白花蛇舌草50g，山豆根15g，山慈菇25g，紫花地丁30g，薏苡仁50g，海藻30g，昆布30g。水煎，每日1剂，每日3服，分次口服。[辽宁中医杂志，1991，（5）：31]

**14. 治乳腺癌**　八角金盘、蜂房各12g，山慈菇、石见穿、预知子、皂角刺各30g，黄芪、丹参、赤芍各15g。水煎服，每日1剂，分2次服，同时用雄姜散撒于膏药上外敷患处。[浙江中医杂志，1987，22（9）：39]

**15. 治食管癌**　瓜蒌、浙贝母、清半夏、橘红各30g，半枝莲、蚤休（重楼）、白术各20g，生薏苡仁、蜂房、砂仁、酒大黄各10g，黄连6g，胆南星、旋覆花各15g。每日1剂，水煎分2次。治疗食管癌痰湿凝结型12例，取得满意疗效。[辽宁中医杂志，1989，（5）：23]

**16. 治甲状腺肿痛**　野菊花、夏枯草、海藻各24g，牡蛎、白花蛇舌草各30g，淮山药15g，蜂房、南沙参各12g。上药制成糖浆500ml，分7天服完。[浙江中医学院学报，1990，14（2）：55]

# 红藤专治少腹疾

红藤又名"大血藤"，是我初涉中医时较早学到的一味药。20世纪70年代初，卫生系统曾掀起"一把草，一根针"流行风，在草药的王国里三种药给我留下了深刻印象，虎杖、红藤、鱼腥草。虎杖治肝炎，红藤治阑尾炎，鱼腥草治肺炎。

红藤治疗阑尾炎主要是配伍大黄牡丹汤，使效果得到大幅度提高。自从学会应用这味药，我从开始单一地用其治疗阑尾炎（肠痈），逐渐发展到治疗以少腹为中心的诸多疾病，诸如痛经、子宫肌瘤、子宫内膜异位症、附件炎、膀胱炎、前列腺以及无名疼痛等，效果非凡。可以说红藤这味药专主少腹疾病，活血止痛，消炎散结效好，是一味难得的好药。

红藤在《神农本草经》中未有记载使用，具体从什么年代开始使用我也未考证过，只是从现代有关中医书刊中知道，红藤为木通科植物大血藤的干燥藤茎，主产于河南、浙江、安徽、广东、福建、湖北等地。红藤性味苦平，归大肠、肝经，有清热解毒，活血止痛之功效。其实对于红藤的妙用当代不乏名医运用，安徽名老中医张琼林就是其中一位。《临证碎金录》中的"红藤六妙散"就是一个代表方。

处方：红藤30g，黄柏12～15g，炒苍术12～15g，败酱草30g，生薏苡仁50g，甘草8g。功效：燥湿清热，涤浊浣带。主治：湿热带下（急慢性盆腔炎、宫颈炎、宫颈糜烂、子宫内膜炎、附件炎、盆腔炎性包块等）。

我常以此方加大量土茯苓治上述诸证，效果可靠。

还有风靡上海的戴德英名老中医的妇科名方红藤方，亦是靠红藤一举成名的。

处方：红藤、败酱草、薏苡仁、桃仁、牡丹皮、丹参、紫草、生牡蛎、生蒲黄、莪术、香附、延胡索。适应证：瘀热阻滞胞宫脉络所致的子宫内膜异位症、痛经、经期延长、崩漏、月经量少等妇科疾病。临床效验亦不虚言。

我在临床上除了将红藤用于上述一类妇科疾病，也用于外科的肠痈、肠粘连、肠激诸证以及无名少腹疼痛，总之，凡是以少腹为主的疼痛不适，鼓形包块都要重用红藤，且用之效果显著。下举例示之。

【验案1】2010年10月，曾治一位八十多岁老妇，上海人，慕名求治。

病史：右少腹下经常隐隐作痛，看了很多地方无法确诊，超声检查亦未见占位性病变，但老人就怕是癌症，找到我要求中医治疗。

刻诊：患者个高，瘦弱白皙，舌微红，苔薄黄，脉弦细有力，饮食一般，二便基本正常，精神尚可，但心情不爽，忧心忡忡，体检右下腹未见明显包块，据述痛时有条块。在医院曾用大量抗生素无效。病发已有一年多。我诊断为慢性阑尾炎引起的肠粘连。

辨证：气滞血瘀。

处方：四逆散加红藤、乌药。柴胡15g，枳实10g，炒白芍50g，炙甘草30g，红藤30g，乌药12g，5剂，水煎服。

二诊：服上药略为有效，疼痛的次数减少，我告之，肠粘连不可能三五天就能治愈，估计需要2个月左右。老人还是比较听话的，既然有效，说明辨证无误，本着效不更方的原则，以此方为主，中间适时加入一些参芪归地之药，总计服药50多剂将此病彻底治愈。

【验案2】白某，女22岁，河南省漯河人，于2015年3月8日，因腹痛到医院就诊。

刻诊：右下腹疼痛急症，牵扯右大腿根抽痛，发热，按压麦氏点反跳痛，化验显示白细胞高，超声检查阑尾脓肿。

西医诊断为急性化脓性阑尾炎，漯河二院要求患者入院手术治疗，因费用高，患者又无人在身边照顾，故托人寻求中医治疗。经永福堂邀请，我在西安为其网诊。

因病情单纯，诊断明确，属于中医学"肠痈"范畴。于是果断开方。

处方：北柴胡30g，枳壳30g，赤芍、白芍各60g，生甘草30g，红藤30g，蒲公英60g，白花蛇舌草150g，败酱草30g，生薏苡仁60g，桔梗10g，金银花100g。3剂，水煎服，每日4次。嘱永福堂每日追踪病情。

患者服药第1天后，大便3次，先干后溏，热退，右下腹疼痛稍减；第2

天腹痛大减，仅按压隐隐微疼；第3天腹痛止，停药，追踪5天后无任何症状，痊愈。

此案之所以有效，与我坚持以红藤为主用药甚为关键。我治此类少腹疼痛病证，发现用红藤效果大不一样，实践证明红藤是一味专主少腹疼痛的好药，其作用暂无其他药可替代。诸位临床一用即知。

红藤除治疗妇科疾病外，也用于外科的肠痈、肠粘连、肠道激惹综合征以及无名少腹疼痛，凡是以少腹为主的疼痛不适、鼓形包块，都可重用红藤，疗效显著。总而言之，红藤一主腹内痈滞，二主经络血痹。

# 独一味治痛经有妙用

　　独一味主要功能为活血止痛，化瘀止血，一般用于多种外科手术后的刀口疼痛、出血，外伤骨折，筋骨扭伤。其实它的作用不仅如此，而且还是一味治疗妇女痛经的良药，我在临床上运用多年，既方便又有效，深受痛经患者的喜爱。

　　痛经患者口服藏药独一味胶囊，每次3粒，每日3次，疗程1周，经前7天服用，或必要时服。连服3次，即3个月即愈。

　　独一味胶囊具有活血止痛，化瘀止血作用。药理分析其提取物含总黄酮和皂苷，能缓解肌肉痉挛，扩张血管降低阻力，增加盆腔血流量，盆腔血脉通畅，达到"通则不痛"的目的，因此，治疗痛经疗效满意。

　　独一味胶囊不仅具有止痛作用，还是止血、抗菌、抗肿瘤的新药；不仅治疗痛经，还可以治疗崩漏、月经过多、带下、盆腔瘀血综合征、子宫内膜异位、腺肌症、子宫肌瘤、乳腺炎、乳腺小叶增生、乳腺纤维瘤等妇产科疾病，且疗效都令人满意。

　　【验案】祁某，女，18岁，自14岁初潮以来，每次来月经都小腹剧痛，坐卧不宁，痛不欲生。经妇科检查已排除器质性疾病，认为患者系内分泌失调所为，予以各种止痛药不效，中药治疗多年也是未能治愈，而且患者不愿服汤药。其母是西医大夫，和我相熟，请我诊治。鉴于该女孩不愿服中药汤剂，且又要上大学，思之片刻，为其开了3个疗程的独一味胶囊，患者服第1个疗程就减轻了痛苦，连续治疗3个月而愈。

　　**按：**临床上我治疗妇女痛经一症，多用当归芍药散合桂枝茯苓丸加减，但对于一些单纯性的痛经亦爱用些中成药和西药治疗，效果亦佳。独一味胶囊就是其中的一种，故此荐之。需要说明的是，复杂性的痛经，还是要综合治疗。

# 治疗淋病用牛膝

牛膝始载于《神农本草经》，列为上品，市场商品分为怀牛膝和川牛膝两种。怀牛膝主要产于河南焦作，古称怀庆府地区。

牛膝味苦、酸，性平，入肾经，有活血祛瘀，补益肝肾，强筋壮骨，利湿通淋的功效；性善下行，故可治疗下半身腰膝关节酸痛。

我临床上很喜欢用牛膝，它除了补益肝肾，还有两个特别重要的作用。

一是引药下行，补肾和治疗妇科疾病时常加入；二是治疗淋症，即西医学中的泌尿系感染，非用不可。

用牛膝引药下行是一般医家所熟悉和善用的，但是将牛膝用于淋证却很少见。实际上，牛膝在治疗淋证方面是一味不可多得的好药，既补又攻，祛邪中不伤正气，这是一般药所不具备的。

【验案】患者，男，60多岁。

病史：尿急、尿频、尿涩痛，发热，乏困，腰酸痛，典型的泌尿系感染；在医院输液几天用药左氧氟沙星（左克），同时口服八正合剂，仍不见好转，转诊我处，要求中医治疗。

刻诊：察舌微红，苔薄，脉弦细，右尺细数，左尺沉细无力，腰痛如折。

辨证：湿热下注，耗阴亏肾。

处方：四妙散加减。怀牛膝45g，黄柏10g，苍术10g，生薏苡仁30g，虎杖15g，炒杜仲15g，炒川断15g，乳香5g。3剂，水煎服，每日3次。

3天后，患者尿急、尿频、尿涩痛消失，腰痛减轻。改六味地黄汤加怀牛膝，5剂，痊愈。

本案患者为老年淋证兼肾虚，故我重用怀牛膝。实际上，我在治疗热淋、血淋、石淋、虚淋、浊淋、毒淋等淋证时不分男女老少，不管用何方，都加入怀牛膝，取效甚明显。

其实这种用法古已有记载，不过是现代人有所忽视罢了。

《本草纲目》早已有言："治久疟寒热，五淋尿血，茎痛，下痢，喉痹，口疮，齿痛，痈肿恶疮。"

《名医类案》："鄞县尉耿梦得妻苦砂石淋十三年，每溺时，器中剥剥有声，痛楚不堪。一医命采苦杖根，俗名杜牛膝者，净洗碎之。凡一合用水五盏，煎耗其四。而留其一，去滓，以麝、乳香末少许，研调服之，一夕愈。"

邹孟城在《三十年临证探研录》写道："愿将家中秘守之治梅毒方公诸于众，以拯失足之人。"

其胞兄曾涉足花柳身染梅毒，经其母之店主用秘方治之得愈。之后复发，其母又往求药。店主曰："我已退休，子孙不业药，祖传秘方当行诸于世矣。"

遂告之曰："采鲜怀牛膝全草一大捆，洗净后揩去水，打取自然汁，每日饮服一大碗，直至痊愈而止。"其兄如法服之，加以善自珍摄，竟得根治焉。

李时珍于《本草纲目》牛膝条下云："牛膝乃是厥阴、少阴之药，所主之病，大抵得酒则能补肝肾，生用则能去恶血，二者而已。其治腰膝骨痛，足痿，阴消，失溺，久疟，伤中少气诸病，非取其补肝肾之功欤？其治癥瘕，心腹诸痛，痈肿，恶疮，金疮，折伤，喉齿，淋痛，尿血，经候，胎产诸病，非取其去恶血之功欤？"

用牛膝治腰肌劳损，既取其去恶血之力，又取其补肝肾、强筋骨之功，未越出中医传统理论之范畴。

而新鲜怀牛膝取汁饮服，以治梅毒，为诸书所不载，固是独具心得之经验秘法。若此法确实有效，则可推测鲜牛膝尚具解毒杀菌之能。

参考古今医案，结合临床实践，充分证明怀牛膝不失为一味治疗淋证、泌尿系感染的良药。诸位同道切莫忽视其治淋功效，应进一步发掘运用之。

# 生甘草外洗治老年性阴道炎

治疗老年性阴道炎处方为生甘草 60g；用法为用水煎煮生甘草 20 分钟熏洗。先用热气熏蒸，稍凉再用温水洗浸。每天 2 次，每次 15 分钟。

这个病证临床上挺常见，不知大家遇得多不多。

我经常遇到一些老年女性患者，年龄多在 55 岁以上，找我诉说腰干已多年了（此是陕西土语，即已绝经），最近不知怎么的，又有白带了，阴道灼热疼痛，而且还外阴瘙痒，以为得了什么不好的病，心中甚为恐慌。患者称看西医用了不少药，总不见效。其实这不是什么大病，乃老年性阴道炎。

此病证多是老年妇女绝经后，雌激素减少，阴道内环境由酸性变为碱性所造成的。中医学认为该病的病机是肝肾阴虚、虚火克脾造成湿热下注，治以滋肝肾利湿热就行了。但是汤方起效总是比较慢。

因为患者想要快速治好，我只好寻找快速疗法。经过多年摸索，我在临床上终于找到一外洗法，见效颇速，即一味甘草熏洗。

【验案】2005 年，我曾治一茶商老板的母亲，58 岁。患者诉说外阴瘙痒得厉害，还有白带，以为得了妇科上的癌症，在省妇幼医院、肿瘤医院做了检查，都说没有大问题，只是老年性阴道炎，给开了些外洗的药和内服的西药，效果不明显找到我，要求中医治疗。

我经过四诊，认为患者是肝胆湿热下注，于是给开了龙胆泻肝汤加减，外用苦参蛇床子熏洗。

患者服药后反应有点效，但不明显。我就又开 2 两生甘草，3 剂，让患者水煎外洗。一周后患者告之，已不痒了，也没有白带了。痊愈告终，患者还专门从陕南带了几盒上等茶叶以示感谢。

**按**：生甘草清热解毒，还具有类激素作用，也许这就是它能治老年性阴道炎的原因。不知对否。望高明者解之。

# 止痒重用地骨皮

地骨皮，主产于山西、河南、浙江、江苏等地，全国大部分地区均有种植，为茄科、枸杞属植物枸杞的根皮。地骨皮具有凉血除蒸、清肺降火、止血、降血压的作用，适宜阴虚潮热、骨蒸盗汗、肺热咳嗽、咯血、衄血、内热消渴、高血压者服用。

读《中医临床家：胡天雄》一书时，读到地骨皮止痒一篇真叫人拍案叫绝，不时拿到临床上验证确有实效，乃感天雄老中医不胡言也。

地骨皮性味苦寒，通常之用有二：退伏热以除蒸，清肺而定喘。此外，尚可祛风热以止痒，则不甚为人所注意。一人患疹，遍身瘙痒，胸腹尤甚，久治未效，谭礼初老医师用地骨皮30g，生地黄30g，紫草15g，猪蹄壳7个煎水服，三帖即愈。以药测证，知此种瘙痒，当有血分燥热证候之可验。又见一人患脓疱疮，瘙痒流汁，遍请县城诸老医治之不愈。一年轻女医师单用地骨皮一味煎水洗之，随洗随愈，因而声名大噪。（《中国百年百名中医临床家丛书：胡天雄》）

【验案】近期治一孕妇，33岁，妊娠3个月，突患荨麻疹，浑身上下陡然出现大片红白相间的大疙瘩，瘙痒无比，抓挠血痂。患者请求用外洗方治疗。我接诊后，心想外治之理即内治之理，结合胡天雄老中医重用地骨皮之经验。

处方：荆芥12g，防风12g，透骨草30g，地骨皮100g，野菊花60g，蝉蜕20g，益母草60g，地肤子60g，蛇床子60g，生甘草10g。3剂，令用大锅煎20分钟，洗浴。

患者煎洗3剂药即告痊愈。（古道瘦马医案）

此案即是重用了地骨皮，合其他药共奏疏风、透热、活血、止痒。平时临床上，我不但外洗重用地骨皮止痒，内服亦然，仍然效佳。

# 徐长卿祛风解毒治风疹

徐长卿这味药是种不错的药，我临床常用于祛风止痛、风湿口疮，疗效显著，怎奈读书中，发现贵州名医石恩骏先生用其治疗皮肤病之顽证荨麻疹乃一绝，方精药简，使用方便，疗效显著，故录之扬也。

荨麻疹中医学有"风疹""赤面游风""风丹"等病名，乃过敏性疾病，其准确之变应原难寻之。其症乃皮肤突现风团，瘙痒莫名，急性者骤起而骤消，慢性者反复发作颇为顽固。

荨麻疹多为风邪夹寒热袭之，内蕴肌表而疏泄不利所致，也可因肠胃不和，蕴湿生热，郁于肌肤所发。其瘾疹红多白少，红者固然多与风热有关，白者多为风寒所客，或血虚血瘀及气虚者，常见于慢性荨麻疹。

临床上一般用防风通圣散治荨麻疹即有效，后发现以此方加入徐长卿则疗效可增一成。又以单味徐长卿水煎服疗效亦好，再加蜂蜜水煎服，则疗效大增，所以以徐长卿与蜂蜜为丸，对于慢性荨麻疹疗效尤佳。

考徐长卿辛温，具祛风解毒，止痛活血之力。有书将其列入麻醉止痛药，因其可止各类疼痛；或将其列入妇科用药，因其可以通经；或将其列入化瘀药，因其可以活血。而20世纪70年代贵阳医学院所编《中草药资料》将其列入皮肤科用药之首，似从实践中研究得来，有其独到之见解。

徐长卿祛风解毒之力略胜其活血止痛之力，故一般皮肤瘙痒、接触性皮炎、带状疱疹等皮肤病皆可用之，尤治荨麻疹疗效好，多因其祛风解毒之力也。荨麻疹虽病在肌表，然或本有瘀滞或反复发作，每致脏腑失其常度，久则气血运行不畅，脉络瘀阻，亦可借徐长卿活血行气之力而取效，所谓血行风自灭也。徐长卿治过敏性哮喘亦有效，故可能具抗过敏之直接作用，固虽其性辛温，均可用于临床寒热不同辨证之患。

临床若见热象偏重，心烦口渴，便秘溲赤，舌红脉弦滑数者，此方无论何种剂型，应加适量熟大黄为宜。蜂蜜和营卫，润肠肺，通三焦，调脾胃，并有清热解毒之功用，而荨麻疹必有营卫不和，脏腑滞涩，三焦不利，脾胃邪壅之病理，风热邪毒自然稽留于肌腠为病也。蜂蜜或入煎剂，或为蜜丸，皆为治疗之药，非仅调味赋型之剂也。

【验案1】伊某，女，28岁。

病史：患荨麻疹8个月之久，遇风或吃海鲜浑身起疹子，此起彼伏，烦恼不已，寻求中医治疗。

刻诊：患者面白皙，脉沉濡，舌尖红苔薄白，饮食二便无大异常。

辨证：风郁体表，营卫不和。

处方：桂枝麻黄各半汤合当归补血汤加减。桂枝10g，赤芍10g，生麻黄6g，杏仁10g，生甘草10g，生姜10g，大枣6个，徐长卿25g，路路通25g，生石膏30g，枳壳30g，生黄芪45g，当归15g。7剂，水煎服，每日3次。

一周后复诊：患者荨麻疹痊愈，未再发生。嘱避风寒，忌海鲜一月。

按：此案治疗并不复杂，明确病机，找对方药，即可见效。桂枝麻黄各半汤为治疗偏寒性荨麻疹效方，调和营卫；当归补血汤补血益气。徐长卿、路路通抗过敏；生石膏、枳壳止痒。全方，标本兼治，故收效较速。

【验案2】王某，女，16岁，中学生，2015年7月23日就诊。

病史：患荨麻疹半年多，平时一受风寒，或吃点海鲜之类就犯，浑身发痒起疙瘩。这两天因为吃了一点猪头肉就又犯了，在西医院看几次，效果不好，特求治于中医。

刻诊：患者面白皙，舌淡白，苔薄，脉浮濡，大小便基本正常，月经周期正常，但有痛经。

处方：生黄芪45g，防风10g，白术10g，桂枝10g，白芍10g，生麻黄6g，杏仁10g，甘草10g，生姜6片，大枣3个，路路通30g，徐长卿12g，地龙10g，银柴胡10g，乌梅15g，白鲜皮30g，鸡血藤30g，枳壳25g。10剂，水煎服，每日3次。

8月7日复诊：患者吃药期间，荨麻疹未再起，基本痊愈。上方改为散剂，每次5g，每日2次，再服10天善后。

按：此案属于中医学中的血虚受风。故用玉屏风散、桂麻各半汤加过敏煎

## 用药秘传

加减，扶正活血，祛风止痒，方证对应，收效较快。白鲜皮、鸡血藤、白芍，活血止疼治痛经。因没有热证，故用辛温药处之。如偏热，可以用银翘解毒散加减。

# 鸡血藤治疗肩周炎

鸡血藤性温味甘，活血通络，养血调经，尤其是妇科病最常用。妇科老前辈班秀文教授最擅用此药，曾有专文论述。我最早学用鸡血藤就是受班老的影响。

在治疗妇科病时用于调经，妇人血少、血瘀，常常不离此药，疗效显著。一药二功，既能养血，又能通瘀，和丹参不差上下。

本文主要谈一谈其在外科方面，尤其是在治疗肩周炎方面的运用。

肩周炎，又称五十肩、肩凝证，属中医学的血痹、寒痹。患此病的中老年人较多，尤其是在秋冬季。我自己也曾经在47岁时患右肩肩周炎，到了54岁，左肩又患一次。

这个病，一部分人不用治疗，经过几个月能自愈。还有相当一部分人经久不愈，甚是痛苦，病发时吃饭、梳头、干活均不便；时间一长，肩关节还容易粘连。

西医治疗一般用布洛芬一类的止痛药，或建议中医针灸按摩治疗，于是很多患者就找到了中医。

我将此证的治疗分为两个时期，早期喜用活血通瘀加虫类药，或温阳散寒加虫类药。常用张锡纯的活络效灵丹加大量的蜈蚣、全蝎，和麻黄附子细辛汤加大量的蜈蚣、全蝎，治疗20日左右基本治愈。

但是近些年全蝎、蜈蚣的价格昂贵，我只有另起锅灶，重新寻找物美价廉的中药。经过一段时间的摸索和临床验证，终于选中了鸡血藤这味既便宜又好使的良药。

对于鸡血藤这味药的认识，我也有一个逐渐熟悉的过程。前期主要是将鸡血藤用于妇科调经，以活血通瘀为主，对其养血通络的作用认识不足。后来在学习了其他医家的经验后，我逐渐在治疗风湿痹证中也试着加用鸡血藤，发现疗效也很好，有丹参的一味顶四物的作用，既养血又活血。

只是我发现鸡血藤剂量太小作用不显著，只有大剂量才能发挥通络止痛的效用。

既然鸡血藤能在治风湿疼痛中起效，我就想到了将其用在治疗肩周炎中试试看。经过一段时间的考虑，我选定了两个方子作基本方，加大剂量的鸡血藤。一是桂枝汤，一是阳和汤。两方分别用于一些患者，结果收到了不错的效果。

【验案 1】乐某，女，50 岁，西安北郊某单位退休职工。2006 年 11 月来诊。听亲戚介绍，专门从北郊坐车赶到南郊我坐诊的诊所，请求治疗肩周炎。

病史：已患病 2 个多月，越来越严重，右胳膊痛不能上举，梳头、穿衣都困难，在北郊某诊所针灸了几次效果不大。

刻诊：患者中等身高，面白胖，脉沉细无力，舌淡苔白，平时乏困，易出汗，饮食一般，二便基本正常，已于 2 年前绝经。

辨证：气血不足，血虚受风。

处方：桂枝汤加鸡血藤。桂枝 45g，白芍 45g，鸡血藤 150g，生姜 15 片，炙甘草 30g，海桐皮 15g，片姜黄 15g，大枣（切）12 枚。5 剂，水煎服。

一周后复诊：患者自述服药后全身发热，右胳膊痛减，要求继续服药。效不更方，原方又开了 5 剂。

三诊：患者自述右胳膊疼痛消失。前方减鸡血藤为 60g，又开了 7 剂巩固善后。

1 年后，因其他病就诊，患者告知最后一次药吃完，肩周炎就彻底治愈，至今未再犯。

【验案 2】何某，女，60 岁，2009 年 8 月来诊。

主诉：左肩患肩周炎 1 周。

刻诊：患者瘦高，面色白皙，舌淡苔薄白，脉沉弦细、寸弱，时有头晕，怕冷，腰困酸。血压偏低，80/50mmHg。饮食、二便基本正常。左肩疼痛，不能上举至后背。

辨证：肩凝证。

治则：温补肾阳，活血通络。

处方：阳和汤加鸡血藤。熟地黄 60g，鹿角胶（烊服）15g，麻黄 10g，炮姜 6g，桂枝 30g，白芍 30g，白芥子 15g，鸡血藤 150g，生甘草 10g；7 剂，水煎服。

一周后复诊：患者言症状减轻，服药至第 3 剂时，出现一过性头晕。于是将鸡血藤减至 100g，续服 7 剂。

三诊：患者左肩已基本不痛，能上举至后背，为巩固治疗，又服 7 剂。血压已上升为 90/70mmHg，头亦不晕，基本痊愈。

**按：** 鸡血藤味苦甘，性温，入肝经，有活血补血、舒筋活络之功，行补兼备。临床上治疗血虚痹证有其独特功效，尤适合于筋骨麻木、风湿痹痛的老人和妇女。因其多有血虚在先、痹阻在后之病机，故宜取具有一药二功之药物，鸡血藤正符合此要求。但在临床上使用鸡血藤时要大剂量才能取效。

# 大剂量黄芪疗鹤膝风

鹤膝风在中医学属"痹证"，指结核性关节炎。患者膝关节肿大，像仙鹤的膝部。以膝关节肿大疼痛，而股胫的肌肉消瘦为特征，形如鹤膝，故名鹤膝风。病由肾阴亏损，寒湿侵于下肢、流注关节所致。大多由"历节风"发展而成。

王文鼎先生与名医岳美中均对《验方新编》中的四神煎治疗鹤膝风极为推崇。王氏云："鹤膝风，膝关节红肿疼痛，步履维艰，投以四神煎恒效。"岳氏亦云："历年来，余与同人用此方治此病，每随治随效，难以枚举。"

四神煎：生黄芪240g，川牛膝120g，石斛120g，远志120g，金银花30g。

两位专家还提出，要保证药质药量，不可随意增多或减少。用水10碗先将前4味药煎熬，待煎至2碗水时，加入金银花，再煎熬成1大碗。患者于临睡前空腹1次服下，全身大汗，听其自止。用毛巾把汗擦干，搓揉全身。"一般的用1剂药，就可以肿消病愈，严重的两三剂就行了。患者空腹吃下药去，要出大汗，尤其身体虚弱的患者，方中用了大量黄芪，补了气，止了汗，防止了虚脱。"

无独有偶，明末清初的名医傅青主，也有大剂量黄芪治疗鹤膝风的特效方，在其后人为之整理的《石室秘录》中做了详细介绍。药用黄芪三两，肉桂一钱，薏苡仁四两，茯苓二两，白术二两，防风五钱，水十余碗，煎二碗，分作二服。上午一服，临睡服，服后以厚被盖之，必出大汗，不可轻去其被，令其汗自干而愈，一服可也，不必再服。

傅氏认为："此方妙在黄芪以补气，盖两足之所以能动而举步者，气以行之也。今鹤膝之病，则之气虚不能周到，行步自然艰难。今用黄芪三两，则气旺矣，又佐之肉桂以通其气，防风以散其邪，始相恶而相济，白术，薏苡仁以去寒湿之气，邪气去则正气自固，此所以速成也。若以为人不能受，畏而不用，则反害之矣。"

治疗鹤膝风，尽管两方配伍不同，但均以黄芪为君，如此大剂用之，古今实为罕见，其效亦卓然，可供借鉴。

我在临床上经常用此方治疗双膝关节肿大，疗效斐然。

【验案】曾治一妇人，65岁，双膝肿大，疼痛难忍，步履艰难，求治于余。

刻诊：患者白胖，略高于常人，脉沉涩，舌淡白，苔略厚，饮食二便基本正常。

辨证：鹤膝风。

处方：生黄芪240g，川牛膝120g，石斛120g，远志120g，金银花30g。1剂。

用法：用水10碗先将前4味药煎熬，待煎至2碗水时，加入金银花，再煎熬成1大碗。临睡前，空腹1次服下，同时用塑料薄膜把双膝部包裹扎紧，勿透气，如全身大汗，听其自止。

药后当晚全身略出汗水，但双膝出汗特多，一昼夜闷湿难受。第二天解之，双膝已恢复如常，患者一看惊喜万分，直叹神药。此为内外兼治，内服补气托表，外用局部封闭取汗，故立收捷效。后以此药加工成蜜丸善后，痊愈。

| 幸福中医文库系列 | | |
| --- | --- | --- |
| 书　名 | 作　者 | 定　价 |
| 用药秘传 | 王幸福 | 58.00 |
| 医方悬解 | 王幸福 | 58.00 |
| 医境探秘 | 张　博 | 49.00 |
| 医案春秋 | 张　博 | 58.00 |
| 医海一舟 | 巩和平 | 45.00 |
| 临证实录：侍诊三年，胜读万卷书 | 张　光 | 49.00 |
| | | |
| 书　名 | 作　者 | 定　价 |
| 医灯续传 | 王幸福 | 45.00 |
| 杏林薪传 | 王幸福 | 35.00 |
| 杏林求真 | 王幸福 | 35.00 |
| 用药传奇 | 王幸福 | 35.00 |
| 临证传奇 1——中医消化病实战巡讲录 | 王幸福 | 35.00 |
| 临证传奇 2——留香阁医案集 | 王幸福 | 35.00 |
| 临证传奇 3——留香阁医话集 | 王幸福 | 35.00 |

出版社官方微店